本 书 获

国家中医药管理局全国名老中医药专家
传承工作室建设项目
袁金声名老中医药专家传承工作室
资　　助

袁家玑、李昌源

伤寒论研究及内科经验选萃

袁金声◎编著

王文佳 谢 敏◎参编

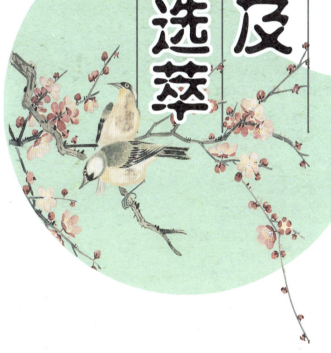

 贵州科技出版社

图书在版编目(CIP)数据

袁家玑、李昌源伤寒论研究及内科经验选萃 / 袁金声编著；王文佳，谢敏参编. -- 贵阳：贵州科技出版社，2019.1（2025.1重印）

ISBN 978 - 7 - 5532 - 0732 - 2

Ⅰ. ①袁… Ⅱ. ①袁… ②王… ③谢… Ⅲ. ①《伤寒论》- 研究②中医内科 - 中医临床 - 经验 - 中国 - 现代 Ⅳ. ①R222.29②R25

中国版本图书馆 CIP 数据核字(2018)第 248628 号

袁家玑、李昌源伤寒论研究及内科经验选萃
YUANJIAJI LICHANGYUAN SHANGHANLUN
YANJIU JI NEIKE JINGYAN XUANCUI

出版发行	贵州科技出版社
地　　址	贵阳市中天会展城会展东路 A 座（邮政编码：550081）
网　　址	http://www.gzstph.com　http://www.gzkj.com.cn
出 版 人	熊兴平
经　　销	全国各地新华书店
印　　刷	北京兰星球彩色印刷有限公司
版　　次	2019 年 1 月第 1 版
印　　次	2025 年 1 月第 2 次
字　　数	340 千字
印　　张	14.25
开　　本	710 mm × 1000 mm　1/16
定　　价	85.00元

天猫旗舰店:http://gzkjcbs.tmall.com

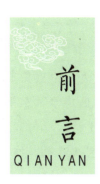

我国是一个有着数千年历史的文明古国,自古以来人口众多、幅员辽阔,至今以国泰民安、富强伟大屹立于世界民族之林,这让我们自豪无比!国家的兴盛,历经了多少曲折坎坷;民族的兴旺,战胜了多少磨难。西医传入我国一二百年时间,在数千年的历史长河中只是一瞬。中国医药学战胜种种疾病,保障了人民的身体健康,对我国各民族的繁衍昌盛做出了巨大贡献。现在,我国十几亿人口健康水平得到极大的提高,中国医药学功不可没。中国医药学是我国人民在数千年来与疾病做斗争的历史长河中积累的宝贵的实践经验的基础上形成的有别于西医学的独具特色的一类医药学,她有其完整的理论体系、丰富的治疗方法和卓著的临床疗效,是经验的结晶,是国之瑰宝。在漫长的历史中,有扁鹊、华佗、张仲景、孙思邈、李时珍、叶天士等医学名家,时至今日,大家不乏、名医辈出,这些医学名家的理论、经验得以传承,他们的著作仍为今天中医人必读之经典,他们是我们中医药学的骄傲。

1958年10月11日,毛泽东对中医药学批示:"中国医药学是一个伟大的宝库,应当努力发掘,加以提高。"随着社会的进步,西医学的融入,现代科技的发展,中国医药学也得到了很大发展。在中医理论的指导下,"古为今用,西为中用,中西医结合"，丰富了中医药学的内涵，取得了良好的治疗效果，受到国人及世界的瞩目，中国医药学不仅在国内发展喜人，且走出了国门，亚洲、欧洲、美洲、非洲、大洋洲五大洲均见其踪迹。现又时逢国富民强，太平盛世，国家对中医药事业的发展更为重视，中医药的发展迎来了腾飞之机，国家颁布了《中医药发展战略规划纲要(2016—2030)》《中医药发展"十三五"规划》《中医药传承与创新"百千万"人才工程(岐黄工程)实施方案》等，致力于传承、发扬中医药事业。特别是遴选出"国医大师""全国名中医"及"岐黄学者"等中医药学术泰斗，为中医药事业的发展添砖加瓦。国家从1991年启动专项资金支持六批国家级名老中医传承工作，还积极开展全国名老中医药专家传承工作室及流派工作室的建设，各省中医药管理局也相应开展了省级名中医师承工作，这一切都是为了中医药事业的传承、发扬和光大。近年来，国家组织了大量的人力物力继承并抢救性地发掘了很多名老中医的宝贵经验，培养了很多学有所成的中医药人才，令人喜悦。而笔者作为第三批、第六批全国老中医药专家学术经验继承工作指导老师，全国名老中医药专家传承工作室专家以及贵州省名中医师承指导老师，亦备感肩上责任之重大。

笔者是1991年首批国家级名老中医袁家玑教授、李昌源教授的徒弟，四代中医世家出身。父亲袁家玑教授1931年就读于北京施今墨先生主办的华北国医学院，4年学成，又随施老临证学习1年，回归故里，恰逢筑城瘟疫流行，家父以精湛的医术，卓著的疗效，一举成为贵阳四大名医之一。由于学有根基，医德高尚、医术精湛，又热心于中医事业，声誉颇高。中华人民共和国成立前就历任中医师公会理事长，中华人民共和国成立后任贵州省中医药学会理事长，筹建了贵阳市中医院、贵阳中医学院(现贵州中医药大学)。曾任贵阳市卫生局副局长、贵阳中医学院院长、贵州省政协副主席等职，多次当选为市、省及全国人大代表和市、省及全国先进生产者，并两次出席过全国科学大会。20世纪70年代又代表贵阳中医学院与湖北中医学院(现湖北中医药大学)共同主办了全国伤寒师资进修班，60年的中医生涯中，对《伤寒论》的研究，冠心病、中风及内科、妇科、儿科疾病的诊治经验丰富，并用于临床治疗实践，疗效卓著。父亲的一生为贵州省中医事业、中医教育事业的发展殚精竭虑，贡献卓著。

笔者的另一位导师是李昌源教授，我们20世纪70年代就在贵阳中医学院伤寒教研室共事，他是我们尊敬的老主任，李老自幼随叔父学医，尽得其传。1937年进入成都国医馆，25岁始悬壶重庆。中华人民共和国成立后在贵阳中医研究所、贵阳中医学院工作，担任贵阳中医学院伤寒教研室主任，具有教授及主任医师双职称，多年从事教学与临床工作。曾任贵州省中医药学会理事、南阳仲景国医学院顾问等。1959 年、1960 年又分别进入全国伤寒师资班及全国内科师资班深造，对《伤寒论》、肝病、内科杂病颇有研究，经验丰富，并用于临床治疗实践，疗效卓著。

二老医德高尚、学验俱富，对《伤寒论》研究及内科杂病的诊治造诣颇深。笔者有机会长期侍诊于旁，聆听二老的教诲与指点，目睹二老治病的风范，备感幸运，在笔者的医学生涯中获益匪浅、受惠终身。笔者意将二老在世时审阅过的宝贵经验整理成册，以利传承，于后学有所益。书中所拟药方涉及的部分动物药材如麝香、犀角等，来源于珍稀动物，按照国家法律，目前已不能使用，可用其他相似药材替代，特此说明。自知学识浅薄，书中疏漏错误在所难免，祈盼读者赐教。

本书撰写中，得到袁家玑教授高徒原贵州省卫生厅（现贵州省卫生健康委员会）副厅长赵松及李昌源教授高徒周道洪、徐学义两位教授提供的部分资料，在此深表感谢。本书的出版得到贵州中医药大学第二附属医院科研教学部主任、袁金声名老中医药专家传承工作室负责人谢敏副教授及工作室其他同志的大力支持与帮助，在此表示感谢！

袁金声

2018 年 12 月

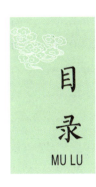

上篇　伤寒内科专家、中医教育家袁家玑经验选

下篇 伤寒肝病专家李昌源教授学术经验选

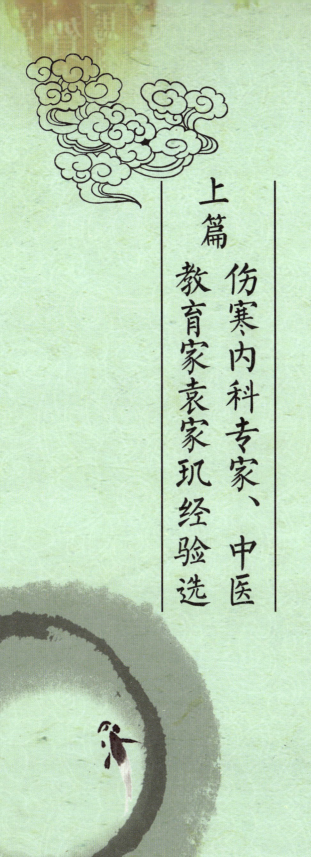

上篇　伤寒内科专家、中医教育家袁家玑经验选

第一章　袁家玑生平

袁家玑,贵州省贵阳市人,中医世家出身,一代名医施今墨先生高足,为全国知名伤寒学者及中医学专家、教育家。

袁老辞世20多年了,但他精湛的医术、救死扶伤的高尚医德、诲人不倦的教育风范、平易近人的性格、慈祥和蔼的笑容,仍深深地印在我们心中。在他60年的中医医疗和教育生涯中,成绩卓著,为振兴中医事业做出了重大贡献,是全国著名的中医学专家和教育家,深为人们怀念与景仰。

袁老1931年从医至1991年辞世,一直致力于中医及教育事业,早在20世纪30年代,20多岁就一举成为贵阳四大名医之一。中华人民共和国成立前就任中医师公会理事长,中华人民共和国成立后担任贵阳市医务工作者协会执行委员、贵阳市卫生工作者协会副主任。1954年任贵阳市医院门诊部中医科主任,1955年任贵阳市卫生局副局长,并积极参加筹建贵阳市中医院和贵阳中医学院。1965年调贵阳中医学院任副院长,后任院长、名誉院长。1981年加入中国共产党。曾当选为四届、五届、六届贵州省政协副主席,贵州省政协党组成员,一届、二届、三届、五届贵州省人大代表,第三届全国人大代表,全国科学大会代表,贵州省科学技术协会常委,中华全国中医学会理事、贵州省中医药学会理事长,贵州省红十字会名誉会长。1956年当选为全国先进生产者,出席了在北京召开的全国先进生产者代表会议,受到了毛主席、周总理等国家领导人的接见。1978年,出席了全国科学大会,受到了邓小平同志的接见。1980年和1986年,分别出席了中国科学技术协会第二次、第三次全国代表大会。

袁老专一精研,笃志好学,研究《伤寒论》溯源流、明版本,论贡献、述发展,究六经、识本质,辨寒温、谈异同,论厥阴、正歧义。数十年学仲景之法,锲而不舍,博学不穷,笃行不倦,诚为后学之师。

他临证治病,兼采各家所长,立方遣药,不图矜奇,精练平正,善用经方治疗重证。擅长内科杂病及温病诊治,对冠心病及中风等病辨证论治尤多心得,临床疗效卓著,救人无数。

　　他曾与任应秋等发起成立"全国仲景学术研讨会",研究和发展仲景学说,又为筹建贵阳市中医院及贵阳中医学院努力工作。1985 年联名 10 位中医老专家向贵州省人民政府上书,为振兴贵州中医事业奔走呼吁,献计献策。

　　他是一名优秀的共产党员,他的一生,是全心全意为人民服务的一生,为中医事业的发展奉献了毕生精力,可谓是鞠躬尽瘁,死而后已,德艺双馨,风范长存。

第二章　献身中医，风范照人

一、北平学医，振兴岐黄意志坚

　　1913 年农历七月二十六日，袁老出生于贵阳市一个中医世家，祖籍江西省清江县樟树镇，先辈在清末随太平天国义军入黔，移居贵阳。祖父袁训皆为清末贵阳名中医，号袁九公。其父袁平甫精习中药业务，开设中药店"袁体德堂"。袁老兄妹 9 人中，他从小天资聪慧，深受曾祖父与祖父的喜爱。小学就读于志道小学（现贵阳市省府路小学），中学就读于省立第一中学（现贵阳市第一中学）。

　　袁老受家庭熏陶，年少时对学习中医充满热情。1929 年，国民党政府根据汪精卫、余云岫等人的建议，颁布了废止中医令，激怒了广大民众，一时群情激愤，全国为之沸腾，各省中医界代表愤而进京请愿，迫使国民党反动政府不得不收回成命。同时，全国各地中医界有识之士纷纷举办中医院校，全国成立国医馆。当时袁老年仅 17 岁，血气方刚，对国民党政府之倒行逆施，愤慨至极，遂坚定以中医为其志，于 1931 年毅然步行赴京学医，途经遵义等地至重庆，再由重庆乘船到武汉。结伴者皆因路途遥远，困难重重，半途而废，而袁老意志坚强，毫不动摇，独自一人继续北上，经 1 个多月的长途跋涉，历尽艰难险阻，抵达北平（现北京）求学。他执意选择中医专业，考入名中医肖龙友、孔伯华创办的北平国医学院，不久，转入名中医施今墨创办的华北国医学院就读。

　　由于贵州地处边远，交通闭塞，赴京求学者寥寥无几，同学中对贵州学生多有轻视之举，袁老自尊心很强，每每与之相争，并发愤刻苦攻读，历经 4 年学习，以优异成绩于 1935 年毕业，后又随施今墨老师临证学习 1 年，被誉为施老高足。据"华北国医学院 1935 年第一届、1936 年第二届毕业同学录"，对袁老评价如下："君赋性沉着，寡言笑，然笃于学，笔记类抄，盈箧累牍，唯不轻于示人，人亦不知之也，常于兴会所至,侃侃而谈,口讲指画,逸兴遄飞。尤湛于医,本院书籍,浏览所及,尽其泰半,将来照福桑梓,当复不浅也。"袁老是华北国医学院 1935 年第一届毕业生,当年共毕业 21 人,在第一、二、三届的同学录中,贵州籍学生仅有袁老一人。几年的学习,为袁老以后在中医事业中的发展奠定了坚实的基础。

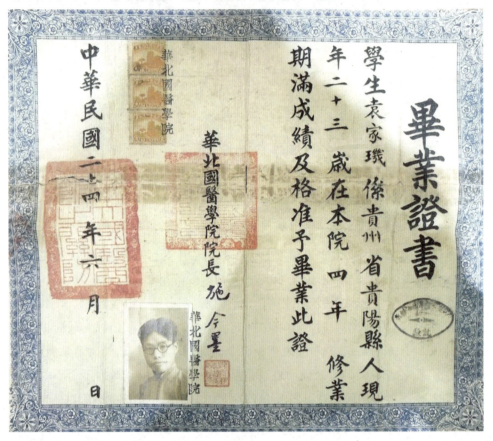

1935 年袁家玑教授毕业证书(全国名医施今墨主办的华北国医学院 1931—1935 年首届毕业生)

二、服务桑梓,一举名扬誉满城

袁老寒窗五载,终于学成。1936 年秋,回到贵阳,参加贵州省民政厅中医开业考试,名列第一,时年 23 岁。1937 年元月,袁老的诊所正式开业行医,时值筑城瘟疫流行,伤寒、霍乱、痢疾、斑疹伤寒、湿温等时有发生,求医者甚多,袁老据证而辨,以温病论治,一改贵阳偏用姜附之风,其药到病除,效如桴鼓,令当时一些在贵阳行医的老先生、名流佩服,名噪一时。求医者众多,门庭若市,二十七八岁即蜚声医林,成为贵阳四大名医之一。

1939年2月4日,日本飞机轰炸贵阳,顿时战火弥漫,硝烟滚滚,药铺与家被焚烧一空。为全家20多人的生计,袁老相继在同泰药店、同仁药店、普济药店坐堂看病,每日应诊百人,夜间还要出诊,十分繁忙。由于学有根基,师出名门,医术精湛,勇破门户之见而博采众长,辨证准确,论治灵活,思路敏捷开阔,治病有胆有略,医德医风高尚,在筑城享有盛名,深受赞誉。20世纪30年代,国医馆聘袁老任教。他参加了当时的中医师公会,当选为中医师公会理事长。

三、喜逢解放,光大中医谱新篇

贵阳解放时,袁老已37岁。1950年,他毅然参加了土改卫生工作队。1951年,积极响应党的号召,与王聘贤、程云深、陈慈熙、许玉鸣、刘公干等10名医生集资买下贵阳市中山东路一幢房屋,筹办了中山东路联合诊所,其二楼为贵阳市卫生工作者协会。这个联合诊所在群众中知名度较高,就诊者众多。那时,袁老除了繁忙的诊务外,还任贵阳市卫生工作者协会副主任和贵阳市医务工作者协会执行委员。由于袁老在中医界颇具影响,1954年,调入贵阳市卫生局,任贵阳市医院门诊部中医科主任。他建议成立贵阳市中医院,并任筹备组副组长,负责筹备工作。为寻找院址,组织人员调研,做出了很多努力。1955—1965年,袁老任贵阳市卫生局副局长,但他仍然坚持每天看病、省内外会诊,主持和参加中医进修班,离职或在职学习西医,参与中医班的教学工作。就因为他夜以继日、不知疲倦地工作,赢得了群众和领导的赞誉,同道的称颂。被评为市、省及全国先进生产者,当选为市、省及全国人大代表,人民给予他极大的荣誉。

1964年,袁老积极倡议成立贵阳中医学院,任筹备组副主任的他亲自给国务院写信,获得周恩来总理的亲笔批示,同意贵阳中医学院的筹建工作。1965年贵阳中医学院正式成立,他调任副院长。1978年国家首次在中医院校评定职称,袁老被评为中医教授,并任院长。1984年,因年事已高,改任贵阳中医学院名誉院长。袁老在贵阳中医学院整整工作了26年,对学院的发展做出了重大贡献。其间还任四届、五届、六届贵州省政协副主席和其他社会兼职,在文教卫生战线上做了很多工作。

四、业精于勤,医术精湛济世人

袁老是全国著名的中医学专家、伤寒论学者,在医学领域整整耕耘了 60 年,以精湛的医术、卓绝的疗效、高尚的医德而名扬贵州,在全国也颇享盛誉。他经常教诲弟子说:"精诚所至,金石为开,学医贵在刻苦精研,临证善思。要多临床实践,于成败中不断总结经验教训,才能得到提高。"

袁老 60 年对中医的执着追求,在实践中不断探索、研究、总结、提高,以他坚实的理论基础,丰富的临床实践经验,实事求是的医疗作风,卓著的医疗效果,赢得了广大人民群众的信赖。他对医经颇多研究,对伤寒、温病造诣精深,是全国著名的伤寒学者,对内科、妇科、儿科病的治疗有数十年的丰富经验,尤其是对冠心病、中风、心律不齐、肠胃病、流行病及一些疑难重症更是独具心得与疗效,在全国也有较大影响。1988 年,《当代名医临证精华:冠心病专辑》编委会就给他发来了特约征文信,他治疗冠心病的经验"权衡标本,燮理脏腑,化瘀宣痹,通补兼施"收录该书。袁老还经常参加省内外会诊,如 1964 年,中国人民解放军铁道兵司令员李寿轩同志患了冠心病,慕名请他到北京诊病,在京两月,看病的国家领导人甚多,如聂荣臻元帅、萧劲光大将均找他看过病。20 世纪 60 年代柯庆施同志在成都病危,也请袁老前去参加抢救。贵阳医学院(现贵州医科大学)、贵州省人民医院等均有袁老的诊迹,从将军到平民,从城市到农村,从领导到工农民众,他医治过无数疑难重症,抢救过无数重危病人。

在贵阳市卫生局工作期间,袁老还于 1959—1960 年主持了"矽肺治疗研究小组",该小组由时任贵阳市结核病院院长的马永海同志和石铁君同志、贵阳市中医院院长徐健全同志、贵阳市卫生局刘绍安同志(现贵阳市第一人民医院副院长)等人组成,在花溪工人疗养院整整工作了 8 个月,还撰写了《中医药对矽肺治疗的研究》一文。1960 年正逢"三年困难时期",袁老营养不良,患了浮肿病,但他仍主持中医对三病(浮肿、闭经、子宫脱垂)的防治研究。

除了繁忙的医疗、教学、行政工作外,袁老还勉力著述,主编了《贵州民间药草》、贵州省名老中医药专家经验选编《医林拔萃》、全国中医教材《伤寒论讲义》、《中医药科研资料汇编》第一辑和第二辑、贵阳中医学院教材《中医内科》《中医基础》,协编了《当代名医临证精华:冠心病专辑》《中国名医名方》,参加全国专家审订组,审订了《中医内科学》,任《中医症状鉴别诊断学》一书的顾问,还审订了《内经阐释》等很多医集。发表了《心病辨证论治的体会》《冠心病的治疗经验》《治疗中风的点滴体会》《对伤寒论厥阴病的认识》《炙甘草汤治疗脉结代心动悸的体会》《学习伤寒论的一些体会》《矽肺的中医治疗》《袁家玑教授治疗经验》《对发展贵州省中医事业的建议》等几十篇论文。还应邀到湖北中医学院、全国伤寒师资进修班、广州中医学院研究生部以及省内很多医院讲学。

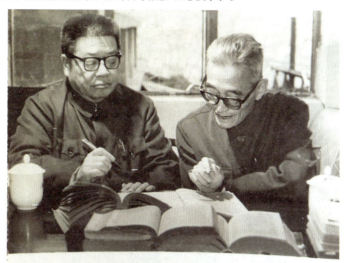

1982 年,袁家玑教授、陈慈熙教授审订贵州省名老中医药专家经验选编《医林拔萃》时留影(左为袁家玑,右为陈慈熙)

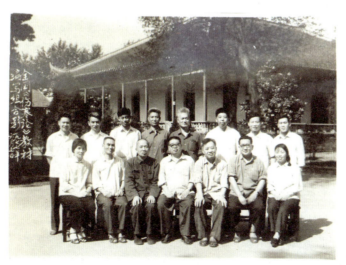

1977 年,全国伤寒名家于武昌编写《伤寒论》教材时合影(李培生为前排左起第 3 人,袁家玑为前排左起第 4 人,笔者袁金声为前排右起第 1 人)

五、呕心沥血，培养桃李春满园

袁老行医以来，与中医教育事业结下了不解之缘，为中医后继人才的培养做了大量的工作与贡献，可谓是呕心沥血。他一生艰苦奋斗，将毕生精力献于中医教育事业。早在20世纪30年代，国民党政府歧视中医，致中医行业岌岌可危，当时贵阳名医唐希泽、汪藕航为培养贵州中医人才，创办了"国医研究所"（实为中医传习所），袁老受聘，讲授温病学。中华人民共和国成立后，继1953年批判了王冰、贺诚歧视中医的民族虚无主义之后，1958年10月11日，毛泽东对中医药学批示："中医药学是一个伟大的宝库，应当努力发掘，加以提高。"全国掀起了西医学习中医的高潮，那时袁老在贵阳市卫生局工作，亲自组织了西医离职学习中医班，学制两年，遴选西医类别主治医师以上职称的同志参加。同时还组织了在职西医学习中医班，学制两年，参加学习人数达百人，授课时间定为每周星期六晚上。袁老不仅全面考虑培养的方案，还细心遴选教材，并亲自在这些班进行授课，包括《中医学概论》《中医内科》《伤寒论》《金匮要略》《温病学》等多门中医课程。1956年，袁老还在贵州省中医进修学校讲授过《伤寒论》。袁老肩挑医疗、行政、教学工作，所有的教学，那时均为义务教学，从不取分文报酬，工作很忙，十分辛苦，但他总是全力投入，热情工作，认真负责，不辞辛劳，深得好评。如贵阳中医学院第一附属医院姚克至今还珍藏着袁老给他们上课时的笔记，说袁老讲课非常生动，所讲的经验至今都常用于临床，效果很好，对袁老的授课倍加怀念。

1964年，贵州省筹建贵阳中医学院，袁老任筹备组副主任，并为之积极工作。1965年，贵阳医学院祖国医学系、贵阳市中医医院、贵州省卫生干部进修学校、贵州省中医研究所4个单位合并，成立了贵阳中医学院，袁老任副院长，另一名副院长是程云深老中医，党委书记是马正坤同志，袁老为贵州省第一所中医高等院校创办人之一，26年来一直在贵阳中医学院工作。刚建院时，学校规模很小，条件十分简陋，仅有一个中医系，一个中专性质的中药班，学生规模为329人，教职工130人，在55名任职教师中，讲师1人，助教11人，教员43人。学院拥有附属医院一所，病床160张。但建院仅一年，便遭遇"文革"浩劫，学院遭到极大的破坏，直至1978年党的十一届三中全会后，在党的领导下，学院恢复招生。通过全院职工的共同努力，艰苦奋斗，学院不断发展壮大。

到 1990 年,贵阳中医学院教职工人数已达 756 人,其中具有高级职称的有 131 人,中级技术职称的有 230 人,初级职称的有 110 人,不少人到全国或国外进修、讲学、编写教材,形成了一支强有力的教学、临床、科研、管理队伍。全院有 49 个教研室,23 个教学科研实验室,开设 59 个学科、77 门课程,能做数十种实验。已建有中医、中药、骨伤、针灸 4 个系,5 个专业(中医、中药、骨伤、针灸、中药炮制),并建立了 8 个学科硕士研究生学位授予点,骨伤、微量元素、血液病学、动物实验 4 个科研所,2 个附属医院及 1 个药厂。培养出中医本科生、研究生各层次学生 5422 人,还开始接纳国外进修生,本院毕业的学生遍布全省,已成为中医药战线上的骨干力量。图书馆也从 100 余平方米扩建至 2700 余平方米,图书资料从 6 万余册增加到 20 余万册。学校创办了多种报刊,袁老还担任《贵阳中医学院学报》编委会主任,该期刊在中医药学术界有一定影响,被作为核心期刊收入中国科学院文献情报中心的研究刊物。

袁老身体力行,于繁忙的医疗、行政、社会工作之余,还亲自参加教学工作和培养教师工作,1980 年以来,还亲自指导过五届伤寒专业硕士研究生,是首批国家级名老中医师带徒的导师。袁老执教 50 余年,学生数以千计,遍布全国各地,他们之中不少成为中医行业的医疗、教学、研究及行政部门的骨干力量。在贵阳中医学院的壮大发展中也倾注了袁老的精力与心血,他的后半生献给了贵阳中医学院。

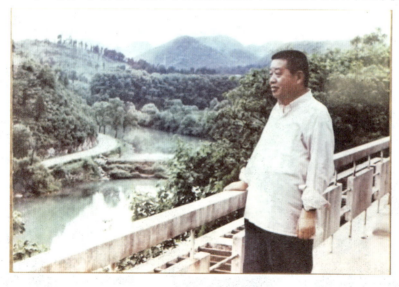

贵阳中医学院首届中医研究班招生考试封闭命题,袁家玑于花溪留影

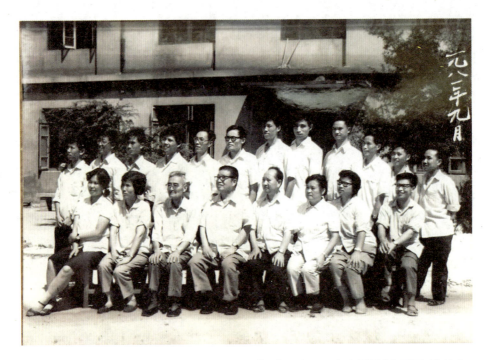

1981 年,袁家玑教授、李昌源教授在贵阳中医学院首届中医研究班授课《金匮要略》结业时留影（袁家玑为前排左起第 4 人,李昌源为前排左起第 5 人）

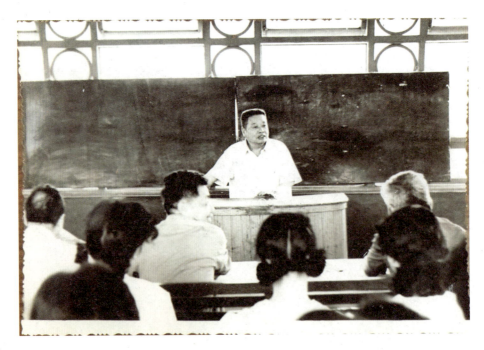

1982 年,袁家玑教授给贵阳中医学院首届中医研究班授课

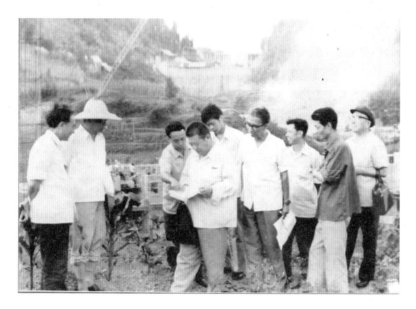

1983 年,袁家玑教授为贵州省中药研究所的中药种植基地选址

六、德高望重,医风医德千秋传

袁老不但在医学上造诣很深,而且十分重视品格修养,德医俱重,备受人们称颂。

(一)光明磊落,鞠躬尽瘁为人民

袁老爱党、爱国、爱人民,具有坚定的革命意志与信念,把党和人民的事业放在首位,把一生的精力全部奉献给了党和人民。他热爱社会主义事业,并坚定地走社会主义道路,深信只有中国共产党才能领导中国革命从一个胜利走向另一个胜利,只有社会主义道路才能救中国,对党可谓肝胆相照,一片赤诚。

对于党的事业、工作,袁老总是无私地奉献,不倦地工作。袁老 1938 年成婚,生育子女 5 人,一切家务均由妻子操劳,他将全部精力投入工作。记得中华人民共和国刚成立时,县区新政权刚刚建立,土匪活动猖獗,生活与工作均十分艰苦,但他没有顾及家庭困难及个人安危,毅然参加了土改卫生工作队,到惠水县王佑区,一个土匪经常出没的地方工作。20 世纪 50 年代,在贵阳市卫生局工作期间,就更是夜以继日地工作，白天工作、看病，晚上上课，从不计较个人得失。不论家中有多大困难，乃至房屋倒塌，或有病患之苦，总是尽力克服困难，从不耽误工作，甚至在1958年，幼女出生时，都未能到医院照顾妻子。

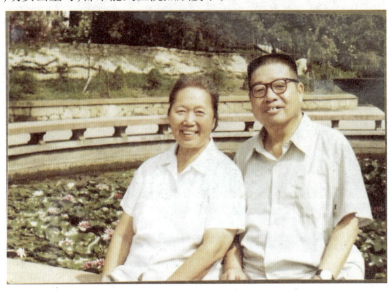

袁家玑教授伉俪情深

袁老在贵阳中医学院工作期间，还任贵州省政协副主席、党组成员，文教卫生工作组组长，还有其他很多社会兼职工作，总是处于紧张而超负荷的工作状态，但他从不顾及自己年事已高，身体有病，对工作总是尽心竭力。1990年还带队到毕节、罗甸等边远贫困地区视察教育和卫生工作情况。为贵州省教育事业、中医事业的发展奔走呼吁，提了很多有益的提案。1981年7月，袁老加入了中国共产党，实现了他的夙愿，虽已垂暮之年，却更加勤奋地工作。在贵州省政协和其他许多社会工作中，积极参加议政，为贵州的社会主义建设提出了很多很好的意见和建议。他在1985年党员登记表中写道："我是一个中医工作者，虽然年逾古稀，但仍任中医学院名誉院长，应该做好本职工作，协助贯彻好党的中医政策，为改变中医后继乏术、后继无人的情况，为培养中医后继人才，提高中医素质，竭尽全力。"1990年10月，作为贵州省名老中医代表，出席了在北京召开的全国500名老中医拜师大会，袁老十分高兴，说这是全国中医界的一桩大事，是关系到中医后继人才培养的重大措施，也是抢救挖掘老中医药人员经验的重要举措，他顾不得自己年高体弱，勉力而行。就是在辞世前，虽身在医院，仍然记挂此事。病危中的袁老所思所想的仍是中医事业，充分体现了一个共产党员、一个忠于中医事业的老中医的博大胸怀和先天下之忧而忧、后天下之乐而乐的高尚品德。

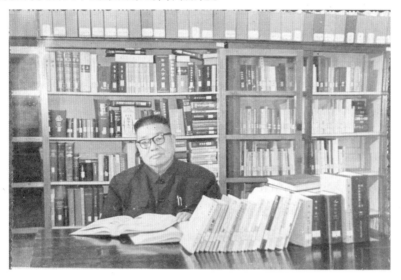

1985 年,袁家玑教授于办公室留影

袁老对待党的事业,总是积极热忱,认真负责,一丝不苟,他不畏艰苦,任劳任怨,作风正派,追求正义,实事求是,疾恶如仇,朴实谦和;坦诚待人,从不阳奉阴违,工作中识大体,顾大局,团结同志,以孺子牛的精神奉献出毕生心血。就是在"文革"中虽身处逆境,但仍坚信党,坚信中央,对林彪、"四人帮"反革命集团深恶痛绝,为国家前途,人民的命运,忧心如焚;在腥风血雨的年代,持以乐观的态度,坚持医疗与教学工作。

(二)为政清廉,克己奉公高风节

袁老一生刚正不阿,淡泊名利。他身处领导岗位,几十年如一日,廉洁奉公,不知疲倦,尽心竭力地为党和人民工作,为中医事业呕心沥血,而从不以权谋私,是谓两袖清风,一身正气。

早在 20 世纪 50 年代,他早已是贵阳名医,组织上要评给他与其他名老中医同级工资,但他从工作出发,因自己较年轻,为了便于团结同志、团结老中医,更好地开展工作,就主动向组织上提出降低一级工资。在贵阳市卫生局工作时,1956 年被评为全国先进生产者,1957 年晋升一级工资,以后 30 多年里,每次调整工资,他总是自动放弃,直至 1989 年普调工资时,才调过一级,对个人得失,从不计较。他常以"知足者常乐"教育后代,他十分珍惜今天安定团结、国泰民安的幸福生活。又如,贵州省政协为政协副主席修建了住房,条件较好,但地处八角岩,距贵阳中医学院较远,为了在学院工作方便,他一直住在学院教师宿舍,没有要国家给省政协副主席修建的住房。他生活简朴,严于律己,宽厚待人,严格教育子女勤奋学习,报效祖国。他谦虚谨慎,平易近人,尊重他人,关心干部和群众的疾苦,对同志体贴入微,就是很小的事情,也总是为他人着想。如乘车,他从不挑剔,除了公务用车外,从不为私事用车。

贵阳中医学院曾准备安排他到北戴河作短期疗养,美国一学术组织曾来信邀请他赴美考察,他考虑到经费紧张,都一一谢绝了。就是生病住院、服药都处处考虑为国家节约开支,只要病情稍稍缓解,就总是急着要求出院,经常自己花钱购买药品服用。他经常带病开会、会诊……为国家、人民考虑得很多很多,而为自己考虑得很少很少。

(三)救死扶伤,留得真情在人间

袁老在 60 年的中医生涯中,孜孜以求,以精湛的医术,拯救万千病人,德医俱重,家喻户晓,有口皆碑。袁老不仅医技高超,更具有救死扶伤、治病救人的高尚人道主义精神,急病人之所急,痛病人之所痛,全心全意为病人服务。对来诊者,不论职位高低,总是一视同仁,热情接待,细心诊治。几十年来,他诊治过的病人,有中央领导,有广大工农兵群众,亦有美国、日本等国际友人。记得在 1974 年,笔者陪同他赴武昌授课时,受贵阳蔬菜公司某同志所托,为其在长沙的侄儿看病,为此特在长沙停留。时值暑天,气候炎热,到长沙后,经过半天才找到患者家,此时他已很劳累,为患者看病后,又逢该同志的舅舅王德华老师(长沙一中退休老师)之妻患疾病住院,医治无效,需要剖腹探察,患者畏惧手术,拒绝后回家,危难之中,请袁老前往诊治。因病势急重,袁老顾不得旅途辛劳,立即前往医治。当天晚上,又为慕名而来的湖南省原副省长王含馥看病,那时,正值"文革"时期,王含馥同志招致不幸,年老又身患多种疾病。在长沙整整奔波了一天,次日,我们才乘车北赴武昌,上车后,连座位也找不到,站了许多站,好不容易才找到一个位子给袁老坐下。袁老已是 60 开外的人,为了给病人解除痛苦,如此奔波劳累,没有丝毫埋怨。后来接王德华老师来信,说他妻子服药一剂病瘥,非常感激,特赋诗一首,以表敬佩之意,诗中颂扬袁老"衣钵直承张仲景,风格独步白求恩"。袁老对来诊者,从不拒之门外,不论是高级干部,还是人民群众,问病上门者、写信求治者,均一一诊治、函复;经常外出会诊,不论是酷暑炎炎,还是寒风凛凛,总是立即前往,从不推诿。因为看病,多少节日，他未与家人团聚，在休息室、家中、车上、乡村，处处都留下他的诊迹。他守信义，所言之事，务必做到，从不失约，预约病人后，定会等候，再忙，也会放下工作，为病人诊治。他非常善良，不仅治病救人，还经常帮助病人排忧解难，就是在中华人民共和国成立前，对没钱治病的患者，不仅免费诊治，还时常接济医药费用。2018年初，笔者还收到感谢袁老几十年前治病救子的信函。这位叫徐士华的老妇人，现已70多岁，信中说："您老在中山东路药店时，为我6岁长子看病，病势严重，都承您老人道主义，一剂药单，就把我儿救好，又承得您老把药费都帮我付给了老板，唯此天高地厚的救命之恩，待望长子成人，前来报恩……"袁老认为"德医俱重，方为人师"。他为人谦虚诚恳，生性耿直乐观，是深受大家敬重的良师益友，正如贵阳中医学院原党委书记岳光同志手书诗曰：

爱党爱国又爱民，一生清正不染尘；

培栽桃李三千树，妙手回春百万人。

贵阳中医学院原党委副书记、副院长乔晓波同志写道：

殚智竭力为人民，医风高尚称典范；

桃李满门春常在，情念师表泪泫然。

袁老1991年离开了我们，但他的精神永在，风范长存，正如悼词对他的高度评价："袁家玑同志的一生，是革命的一生，鞠躬尽瘁为人民服务的一生。他为人耿直，作风正派，光明磊落，坦诚待人，疾恶如仇；他工作严谨，认真负责，不畏艰苦，任劳任怨，踏实深入；他严于律己，宽以待人，敢于开展批评与自我批评；他作风朴实，平易近人，体察民情，关心干部和民众的疾苦；他为政清廉，克己奉公，生活简朴，对家属子女要求严格。他是我党的优秀干部，是深受人民群众敬重的人民公仆。"

第三章　办学方针，中医为主

一、办学方针，力倡中医为主

从贵阳中医学院建院起，袁老就极力主张以中医为主的办院方向，要为国家培养德、智、体全面发展的高级中医人才和教学科研人才。遗憾的是，"文革"中，正常的教学秩序被破坏殆尽，教师被整，中医课程受批判。古典医籍作为"四旧"、封建的东西，被禁锢起来，中医学院遭此不幸，袁老叹息不已。1968 年，复课闹革命，袁老虽身处逆境，身心遭到摧残，但仍然热情地给学生上课，还到福泉、瓮安等地开门办学，亲自带学生实习，始终不忘办院的目的与方向。1972 年，在瓮安开门办学时带学生临证看了大量病人，为开门办学打开了局面。那时，笔者为他抄方，每天从上午 6 点至深夜 12 点为来诊的农民看病，笔者的双腿坐得肿到了两膝，袁老的辛劳就可想而知了。1972 年 4 月，袁老与乔晓波一同参加了在湖南衡阳召开的全国中医医院和中医高等教育工作会议，会议进一步重申了党的中医政策，明确了中医医院、中医学院的办院方向，要突出中医特色，以中医教学为主的教育方向，明确了中西医课程学时的比例为 7∶3；会议还决定加强中医经典著作学习，并确定 1975 年由贵阳中医学院、湖北中医学院共同主办全国伤寒师资进修班。会后回来，袁老非常高兴。至此，贵阳中医学院在教学、临床、科研工作中始终坚持了中医为主的这一方向。从 1973 年招收工农兵学员起，一直开设了《黄帝内经》《伤寒论》《金匮要略》《温病条辨》等经典著作的学习，符合 7∶3 的中西医教学时数比例。1985 年贵阳中医学院建立 20 周年院庆时，袁老十分欣喜，特书七律一首以志庆：

栖霞岭下筑城东，医药振兴党政功；

鲤跃龙门千层浪，鹏飞天际万仞峰。

韶光似水空流去，化雨春风念岁中；

今喜中医兴又盛，衡阳树帜展新风。

1985 年贵阳中医学院建院 20 周年,袁家玑教授亲笔题七言律诗庆贺

　　1974 年,为落实卫生部(现国家卫生健康委员会)举办全国伤寒师资进修班的决定,袁老前往湖北武昌,学院让笔者陪同前往。时值 6 月,天气炎热,此时交通、社会治安很不正常,我们乘的火车驶至湖北境内,因前一列货车越轨出了事故,在途中停留了 10 多个小时,无水无食,笔者看着年过六旬的袁老遭此煎熬,十分焦急,但又无可奈何,等待事故处理完毕恢复通车,车抵武昌,已是凌晨 2 点。下车后,笔者被车站外的情景惊住了,到处站着很多头戴藤帽、手持梭标的人,使得心里在这漆黑的深夜更添了一份恐惧之感。笔者不忍让已经过了两天旅途辛劳的袁老再在车站上坐一夜之苦,于是鼓起勇气,奔走在昏暗灯光下的马路上,寻找栖身之地,终于在一家小旅社找到了住处,熬过了一夜蚊虫的叮咬、被褥的霉臭,次日才找到湖北中医学院。袁老与洪子云、李培生两位教授共同商定了师资班的教学计划、安排等,返回贵阳,即投入紧张的备课。袁老虽是 60 多岁的人,但精力充沛,每天除了上班、看病,只能晚上备课。袁老口授,笔者书写,几乎每天都工作到深夜。1975 年全国伤寒师资进修班在两院的努力下开学了,来自全国各地的学员约 50 名,袁老及洪子云、李培生两位教授亲自授课。湖北中医学院对袁老十分照顾,袁老住在学生宿舍,笔者住在他对面的女生宿舍,每天在学生食堂吃饭。当时正搞"批孔反儒",我们这个班能继续学习,也是极大的幸运。数月的教学,袁老还带领

学员编写了一本《伤寒论讲义》，这本讲义一直是很多中医学院的教材，至 8 月我们才返回贵阳。那段艰苦的时间，使得袁老与洪子云、李培生两位教授结下了深厚友谊，工作配合得十分默契，共同完成了卫生部交付的全国伤寒师资进修班教学任务，培养出来的学生，大都成为全国很多院校伤寒论教学的骨干教师。

二、治学严谨，执教一丝不苟

袁老治学，不仅认真求实，而且有高度的责任心。他备课总是一丝不苟，反复阅读教材，熟悉大纲之要求，深入领会，结合实际，针对不同班级、不同水平学生，编写不同层次的讲稿。他学识渊博，讲义每每能旁征博引，结合数十年丰富的临床经验，有理论，有案例，内容十分丰富。他常常教诲我们：每上一节课都必须认真，只有自己深刻领会、消化吸收、熟练掌握、联系实际备好课，才可能上好课。他的讲稿逻辑性强，条理分明，讲授内容之重点、难点、医案、复习题目、板书安排等均一一书写清楚，重点讲解之外，以红笔勾画圈点，主次分明，重点突出，使人一目了然。他力主上课要深入浅出，反对故弄玄虚、不切实际的夸夸其谈，要理论联系实际，平正通达，将中医理论讲清讲透，强调四诊合参，突出辨证论治。在讲授《伤寒论》等古典医籍时，对难以理解的古奥文字，将医学古文结构、意义讲解透彻，使高深之理论浅显而出，为学生理解。将古医籍中的辨证论治、理法方药的原理结合临床实例，讲解得绘声绘色，深得学生好评。

三、教材建设，力求精练平正

袁老认为，要培养出好的学生，教材是重要的一环。在编写教材中，主张晓明道理，通俗易懂，简明扼要，平正通达。教材的好坏，不在乎文字越多越好，多而杂的兼收，无助于学生的理解。而精练平正，理论联系实际，学以致用的教材，才是好教材。袁老所编写的讲义、教材都充分地体现了这一主导思想。

四、提高质量,重视师资水平

对于教学,袁老认为:老师教、学生学,教与学两方面的积极性都应当调动,但教学质量的提高,关键在于教师水平的提高,必须建设一支高水平、高素质的教师队伍。他鼓励教师勤学苦练,不断提高理论水平,加强临床锻炼,否则不可能把中医这门实践学科讲得生动活泼。他身居院长之职,有繁多的行政、医疗、社会工作,还深入学院伤寒教研室,参加教学工作和培养教师工作。在本科班、提高班、研究班等都上过课,记得有一次上伤寒课,因教师少,他的周学时达到 16 学时,对古稀之人,劳累不堪,但为了让教学工作顺利进行,他总是亲力亲为。1980 年以后,还亲自带了 5 届伤寒论专业硕士研究生。20 世纪 70 年代,为培养教师,他亲自为伤寒教研室的中青年教师修改备课讲稿,听试讲,从板书安排到如何讲解、主次详略、案例选择、授课姿态等,均做耐心、细致的指点。至今他给笔者修改过的讲稿,笔者都十分珍惜地收藏着,字里行间浸透着他的心血,这对笔者 30 余年的伤寒论教学起着很大的指导作用。

五、为人师表,深受师生敬重

袁老为人十分谦虚,态度和蔼,总是谈笑风生,生性耿直乐观,不论是老师还是学生都非常敬重他,爱戴他。他总是把学识与治疗经验毫不保留地传授给学生。就是在"文革"时期,带学生实习,他每次都亲自到病房选择病例,然后指导学生察舌按脉、分析病案、立法处方、据证加减、用药剂量、煎服方法等,均耐心细致,详加指导。对研究生,从授课到论文开题、答辩都认真提出修改意见,启发学生进行独立思考。对老师、学生来问问题者,总是热情细致地讲解,有时为讲清一个问题,会花费很多时间去翻阅参考书籍,找出依据,从不信口开河。他总是孜孜不倦地学习,孜孜不倦地诲人,是我们的良师益友。很多学生至今珍藏着跟随他实习时的笔记、处方,铭记着他语重心长的教导。

他执教 50 多年,学生数以千计,不少是教学、医疗、行政岗位上的骨干力量,正在为中医事业及四化建设贡献力量。对中医教育事业,袁老可谓忠心耿耿,赤诚一片。曾任中共贵州省委宣传部副部长的李冀峰同志在贵阳中医学院建院 20 周年时特为袁老赋诗一首:

创建学院双十年,道路曲折历程艰;

袁翁呕心扶后生,园丁勤奋春满苑。

第四章　博学笃志，为医十要

袁老在治学上强调专一精思，常说："精诚所至，金石为开，学医贵在刻苦精研，临证善思，要多临床，于成败中不断总结经验教训，才能得到提高。"为此，他提出了"为医十要"，体现了他"博学而不穷，笃行而不倦"的治学精神。

一、深究医经，力倡继承发扬

袁老经常说："西医传入我国百余年时间，而在祖国数千年的历史长河中，中医中药对民族的繁衍昌盛起了巨大作用，要取得良好之疗效，必须知其源流，自古名医，没有不通晓医经者。"又说："诊病两大法门，一为外感，一为内伤，外感时病以伤寒、温病立论，内伤杂病以《金匮要略》立论。"对张仲景的《伤寒论》《金匮要略》，吴鞠通的《温病条辨》，吴又可的《瘟疫论》，王孟英的《温热经纬》更是倍加推崇，反复研读，主张精读、熟读，旁及它经，深刻领会，联系临床，取其精华，心得甚多。对古典医籍中的阙疑之外，主张以严谨的科学态度，从实践中去考证，去解决有争议的问题。

二、精勤博览，广集诸贤所长

袁老常说，古人云"书山有路勤为径，学海无涯苦作舟"。不刻苦勤奋，焉能学到知识。他数十年行医，视医术为珍宝。在其所收藏的上千册书籍中分门别类，有精读者、有泛读者，广为涉猎，尤其是对精读的书籍，更是反复阅读，潜心领悟，结合临床体会，圈点满卷，所获心得甚多。极力主张尊古而不泥古，去伪存真，去粗取精,扬长避短,灵活运用,十分推崇《名医类案》《临证指南医案》等,并一览现代的医药研究资料,临床运用中不宗一说,而集诸家之长论治,故能取满意的疗效。

三、学以致用,重视临床实践

袁老认为:"学者为之用,用者贵乎学,乃学用结合治理,学之以用,相辅相成,才能使学到的知识得到不断提高,在医学中也体现出临床是检验真理的标准。"最反对不切实际的夸夸其谈,故弄玄虚,提倡既要刻苦学习,亦要在临床治疗中狠下功夫。如对冠心病的治疗,翻阅了很多医籍及现代研究资料,历经数十年的临证研讨,制定了分型标准、各型治疗原则、选用方剂及其加减运用之法则,创制了"冠心通络疏郁丸",此药无论在临床应用,还是动物实验方面均取得了很好的疗效,应用前景广阔。

四、审疾问病,尤重辨证论治

袁老常说"辨证论治"四字就是中医精髓所在、特色所在,极其重视四诊合参,认为四诊乃医家之规矩准绳,不可偏废,否则,阴阳不明,寒热不辨,无法认证施治。故审疾问病十分仔细,对证候、病因、病位及药后反应均一一询问,望舌按脉均细细审察,对疾病的寒热、虚实、邪正、气血、痰湿、兼夹诸证细为辨证,理法方药丝丝入扣,有是证便用是药,反对相对斯须,便处汤药,执一方以治万病的不良医疗作风。

五、论治灵活,尊古而不泥古

袁老认为,古方古法乃千百年来历经千锤百炼留下来的前人与疾病做斗争的宝贵经验,经得起临床的考验,卓有疗效,为当今临证应遵循的法则,但由于疾病的复杂性,故在运用古法古方时,不能拘一法一方,执死方以治活病,必须据证灵活加减,因人因地制宜,方可奏效。

六、治病求本,分清标本缓急

袁老常说:"治病求本之理,医者通晓,但临床标本缓急之处理则大有学问,急则治其标,缓则治其本,或标本同治,均须据证,据病的不同时期而论,孰者宜先,孰者宜后,标本治则自有法度。"如对冠心病、中风等疾病均正确地分析在发病的不同时期,标本所占的地位不同,而采取不同之治法,标本缓急、轻重分明,治疗才能有条不紊。

七、整体观念,重视脾胃升降

袁老治病,既重视机体是一个协调的整体,也重视病变部位的局部情况,更重视脾胃功能的顾护,他对叶天士的《临证指南医案》中的脾胃分治的观点十分推崇,认为脾胃之病,虚实寒热,宜燥宜润,应当详变。人为一个整体,脾胃乃后天之本,有胃气则生,无胃气则亡,健脾宜升,调胃宜降,复其升降,至关紧要。若不能食,则将变生他疾,药既不入,焉谈疗效。

八、遣方用药,力求精练平正

袁老主张治病必须熟察病情,详审用药,无滥无遗,适至病所,用方贵在加减得法,用药不可图离奇异品、珍贵价昂,要重圆机活法,加减变通,刚柔相济,动静结合,分两适宜,以速速奏效为其要。处方一贯使用价廉效捷的本地药材。

九、防微杜渐，重治未然之疾

袁老在生活及医疗之中，非常重视预防为主的思想，常说要得到无病安康，必尊养身之道。须起居有节，情志舒畅，劳逸适度，顺应四时，方可安泰益寿。在诊病中，常将防患于未然的方法谆谆告诫病人。在流感、肝炎流行之时，无偿为药厂、药店提供预防的方剂，以昌预防为主的思想。《黄帝内经·四气调神大论》曰："是故圣人不治已病，治未病；不治已乱，治未乱，此之谓也。夫病已成而后治之，乱已成而后治之，譬犹渴而穿井，斗而铸锥，不亦晚乎？"认为医者当视早防早治为疗疾之要，只有认真研究疾病的发生发展、病因病机、演变转归，才谈得上摄生与防疾，早治以杜渐，此为治病中当遵循的原则。

十、中西结合，重在融会贯通

袁老在京读书时就较系统地学习过西医知识，以后在长期的临床实践中也不断学习并运用西医西药。尤其是在中华人民共和国成立后，他对学习西医更是认真，但他认为中医有几千年历史，有其完整的理论体系和丰富的临床实践经验，对我国人民的繁衍昌盛起了重大作用。西医虽是近百年才传入我国，但也有它的理论和治疗方法，对疾病的预防和治疗也起到了很大作用。中医、西医各有其长，各有其短，不应相互排斥，而应相互结合，取长补短，才能更好地治病救人。早在20世纪50年代初，他在贵阳市卫生局工作期间，就拟定了"中西医会诊办法"，此法的实行对加强中西医结合、学术交流以及配合治疗上都起了积极作用。贵阳中医学院的办学以中医为主，但也重视中西医结合。在庆祝贵阳中医学院建院20周年时，他欣然题词"突出中医特色，实行中西医结合的方针"，并将此条幅悬挂于会议室，以明确办院方向。贵州省中医学会建会10周年时，他题词："更好的（地）开展中医学术经验的继承发扬和交流活动，为人民健康事业服务。"

更好地开展中医学术经验的
继承发掘和交流活动为人民健
康事业服务
中医学会成立十周年纪念
　　　　袁家玑九〇年

贵州省中医学会建会 10 周年时，袁家玑题词

第五章　深研伤寒，灵活运用

一、研究伤寒，层层深入探奥旨

　　袁老十分崇尚《伤寒论》，反复研究六十载，为全国知名的伤寒学家，对《伤寒论》的研究造诣至深。《伤寒论》是一部阐述多种外感疾病的专业、经典书籍，是我国第一部理法方药比较完善、理论联系实际的古代医学著作，它不仅一直指导着我国历代医家的临证治疗，而且从唐宋以来，其影响范围越来越广，流传到日本、朝鲜等国。

　　袁老从《伤寒论》的版本情况、注家特点、注本优劣等方面进行深入细致的考证，对通行版本中的文字错讹提出了自己的看法。还对于《伤寒论》的成就和贡献进行了概括和归纳。他认为：《伤寒论》奠定了六经辨证论治的基础，继承了《黄帝内经》六经分证的基本理论，提出了较完整的六经辨证体系和汗、吐、下、和、温、清、补、消八法。他指出：《伤寒论》理法方药比较完善，以条文形式对外感疾病的证候加以概括，辨证有纲领，立法有依据，方药有法则，有效地指导对外感疾病及其他杂病的辨证论治。同时，《伤寒论》总结了汉代以前的医疗经验和有效方剂并卓有成效地加以发展，其中许多方剂全今仍行之有效，对方剂学的发展有突出的贡献，《伤寒论》对温病学的形成和发展有着功不可没的作用。

　　袁老认为，六经是《伤寒论》的核心，《伤寒论》之六经既源于《黄帝内经》而又高于《黄帝内经》，它是张仲景继承了《黄帝内经》的理论并结合自己的临证实践而加以创造性的发展，写出的理论联系实际的鸿篇巨制。并总结六经辨证中应注意七要，即：一要明确主证；二要明确病因；三要确定病位；四要明析病机；五要判断属性；六要明了兼变；七要明其病势。这样才能做到辨证准确，才能有助于立法处方。他又从六经与经络、脏腑、气化、阶段、证候群等方面对六经的实质进行探讨，认为以六经证候分类为主,结合脏腑经络气化等理论来分析和认识六经,这样既概括生理功能,又概括病理变化,从辨证论治的角度出发,才是比较好的研究方法。

袁老总结《伤寒论》中制方用药之精妙,全在于"知机识证,活方活法",数千年来用之不衰,能应万变之疾,其妙谛即在于此。所谓"知机识证",指详审病机,明确辨证,而"活方活法"是指定法制方、依证而变、法变方亦变。仲景制方用药的特点是:首别表里寒热,针对病性用药;次视体质差异及邪之多寡;再视病情而权衡轻重缓急;配伍精当,药尽其能。仲景用方之妙,唯在用法,所谓"方有成局""法胜于方",《伤寒论》113方,却有397法,足见方不及法。

《伤寒论》中的厥阴篇,历来是争议较大之章节。袁老精研细究,参前贤论点、融个人体会,提出自己的见解,认为厥阴病之存在是毋庸置疑的。其因,一为流传本均有六经,二是厥阴病提纲为上热下寒、寒热错杂的证候性质,厥热胜复是其病机表现,厥热时间只是比拟,不能借对日数的错误理解来否定厥热胜复,进一步否定厥阴病。至于厥阴病提纲,袁老除同意多数注家所认定的326条以外,他认为327条可作为厥阴病提纲之一,以补326条之不足。厥阴病是外感疾病发展过程的最后阶段,其证候性质是寒热错杂、厥热胜复(阴阳胜复)。厥阴病的基本证型有四,即寒热错杂证、厥热胜复证、厥逆证、下利呕哕证。因厥阴是六经传变的最后一经,邪正斗争达最后阶段,变化较为复杂,所以治疗原则是随证变法。"寒者宜温,热者宜清,寒热错杂,虚实互呈者,则宜寒温并用,虚实兼顾,既注意扶阳,也要注意救阴"。总之,在《伤寒论》厥阴篇的研究中,应辨证论治,深入细致地剖析厥阴条文,方可领会仲景之旨。

(一)溯源流,明版本

仲景《伤寒杂病论》原书共十六卷,是论述外感疾病和内科杂病的专著,仲景原序名为《伤寒卒病论集原序》,根据考证,"卒"实为"杂"之误,是传抄和简笔造成的笔误,自序中已明确写出"为伤寒杂病论合十六卷"可以证明。约成书于公元3世纪初(200—210年),正值三国时期,由于封建割据,战争频繁,以致原著散失不全。但据《古今图书集成·医部全录》所载,按古今医统,仲景有弟子卫沈、杜度,均有著作,不乏名著,当时,应该说张仲景的著作是流传下来的,不过当时没有印刷工具,只能辗转传抄,兼之秘不外传,故流传不广,也是散失不全的原因。后来经过西晋的王叔和将原书的伤寒部分进行搜集整理,名为《伤寒论》,才流传至今。王叔和因为整理编次了《伤寒论》,也受到后世医家的一些责难,但《伤寒论》得以流传下来,其功不可没,且仲景著书至王叔和搜集整理80年左右,原书真面貌不致有大的改变。根据《伤寒论辑义》的考证,隋《经籍志》记有张仲景方十五卷,而无伤寒论之目,至新唐《艺文志》则记有王叔和张仲景方十五卷,伤寒卒病论十卷。可见"杂"字误为"卒"字,其来已久。故后世有的医家如喻嘉言、钱潢有《卒病论》已亡,不可复睹之误解。对《杂病论》即今之《金匮要略》亦有误解,柯韵伯亦有凡《伤寒论》条文中不贯伤寒者,皆是杂病之论。唐初孙思邈(581—682年)所著《千金方》,称江南诸师,秘仲景伤寒方法不传,到孙思邈晚年,才搜集编入他的《千金翼方》三十卷之中。隋《经籍志》记载《梁七录》云"张仲景辨伤寒十卷亡",考仲景自序所称为十六卷,尚缺少六卷,说明隋《经籍志》所称的"张仲景辨伤寒论十卷亡",实际上并未散失,不过已经说明《伤寒论》十卷、《杂病论》六卷分别流传于当时医家的手中,然距张仲景著书及王叔和整理已经300多年了。唐代王焘所著《外台秘要》四十卷(752年),亦载有《伤寒论》十卷,王焘长期管理过当时的弘文馆图籍方书,因而有机会广泛阅读晋以来的大量医学书籍,《外台秘要》所引同今所流传《伤寒论》十卷本,基本上是符合的,这就说明《伤寒论》十卷已经保存下来了,不过《外台秘要》所引《伤寒论》的方剂和条文有一些出入罢了。如桂枝汤在第二卷中,葛根汤、麻黄汤、小柴胡汤、小建中汤在第三卷中……它共分为十八卷,前十卷大概与今本《伤寒论》没有大的差别,后八卷则多为杂病部分,与现在所流传的《金匮要略》大不相同,故也称为唐旧本。到了宋代经过高保衡、孙奇、林亿 等通过当时封建王朝的力量,加以校正。而且因为这时已经发明了印刷术,《伤寒论》得以重新刻版印行,称为宋版,仍把《伤寒论》全书分为十卷。根据林亿 等校定的序文中说:"以百病之急,无急于伤寒,今先校定张仲景伤寒论十卷,总二十二篇。证外合三百九十七法,除重复,定有一百一十二方。今请颁行。"考证宋版本完成于北宋治平二年(1065年),距仲景800多年,仍属新唐《艺文志》所记录的《伤寒卒病论十卷》,以及《梁七录》所记的"张仲景辨伤寒十卷亡"之数,则王叔和整理编次的《伤寒论》是已经流传下来的版本。宋版后来已不见,仅存有明赵开美的复刻本,但是是依照宋版治平本复刻的,可能是宋版的真面目。后来又经一些医家的考证,《伤寒论辑义》引证,"明洪武中,芗溪黄氏作伤寒类证辨惑曰:仲景之书,六经至劳复而已,其间具三百九十七法,一百一十二方,纤悉具备,有条而不紊也。辨脉法、平脉法、伤寒例三篇,叔和采摭群书,附以己见,虽间有仲景说,实三百九十七法之外者也。又痉湿暍三种一篇出《金匮要略》,叔和虑其证与伤寒相似,故编入六经之右。又有汗吐下可不可并汗吐下后证,叔和重集于篇末,此六经中,仓卒寻检易见也。今一以仲景书为正,其非仲景之书者,悉去之,庶使真伪不分,要理不繁,易于学者也。"所以后来方有执、喻昌、柯琴等均宗其说。现在通行版本,都已去掉了辨脉、平脉、伤寒例、辨痉湿暍病脉证等前四篇,以及辨不可发汗病脉证并治以易,差后病脉证等十篇。这就是现在通行版本,可以说,仲景《伤寒论》六经辨证论治的精华部分,基本上集中在这十篇里面,为历代医家所珍视。这就是《伤寒论》的流传以及宋版本的形成概况。

关于张仲景《伤寒杂病论》的杂病部分,后来整理为《金匮要略》一书。较为明显的依据是宋孙奇、林亿等校《金匮玉函要略方论》的原序说:"王洙(宋仁宗时翰林学士)在馆阁日,于蠹简中得仲景金匮玉函要略方三卷,上则辨伤寒,中则论杂病,下则载其方并疗妇人。"孙奇等序中又说:"以其伤寒文多节略,故断自杂病以下,终于饮食禁忌,凡二十五篇,除重复合二百六十二方,勒成上中下三卷,依旧名曰《金匮方论》。"因而与《伤寒论》同时刊行,即现在的《金匮要略》,因为它是一个节略本,林亿等曾以《千金方》《外台秘要》的一些方剂补入,是否杂病部分的旧观,就难下定论了。

其次,另有一种《伤寒论》别本,称为《金匮玉函经》,它同《金匮要略》并不是一本书,也有许多与《伤寒论》不同的地方,也分为十篇,但已摘抄掺入《千金方》及《千金翼方》的内容,虽然已经宋高保衡、孙奇、林亿等校刻刊行,但孙思邈是隋末唐初人,应该说是孙思邈之后才搜集成书,它既不是《伤寒杂病论》,也不是上述的《金匮玉函要略方论》,是必须明确的。

此外,近数十年来还出现一些版本,所谓的"古本伤寒论",如湖南刘昆湘的《古本伤寒杂病论》、日本出现的《古本康平伤寒论》及四川廖平的《伤寒古今订补》等,已经通过许多人的考证,并非所谓的"古本伤寒论",有的还涉及迷信,属于伪造,并不比宋本为古,不过是为取信于人而编选出来的,不能算为正式版本,现在已经基本上没有流传了。

现在通行的版本有两种:一是上述的明赵开美复刻宋版治平本(1065年),一是金成无己著《注解伤寒论》本(1144年),仍为十卷二十二篇,称为成注本。成注本经明代嘉靖年间汪济川校刊("汪刊本"),因经过几次翻印,有一些错简错字。还有一种医统本,也就是成无己的《注解伤寒论》,经过明朝徐镕校刊,内容和"汪刊本"基本相同。

(二)论贡献,述发展

袁老认为《伤寒论》的成就和贡献,概括起来有以下四点。

(1)奠定了六经辨证论治的基础。张仲景继承了《黄帝内经》的理论,并根据《素问·热论》六经分证的基本理论,创造性地把外感疾病错综复杂的证候及邪正斗争的演变加以总结,提出较完整的六经辨证体系。对于外感疾病的发生、发展和辨证论治,提出了理论联系实际的辨证纲领和具体的治疗方法。他运用《黄帝内经》中脏腑、经络、病因病机的学说和理论,把前人在诊断、治疗等方面的成果有机地联系在一起,还运用汗、吐、下、和、温、清、补、消八法,奠定了六经辨证的基础。这得到了中医界同仁一致的认同。

(2)理法方药比较完善,具体指导临证治学。《伤寒论》以六经(太阳、阳明、少阳、太阴、少阴、厥阴)为辨证纲领,以条文形式对外感疾病的证候加以概括,如三阳证多属热证,三阴证多属寒证、虚证,其中并有表里的变化,传变与合病、并病的规律,具体指导立法、处方、用药,并根据证候改变,随证加减变法。其治疗方法既有定法,亦有活法和变法。《伤寒论》号称397法、113方,应用的药物计82种,方剂的组织配伍,均有一定法度,既精简又严谨,其辨证有纲领,立法有依据,方药有法则,便于掌握,临床行之有效。比较严密而系统地将理、法、方、药连贯起来,有效地指导着对外感疾病及其他杂病的辨证论治,故称为"医方之祖",为后世习医者必读之书。

(3)总结了许多有效方剂。据出版的《中国医学史》写道:"居延汉简中关于医药方剂的记载,特别是武威出土的汉代医药简牍中的医方,都是实地反映了汉代方剂学发展的水平。"马王堆三号汉墓出土的《五十二病方》涉及疾病100多种、医方280多个。从以上两书看,几乎全是复方,但辨证施治的原则都还在初期阶段。从医方的组成可以看出,复方配伍已成为当时临证治疗上的普遍方法。从单味药到复方,到有理论指导的复方组成和广泛应用,无疑是临证医学发展中的一个很大进步。张仲景《伤寒杂病论》正是在无数医家广泛实践的基础上总结出来的。从这些出土文物的考证来看,张仲景总结了汉代以前的医疗经验和有效方剂,确立辨证施治的原则,经过1800多年长期广泛的临证应用,许多方剂至今仍然行之有效,不愧为医方之鼻祖,对后世影响很大,对方剂的发展贡献更是突出。许多运用《伤寒论》理法方药的医案举不胜举。中西医结合治疗研究出的一些成果,也从其中参考了不少有效方剂和有益的治疗方法,如小青龙汤治疗慢性支气管炎、白虎汤治疗乙型脑炎、四逆汤抢救严重心力衰竭,而且曾经做成四逆注射液,应用大陷胸汤、大承气汤、大柴胡汤等治疗急性胰腺炎、胆囊炎、肠梗阻等急腹症均有很好的疗效。由此可见,仲景所总结的这些方剂,有效地指导了临床,其影响久远深长。

(4)对温病辨证论治的形成有很大的启发作用。后世医家在《伤寒论》的基础上,经千余年的发展,至明清时期形成了温病学。袁老认为,《伤寒论》六经辨证论治理论体系启迪了温病学的发展,温病本身就属于广义伤寒之范畴,《伤寒论》中对温病是有论述的,如原文第6条的"风温为病,栀子豆豉汤证、白虎及白虎加人参汤证、黄芩汤证、大柴胡汤证、黄连阿胶汤证、竹叶石膏汤证及火邪伤阴证"等,不过是详于寒,略于温而已。随着临床实践的发展,历时1000余年之久,至清代形成了温病学说的卫气营血辨证与三焦辨证,就其理论体系而言,受《伤寒论》的影响较大。如伤寒病邪由表入里,由太阳而阳明而少阳而三阴,而温病则由卫及气及营及血,由上焦而中焦而下焦,均为邪气渐次深入。寒邪伤阳,温邪伤阴,由浅入深的辨证论治方法则一,但在温病的性质上,辨证诊断上,如温病之不恶寒,口渴脉数,诊法上的察舌验齿,斑疹、白痦,温邪致病的不同证候及兼证,治法上的辛凉解表、清气、凉血、开窍、熄风、气化、利湿、滋阴清热等方面都大大扩展、补充和丰富了《伤寒论》治疗温病的内容。所以说《伤寒论》对温病学的形成与发展起到了承前启后的重要作用,两者是统一体,又有寒温的不同侧重。袁老明伤寒与温病之真谛,这一观点是客观的、公允的。

(三)究六经,识本质

袁老认为《伤寒论》以六经为多种外感疾病辨证论治的纲领,它是指导辨证论治的理论核心。六经的学说来源于《黄帝内经》,渊源已久,两者对六经的涵义与解释并不完全一致,故对《伤寒论》六经辨证的"六经"的涵义有着不同的看法。

1. 六经的来源

袁老指出仲景《伤寒杂病论》"撰用素问、九卷、八十一难、阴阳大论、胎胪药录,并平脉辨证,为《伤寒杂病论》,合十六卷"。张仲景继承了古代《黄帝内经》的理论,结合当代和自己的临证实践而加以创造性的发展,写出理论联系实际的六经辨证论治的鸿篇巨制,对中医学的发展做出了卓越的贡献。他认为以"六经"为辨证论治的纲领,并非没有根据的凭空创造,是源于《黄帝内经》。《黄帝内经》谈到三阳三阴六经的地方很多,其理论是互相渗透、互相联系的,不能孤立和绝对地看待这个问题。如《素问·阴阳离合论篇第六》就谈到了三阴三阳之离合,这是三阳三阴开、合、枢理论的根据,并非不牵涉经脉,而且多论述诸经,此原文之义,十分明显,不能舍去经脉不谈,仅就三阳三阴的开、合、枢立论,当结合起来分析才能全面。柯韵伯的《伤寒论翼》,认为六经"是分六区地面,所赅甚广,虽以脉为经络,而不专在经络上立说"。太阳为开,是三阳之藩篱,主表,外邪从阳经传入,必先见太阳症状，而后传阳明或少阳。阳明以胃家实热为提纲，属三阳之里实证，故阳明为合。少阳为阳枢，故以口苦、咽干、目眩为提纲。三阴皆主里，但外者为阳，内者为阴，三阴以少阴为枢，故直中之邪，从阴经传入，多先见少阴症状，然后传及太阴厥阴，故三阴以太阴为开，厥阴为合。《黄帝内经》谈到三阳三阴和经络学说的章节还很多，不一一列举，这就足以说明仲景六经辨证的六经是源于《黄帝内经》理论的。

《伤寒论》六经辨证最明显的来源是《素问·热论》的六经分证，不过已经有进一步的充实、发展、提高，两者在内容上已大不相同。《素问·热论》中的六经分证，比较简略，日传一经，只论述六经的实证、热证，未论及六经的虚证、寒证，变化仅仅提及两感，治疗方法仅简单提及汗、下两法，很不全面，也不具体。《伤寒论》的六经辨证则概括了脏腑经络气血的生理功能和病理变化，对邪正消长所出现证候有了分析、综合，对虚实的变化、寒热的趋向，表里之出入，虽然仍以三阳证三阴证概括之，但已形成理法方药比较完整的六经辨证论治体系，使诊断有依据、辨证有纲领、论治有准则，同时进一步奠定了八纲辨证的基础。《伤寒论》的六经辨证三阳三阴秩序的排列，与《素问·热论》虽然相同，但日传一经之说，从传变条文如第 4 条："伤寒一日，太阳受之，脉若静者，为不传；颇欲吐，若躁烦，脉数急者，为传也。"第 5 条："伤寒二三日，阳明少阳证不见者，为不传也。"第 270 条："伤寒三日，三阳为尽，三阴当受邪，其人反能食而不呕，此为三阴不受邪也。"第 271 条："伤寒三日，少阳脉小者，欲已也。"从这些条文来看，《伤寒论》否定了以日递传之论，更加重视以辨证为依据。热论的六经形成，大部分和《伤寒论》六经主证大致接近，袁老从学术渊源上既看到《素问·热论》中六经分证的特点，又看到《伤寒论》六经辨证与之相似和不同之处，两者的主要症状比较接近，可以看出《伤寒论》的六经辨证来源于《素问·热论》的六经分证，但张仲景已进一步发展了这个理论。

2. 历代医家对《伤寒论》六经的认识

历代医家对《伤寒论》进行注释者不下数百家，一直以来散见各种书刊的讨论文章亦不少。对于《伤寒论》六经的讨论、认识各有不同，难求划一，但各有发挥，为我们研究这个问题提供了宝贵资料。

1）六经与经络

经络学说是中医学重要基本理论之一，它已影响和渗透到整个中医学当中。《伤寒论》的六经证候虽不局限于经络，然从六经的病证来看，同脏腑经络有着密切的联系。从经络病理反映来看，足太阳经受邪，则见头项强、腰脊痛等证。足阳明经起于鼻梁凹陷处两侧，络于目，并从缺盆下行经胸腹，行于人体之前面，故阳明经受邪，则见目痛、鼻干、腹满疼痛等证。足少阳经起于目外眦，上抵头角，下耳后，入耳中,并从缺盆下行胸胁,行于人体侧面,故少阳经受邪,可见耳聋目赤、胸胁苦满等证。三阴病属里证,其经络所反映的证候,虽然不像三阳经那么显著,但其出现的某些证候,亦有反映,如太阴病的腹满痛,少阴病的咽痛、咽干,厥阴病的巅顶痛等,可以说明和三阴经络循行部位有关。

《伤寒论》的原文与经络有明显关系的也不少,如第 24 条:"太阳病,初服桂枝汤,反烦不解者,先刺风池、风府,却与桂枝汤则愈。"第 142 条:"太阳与少阴并病,头项强痛,或眩冒,时如结胸,心下痞硬者,当刺大椎第一间、肺俞、肝俞,慎不可发汗,发汗则谵语,脉弦。五日谵语不止,当刺期门。"尤其明显的是 124 条的蓄血症,直接提出"所以然者,以太阳随经,瘀热在里故也,抵当汤主之。"指的就是足太阳经脉发病,未愈而循足太阳经入里,传及膀胱本腑,经腑的关系十分清楚。虽然不少情况仅据经络来解释则难以阐明其生理病理变化,但说明六经与经络仍然是有一定关系的。其他条文还有诸多,也是按有关的经络循行以针刺进行治疗的,在此不一一列举。

2)六经与脏腑

袁老认为,六经与脏腑关系十分密切,脏腑与经络又有表里关系,十二经根源于脏腑,各络于肢节,运行于全身,它是人体不可分割的整体,六经证候的产生,是脏腑经络病理变化的反映,所以六经辨证不能脱离这些有机联系。在疾病的进展中,各经病变常会累及所系的脏腑,从而出现脏腑的证候。如膀胱为太阳之腑,太阳经病不解,传入于腑,影响膀胱气化功能,以致水气内停,可见小便不利、小腹里急、渴欲饮水等证。胃与大肠为阳明之腑,胃肠燥热,腑气不通,就会出现腹满疼痛、拒按便秘等证。胆为少阳之腑,胆热上逆,则有口苦、咽干、目眩等证。又如太阴病脾阳不振,寒湿不化,则有腹满而吐、腹痛自利等证。少阴病心肾虚衰,气血不足,则有脉微细、欲寐等证。厥阴病寒热错杂,肝气上逆,则有气上撞心等证。这些都是脏腑机能的病变,也说明六经与脏腑都是分不开的。

从生理上来看,脏腑之间通过互相络属形成表里协调关系。通过整个六经辨证论治的过程来看,两者之间在病理的关系上也是密切的。如太阳病可以循经入腑,亦可因心肾虚衰或治疗失当而转成心肾阳虚的病证,如第 64 条:"发汗过多,其人又手自冒心,心下悸,欲得按者,桂枝甘草汤主之。"此为太阳病过汗,损伤心阳的证治,由太阳而累及少阴心。又如第 69 条"发汗,若下之,病仍不解,烦躁者,茯苓四逆汤主之。"此为汗下后,阴阳俱虚,累及少阴肾的证治。又如太阴阳明脾胃的表里关系,不论是生理或病理都是很密切的。说明脏腑经络的互相络属及其表里关系在病理方面的反映,是我们研究《伤寒论》六经的一个特别重要方面。

3）六经与气化

袁老认为气化学说来源于《黄帝内经》，尤其是《六微旨大论》的"本标中气"，古人引用来解释《伤寒论》的六经，也是阐述六经生理病理变化的一方面。气化是指风、寒、暑、湿、燥、火六气的变化，如《素问·天元纪大论篇》仅有"寒暑燥湿风火，天之阴阳也，三阴三阳，上奉之。木火土金水，地之阴阳也，生长化收藏，下应之"，并未言及人之六经，到后世有的注家，应用"本标中气"来解释《伤寒论》的六经，就是所说的六经气化学说。当然《黄帝内经》早就用六气配合脏腑来阐述病因病机，这是六经气化说的依据。根据《六微旨大论》说："少阳之上，火气治之，中见厥阴；阳明之上，燥气治之，中见太阴；太阳之上，寒气治之，中见少阴；厥阴之上，风气治之，中见少阳；少阴之上，热气治之，中见太阳；太阴之上，湿气治之，中见阳明，所谓本也。本之下，中之见也。见之下，气之标也。本标不同，气应异象。"

陈修园称为"上中下本标中气图"，在其下注云："六经之气以风寒热湿火燥为本，三阴三阳为标，本标之中见者为中气。中气如少阳厥阴为表里，阳明太阴为表里，太阳少阴为表里，表里相通，则彼此互为中气，义出六微旨大论。"明之张景岳则早已将"本标中气图"推衍为"脏腑应天本标中气图"，以脏腑为本居里，十二经为标居表，表里相络者为中气居中，因十二经及脏腑是互相络属，互为表里的。如足太阳膀胱络于肾，足少阴肾经络于膀胱，其他表里经亦如此。把《素问·至真要大论》"少阳太阴从本，少阴太阳从本从标，阳明厥阴不从标本，从乎中也"作为六经脏腑经络病机变化和治疗原则的总概括。袁老认为，如果单以气化学说来解释六经，也是不全面的，必须结合脏腑经络，还要结合六经证候分类等才能比较全面地来解释六经。《伤寒论讲义（重订本）》在"六经与脏腑经络的关系"中说："六经就联系着整个五脏六腑，它们之间有着不可分割的相互关系。气化，又是脏腑经络生理或病理的现象。也就是说，气化离开了脏腑经络，就失去了物质基础，脏腑经络离开了气化就反映不出其功能活动。因此脏腑、经络、气化三者之间，是息息相关的，不能孤立或片面地强调一面来解释六经的实质，而是必须联系起来认识的。"他的这种看法是符合中医理论且比较全面的。

除了上述用脏腑、经络、气化来解释《伤寒论》的六经外，还有以部位、阶段、证候群等来解释的。所谓部位，是以皮肤、肌肉躯壳、脏腑来区分，如明方中行说："风寒之着人，必以皮肤当之，皮肤在躯壳之外，故曰表，表合太阳足膀胱经；阳明者，风寒之邪过皮肤而又进，接皮肤者肌肉也，肌肉居五合之中，为躯壳之正，内与阳明足胃经合也；少阳者，邪过皮肤而又进，则又到躯壳之内，脏腑之外，所谓半表半里者，少阳足胆经之合也。"

有的将病位与证候性质结合起来认识,如日本人喜多村云:"本论所谓三阴三阳,所以标病位也。阳刚阴柔,阳动阴静,阳热阴寒,阳实阴虚,是即常理。凡病属阳、属热、属实者谓之三阳,属阴、属寒、属虚者谓之三阴。细而析之,则邪在表而热实者太阳也,邪在半表里而热实者少阳也。邪入胃而热实者阳明也。又邪在表而虚寒者少阴也,邪在半表里而虚寒者厥阴者也。邪入胃而热实者阳明也。"按这样区分表、半表半里、里三部,结合八纲来分析,是比较有见地的。但它是简单的概括,若单纯用它来解释《伤寒论》的六经,脱离开脏腑、经络、气化等中医的基本理论,只能代表一个侧面,而不能全面认识六经的实质。如用表、中、里来分三阳还好理解,到了三阴,就难说明问题了。

关于以阶段来解释的,则以近贤为多,如胡友梅曰:"伤寒的六经,系病程划分的标志。按病证发生,其过程普通分为潜伏、前驱、增进、极进、稽留、减退、恢复各期。伤寒论之六经,当即六个时期。前三期叫太阳、阳明、少阳,与前驱、增进、极进期为近;后三期叫作太阴、少阴、厥阴,与极进、稽留、减退稍同。"欧阳锜曰,"伤寒论以各种症状之发展,与表现不同,从其中找出一定规律以辨别疾病类型,亦可称之为六个阶段。太阳主表,代表一切热性病之初期,即疾病前驱阶段;少阳主半表半里,代表体力与病邪做斗争发生之寒热往来症状,即疾病进行阶段;阳明主里,代表肠胃燥结,引起高热自汗等证,即疾病进行另一阶段;由于疾病继续进行,机体病理调节功能不足,逐渐转入衰退阶段,太阴代表消化机能衰弱,少阴代表心脏与全身机能衰弱,厥阴代表机体抗力与疾病做最后挣扎,发生寒热错杂证。"

袁老认为这种按病程来划分阶段,也涉及表、中、里之部位及脏腑、病情等,在某些程度上可以解释,但如果把六经的先后次序,固定为疾病发展的六个阶段,那就与临床实际不符合了。因伤寒论六经病变不是衔接的,其传变程序本无规律,不但有传有不传,即使是传变,也非必然按照六经的顺序从太阳而至厥阴的。因此,伤寒六经不能固定为六个有先后顺序的阶段。

近代医家提出以"证候群"来解释,认为《伤寒论》六经为六个证候群。袁老认为,这在古人早有以方类证、以证系方的论述,如柯韵伯、徐灵胎都是著名的注家,如桂枝汤证、麻黄汤证、蓄水证、蓄血证、痞证、白虎汤证等,是以辨证论治为主。"证"即证候,是综合了诊断资料反映疾病在某种情况邪正斗争在某一阶段上的证候性质,它概括了脏腑、经络、病因病机、病位、阶段、证候群等的基本理论,如伤寒(表实)、中风(表虚)、寒证、热证等。证候群的解释能够比较具体地指导临证实践,是比较合理的,同脏腑、经络、气化等理论结合起来,则更全面。

上述观点,从经络、脏腑、气化、阶段、证候群等方面探讨了六经的实质,从各个方面提出了丰富而有益的见解，都为我们研究《伤寒论》提供了宝贵的资料和线索，虽然对六经的实质认识问题，议论纷纷，见解不一，但各有所据，各有发挥，对研究六经的实质是有帮助的。袁老认为《伤寒论》是一部阐述多种外感疾病的专著，重点在于六经辨证，而证候、方药及其辨证就应为研究的重心，因为证候的产生是脏腑经络气化病理变化的临床反应，所以分辨六经的证候性质及其变化就十分重要。以六经证候分类为主，结合脏腑经络气化等理论联系起来分析和认识六经，这样既可概括生理功能，又能概括病理变化，从辨证论治的角度出发，才是比较好的研究方法。

（四）重辨证，明论治

袁老认为，辨证论治乃《伤寒论》全书之精髓，论中"观其脉证，知犯何逆，以法治之"的辩证思想对中医各科具有普遍的指导意义。《伤寒论》辨证论治的内容也极为广泛，397 法，113 方，法法方方，辨证与论治无处不在，对其深入研究探讨是极为重要的。要更好地运用仲景的辩证法思想于实践中，在如下几方面当侧重进行探讨。

1. 六经与辨证

袁老认为《伤寒论》的六经，是外感疾病表现的六种不同类型，以"六经"命其名，每一经的病证既可以独立存在，又相互有着密切的生理病理联系，是各经的脏腑经络气血在病邪作用下邪正斗争、阴阳消长的病理变化反映于临床上的表现，各经有其特定的病因、病位、病机、病性、证候特点、治疗法则及代表方药、兼变演化及加减化裁，形成了理法方药一整套比较完整的辨证论治体系，所以说，六经是外感疾病的纲领，论治的准则。

《伤寒论》的六经，各有提纲一条，此为后人所提，非仲景所论，但六经的提纲对每一经的主要证候、病机、治则、禁例等起到高度概括的作用，它虽不可能包罗每一经病证的全部内容，但对每一经的辨证论治起到了提纲挈领、执简驭繁之作用。正如柯韵伯曰："仲景作论大法，六经各主病机一条，提揭一经纲领，必择本经至当之脉症而表彰之。"由此可见提纲之意义所在。如原文第 1 条："太阳之为病，脉浮，头项强痛而恶寒。"是从脉证上概括了太阳病的主要证候表现，但细为分析，则示病因为感受风寒之邪，病位在一身之表，邪正斗争于表，营卫失调，故现脉浮、头项强痛、恶寒之表证表脉，且邪正斗争，发热自寓其中。提纲虽未涉及治法，但《伤寒论》的治法方药是法以证立，方随法定，证和治是高度统一的，故辛温解表的大法自寓其中。至于中风、伤寒、兼证、辨证，则逐层深入，条文阐述了更为具体的内容。又如："阳明之为病，胃家实是也。"作为阳明病的提纲，高度概括了阳明病之病机为胃肠燥热实，但细为分析，病因为燥热之邪，病位在胃肠，证候为经热证还是腑实证，则应进一步据证而辨。清、下二法也自寓其中，发汗、利小便自当为其禁。其他经提纲亦可类推。由此可见，各经提纲对该经病证具有纲领性意义，高度提示了该经理法方药一整套的辨证论治内涵，此为无字中读出有字之意也。

《伤寒论》每章以"辨××病脉证并治"命名，足见仲景对辨证论治的重视。各经病证有其一定规律，在辨证中袁老总结应重视七要：一要明确主证，二要辨明病因，三要确定病位，四要明析病机，五要判断属性，六要明兼变，七要明其病势（邪正消长）。只有判明这些情况，才能做到辨证准确，才有助于立法处方。在论治中应注意治疗原则的确定，扶正祛邪的选择，标本缓急的分析，定法活法的运用，才能正确选方，灵活加减。袁老的这些观点是临证运用《伤寒论》集数十年的经验之谈，于临床是有很大帮助的。

2. 六经与八纲

袁老认为八纲辨证是明清时期才总结出来的辨证纲领，来源于《黄帝内经》《伤寒论》等古典医著，尤其是《伤寒论》的六经辨证，为八纲辨证奠定了基础。但是八纲辨证已经是各种辨证方法的总概括，已上升为辨证的纲领，各种辨证方法都和它有着密切的关系，在《伤寒论》的六经辨证中，无不贯穿着阴、阳、表、里、寒、热、虚、实八纲的基本内容。因为六经病证的发生与发展变化，都是在外邪的作用下正邪斗争中的临床证候反映，邪正斗争的消长盛衰，决定着疾病的发展变化，关系着疾病的证候性质、发展趋向和预后。阴阳为总纲，是区分阴阳两大证型的纲领，辨表里是分析病位的纲领。病位之浅深，病势的发展趋向，如由表入里，出表为顺，入里为逆。辨表里也代表治则，如先表后里、先里后表、表里同治等治疗原则。辨表里二字的含义，应具体分析，在不同之处则有不同的含义。辨表里，有明内外、定顺逆、别轻重、查吉凶及论治法的多种含义，所以理解六经病证的表里关系，对指导临证治疗有着重要的意义。辨寒热是辨别证候性质的纲领，在《伤寒论》的六经辨证里是非常重要的，表寒里热、表热里寒、真假寒热和寒热错杂等证候表现是比较复杂的，当四诊合参，细致识别，对临床立法处方用药具有重要意义。辨虚实是辨别邪正盛衰的纲领。袁老认为，阴阳两纲为八纲辨证之纲领，辨虚实则为八纲辨证之关键，是治疗时选择扶正或攻邪或攻补兼施的重要依据。应用《伤寒论》时对辨邪正虚实和虚实转化应当特别重视。袁老的认识，多方面中肯地阐明了《伤寒论》的六经证治与八纲辨证的密切关系，指出了只有深入理解六经的病理机制，掌握辨证论治的要领和外感疾病的发展变化,才能在六经辨证时正确地应用八纲辨证,才能从复杂的证候中分辨出表里、寒热、虚实、阴阳的属性及其变化,从而决定有效的治疗措施。

3. 正气与邪气

袁老认为《伤寒论》对各经病证的辨证论治中无时无刻不在注意着邪正斗争的分析,这对我们在临证时判断疾病的属性、确定治疗的大法及推测疾病的预后具有重要意义。《黄帝内经》云:"邪之所凑,其气必虚。"此指人体的正气,乃机体抗御疾病、修复机体的一种能力,具体而言,指脏腑功能协和,气血经脉强盛,阴平阳秘,纵有邪气所伤,亦不为病,若正气内虚,六淫邪气猖獗,则致发病。《伤寒论》三阳证是正虚不甚、邪实为主的证候,邪正斗争呈亢旺之势。如太阳病的麻、桂二方证,葛根汤证,大、小青龙汤证,阳明的白虎、承气证,少阳之柴胡证等均为正盛邪实之证,其证候性质属阳证。而三阴证,正气有不同程度的虚弱,邪气犹存,正邪斗争处于衰减状态,如太阴的理中汤证,少阴的四逆汤证、真武汤证、附子汤证、黄连阿胶汤证,厥阴的乌梅丸证、吴茱萸汤证等均为正衰邪留之证,其证候性质属阴证。所以邪正斗争的亢衰与否,可以判断证候的属性。

邪正斗争的分析,还有助于确定治疗的原则。如正盛邪实之证,治以祛邪为主,如陷胸汤、承气汤之属,不少方剂均是祛邪为主的治法。三阴证,以正虚为主,邪气尚存,故而治以扶正为主,兼以祛邪之法,理中汤、四逆汤等均属此类。祛邪为治,亦随邪气的性质、所损脏腑而采取相应的治法。如太阳伤寒证,则以麻桂开腠发汗,解表散寒。又如承气汤证,则以枳朴硝黄攻泻燥实。五苓散的化气利水、瓜蒂散之涌吐痰食,都是针对不同的邪气采取的相应祛邪治法。

邪正斗争的分析,还应有动态的观点,根据患者体质、治疗的不同情况,观察正邪斗争的演变趋势,从而判断阴阳消长,预测疾病的转归。如太阴篇第274条:"太阴中风,四肢烦疼,阳微阴涩而长者,为欲愈。"说明脾气渐复,邪气已微,病有向愈之势。厥阴之厥热胜复诸条,更是以邪正斗争变化趋势判断预后的明证。

4. 六经与传变

六经证的传变在《伤寒论》是一个重要的问题。六经病证既是脏腑经络病理变化的反映,而脏腑经络又是不可分割的整体,某一经的病变常常会涉及另一经。如太阳病传为阳明病或少阳病,变则如太阳病变为少阴病,阳证变为阴证,证候性质已发生变化。六经病证的传变与否,要根据脉证的表现来判断,也就是说要"据证而辨"。历代医家对六经的传变有不同的见解和争议,袁老认为,《素问·热论》有一日太阳,二日阳明,三日少阳,四日太阴,五日少阴,六日厥阴等日传一经之说,若据此认为《伤寒论》六经传变也是如此，这是不符合临床实际的。《伤寒论》的六经辨证虽然来源于《素问·热论》的六经分证，但是已有很大的发展和创新，结合临证实践已经有了很大的改变，从第4条、第5条两条说明张仲景具体否定了日传一经之说，而且清楚地提出是否传变要据证而辨。用日数代表时间和次序在古书里是常见的，故《伤寒论》厥阴篇中厥热胜复证尚用日数作为时间多少的比例是符合临床实际情况的。至于《伤寒论》的条文每有一日、二三日、六七日、八九日、十三日等提法，则是说明疾病的过程，有的人用日传一经去解释，实为牵强。如明代张景岳就说："伤寒传变不可以日数为拘，亦不可以次序为拘。"柯韵伯亦说："旧说日传一经，六日至厥阴，七日再太阳，谓之再经，自此说行，而仲景之堂，无门可入矣。"袁老指出，临床上疾病之传变，既不按六经之排列次序，也不能以日数为拘，如太阳病既可传阳明，亦可传少阳，也可传变于三阴。故六经传变应据证而辨，这是必须明确的，亦是十分重要的。至于"循经传""越经传""表里传"的说法，也是说明六经传变的灵活多变性。一般来说，疾病之传变与否，决定于邪正消长力量的对比和治疗处理之当否，如自表而里，由阳而阴，这是一般邪正盛衰的传变规律。若在正复邪衰的情况下，则能由里传表，由阴出阳。"直中"是指不经过三阳，而直接出现三阴的证候的情况，宋元后医书多以为"传经为热，直中为寒"，这种说法过于绝对，不可从。传变而言，阳证传阴多为病重，阴证出阳多向愈，这是一般的规律。

5. 合病与并病

《伤寒论》中有合病、并病之称，柯韵伯云："并病与合病稍异者，合则一时并举现，并则以次相乘。"袁老认为，六经辨证论治虽各经基本上有其主证主方，但相互之间并不是孤立的，而是统一的，可以出现复杂的证候。《伤寒论》叙述合病、并病虽仅有11条，而且仅限于三阳经，但已对合病、并病的辨证论治方法提示了证治原则。

《伤寒论》中言合病者有4种证型，共计7条，论太阳阳明合病3条，即第32条、第33条及第36条，这3条太阳阳明合病，以表证为主，治疗以解表为先。第32条内迫肠胃，自下利的宜葛根汤。第33条不下利但呕，葛根加半夏汤。第36条喘而胸满，是表证未解而肺气失宣，故仍用麻黄汤以宣肺达表。论太阳少阳合病之第172条是太阳在表之邪并入少阳，热迫于里而下利，重在半里，故用黄芩汤，以直清里热。若呕吐加半夏生姜以降逆止呕。论少阳阳明合病1条，即第256条阳明少阳合病，脉滑而数，以里热燥实为主，故宜大承气汤以攻下。论三阳合病2条，第268条、第219条三阳合病，阳明经邪热炽盛，故独取阳明，禁用汗下两法，而用白虎汤以独清阳明之热。

袁家玑、李昌源

伤寒论

研究及内科经验选萃

论并病者分两类,共计4条,论太阳阳明并病1条,即第48条:"二阳并病,太阳初得病时,发其汗,汗先出不彻,因转属阳明,续自微汗出,不恶寒。若太阳病证不罢者,不可下,下之为逆,如此可小发汗。设面色缘缘正赤者,阳气怫郁在表,当解之薰之。若发汗不彻,不足言,阳气怫郁不得越,当汗不汗,其人躁烦,不知痛处,乍在腹中,乍在四肢,按之不可得,其人短气,但坐以汗出不彻故也,更发汗则愈,何以知汗出不彻,以脉涩故知也。"此太阳病并入阳明,而太阳表证仍在的治法,虽未出方,治法以备,宜小发汗以先解太阳之表。论太阳少阳并病3条:第142条、第176条、第150条。这3条说明太阳少阳并病,汗、下两法均不可行,宜用刺法,取穴如大椎第一间,肺俞、肝俞,或刺期门。合病并病,偏于表者从表治,偏于里者从里治,汗、下均不宜者,则以针刺以泄其邪。

袁老认为《伤寒论》合病、并病上述11条,仅可作为举例示范,以示治疗方法,显然是不够的。其实三阳三阴合病、并病的例子很多,可以推而广之。柯韵伯《伤寒论翼·合病启微第三》曰:"病有定体,故立六经而分司之;病有变迁,更求合病并病而互参之,此仲景立法之尽善也。夫阴阳互根,气虽分而神自合。三阳之底,便是三阴,三阴之表则是三阳矣。如太阳病而脉反沉,便合少阴,少阴病而反发热,便合太阳。阳明脉迟,即合太阴,太阴脉缓,即合阳明。少阳细小,是合厥阴,厥阴微浮,是合少阳。虽无合病之名,而有合病之实。或阳得阴而解,阴得阳而解,或阳入阴而危,阴亡阳而逆,种种脉证,不可枚举。学者当于阴阳两证中,察病势之合不合,更于三阴三阳中,审其证之并不并。于是阴病治阳,阳病治阴,扶阳抑阴,泻阳补阴等法,用之恰当矣。"袁老甚是推崇此说,认为与人启发不少,合病并病并非仅限于这11条,《伤寒论》中合病并病例子不少,它同六经传变的关系密切。如第168条就是太阳与太阴并病,又如第301条之麻黄附子细辛汤证是少阴太阳同病,可称为太少两感或太少合病均可。故六经辨证既要分看又要合看,它是一个有机联系的整体。关于治法,合病当从综合论治,并病可以分证论治。认识传变与合病的变化,因证立法,以法定方,不固执一方一药,才符合《伤寒论》辨证论治的精神。

6. 论治与八法

袁老认为《伤寒论》以六经辨证为纲领,密切配合八纲辨证,《伤寒论》指导着辨证论治,广泛运用了治疗八法。《伤寒论》对治疗八法的运用继承了《黄帝内经》的理论和治则,进一步做了具体的发挥和运用,理论联系实际,使理、法、方、药一线贯穿,因证立法,以法系方,以方带药,把六经辨证、八纲辨证与八法的运用密切地配合在一起,很好地发挥了治疗作用。

1)汗法

病在表则宜汗,即《黄帝内经》其在皮者,汗而发之,十剂轻可去实之义。从六经辨证来看,汗法各有轻重缓急之不同。如太阳伤寒证,宜麻黄汤以发汗解表,太阳中风证,则宜桂枝汤以解肌祛风,两者均为外感风寒,以辛温解表为主,但有表虚表实之别,麻黄汤重在发汗以解肌,桂枝汤则重在调和营卫以解肌。如属温病,在卫汗之可也,用辛凉解表,《伤寒论》太阳篇第6条已提出温病证候,未提治法,后世用于治温病的银翘散、桑菊饮则从此发展而来。从麻桂二方发展变化出来的汗法,又有大小轻重之差别,如桂二麻一汤为太阳发汗之轻剂,桂麻各半汤是太阳之微发汗法,大青龙汤是大剂发汗而兼清热,桂枝越婢一汤小发汗而兼清里热,麻杏石甘汤以清宣肺热为主,虽重在清,但麻黄石膏相伍,又是辛凉微汗之法。由于太阳表证所兼之证不同,可用麻桂二方加减,除上述数法外,如兼水饮则用小青龙汤以发汗,外解风寒,内除水饮以平喘咳。兼项背强几几,汗出恶风者为表虚兼太阳经俞不利,用桂枝加葛根汤,无汗恶风,属表实兼证,用葛根汤,其他如桂枝加厚朴杏子汤,解肌而兼平喘,桂枝新加汤,解肌而兼顾营气不足,皆在桂枝汤的基础上进行加减。又如阳明篇第234、第235条之表证兼里实的证候,予桂枝汤或麻黄汤发汗,阳明病禁汗,此因兼证而用汗法,属权变之法。少阳属半表半里证,忌汗、吐、下法,但兼表证予柴胡桂枝汤以微发汗。三阴证一般不可发汗,但太阴篇第276条太阴证偏表者,可发汗,宜桂枝汤。又如桂枝人参汤证之温中解表,太少两感之麻黄附子细辛汤以扶阳温经发汗,或麻黄附子甘草汤以微发汗,厥阴之当归四逆汤是养血而兼温经发汗,均为汗法之变。袁老认为,《伤寒论》之汗法,不仅仅用于太阳经证,而他经之兼表证者,根据证候亦可发汗,有专以发汗为主要治法的,有调和营卫以解肌发汗的,有汗而兼清、汗而兼和、汗而兼温、汗而兼补、汗而兼养血等法,可见辨证及病机分析十分重要。虽方各有经,而用可不拘,此仲景之活法也。

2)吐法

痰饮、食积阻于上焦胸膈,宜用吐法,即"十剂"的宣可决壅。《黄帝内经》"其高者因而越之"之义,即因势利导之法。如瓜蒂散之涌吐痰实,《伤寒论》厥阴篇第355条之痰厥证,亦用瓜蒂散以吐之,均为吐法的运用。吐法易伤正气,慎用为妥。栀子豉汤,临证运用,并非致吐,不可称为吐剂。

3)下法

邪实于里,病机向下者,宜用下法,即中满者泻之于内,血实者宜决之,"十剂"泄可去闭之法。下法是以通里攻下为主要目的的治法,有寒下、温下、攻逐之不同。寒下,如承气汤证;攻逐指痰热水饮互于胸胁,应用攻下予逐水并行之峻剂。如大结胸证,予大陷胸汤以攻逐水饮,泻热破结;悬饮证予十枣汤专逐水饮。血实者宜决之,如蓄血证之桃核承气汤或抵当汤、丸,以活血化瘀或破血逐瘀,此寒下予活血逐瘀并行之剂。温下之法应用于寒邪与痰水互结,凝滞不通,如寒实结胸,治以温下寒实,涤痰开结的三物白散,《金匮要略》之三物备急丸、大黄附子汤,均为温下之法。另有润导通便之法,如蜜煎导、猪胆汁导。如中虚而热结便秘,亦可补而泻之,如桂枝加大黄汤。后世根据上述下法发展充实了下法的内容,治疗方法已更为完备。袁老认为,在使用下法时必须辨清寒热虚实及其相兼和夹杂情况,才能正确进行辨证论治。

4) 和法

邪在少阳,不可发汗、吐下和利小便,治疗宜用和解之法,小柴胡汤为和法之主方,和其里而解其外。少阳兼证,偏表者的柴胡桂枝汤,偏里的柴胡加芒硝汤、大柴胡汤,均在小柴胡汤的基础上加减,亦属和解。四逆散是疏肝解郁、调和肝脾,使枢机运转,表里得和,也是和法。推而广之,诸泻心汤、黄连汤、干姜芩连人参汤都是寒温并有、清补兼施、辛开苦降之剂,亦为和法。故和法并不局限于少阳病,其他经也有其和法,如桂枝汤就称为调和营卫之剂,乌梅丸也是和解寒热错杂之剂,和法在《伤寒论》中应用是较广的。

5) 温法

根据"寒者热之""热可制寒"的原则,病属寒者,宜用温法,但寒有表寒、里寒之别。表寒宜辛温发汗,里寒主要指阳虚,邪从寒化,或阳虚,寒从内生之里虚寒证,则宜甘温辛热以扶阳、温中,或温经散寒,是为温法之主要内容。里寒亦当判别病位,辨别为何脏之虚损,有温脾、温肾、温肝等不同治法。温法多与他法配合,与补法配合最多,故有温补之说。如理中汤(丸)、四逆汤类、真武汤、附子汤、吴茱萸汤等均为温法之剂。此外,亦有寒实之邪,又宜温通、温下,如三物白散就为温下寒实之剂。

6) 清法

根据"热者清之""寒以胜热"的原则,病之属热者,宜用清法。六经虽均有热证而宜清,但运用清法各有不同,以阳明经热为清热之正。清法可单独运用,但兼用者较多。白虎汤为清法之代表方剂,治里热炽盛之阳明经热证。六经使用清法者或兼用清法者很多,如大青龙汤、麻杏石甘汤、桂二越一汤、阳明三清法、湿热发黄诸方、黄芩汤、黄连阿胶汤、白头翁汤等均属清法之剂。清法临证应用甚广,尤其是温病学说,在《伤寒论》清法的启发下有了更大的发展。

7) 消法

病邪结滞于中,宜用消导和散结之法,非纯用汗、吐、下与补法能以解除者,能使气血寒热痰湿食滞等结聚之邪得以消散,故有"化而非攻,和而非补"之说。如诸泻心汤之治心下痞,即是和寒热、调虚实以消除心下痞满。小陷胸汤之清热化痰开结,治心烦腹满,卧起不安的栀子厚朴汤,治心下痞塞的枳实栀子豉汤,均是清热除烦,行气宽中而消痞满之剂。又如厚朴生姜半夏甘草人参汤之消补兼施,宽中除满,茯苓甘草汤以治水停心下,厥而心下悸,均为消法。袁老认为消法多寒温并用,清补兼施,以消除寒热痰食积滞之痞结,药用辛开苦降、行气宽中之品,因寒热错杂之邪,非此则不能消散其结滞,消法宜多与他法合用。

8)补法

根据"补可扶弱""虚则补之"的原则而立,凡正气不足,气血阴阳已虚,皆宜用补法。《伤寒论》之治法总的不外祛邪与扶正,它始终贯串着"扶阳气"和"存津液"的基本精神,所以各种治法都包含着邪去正安、扶正祛邪的内容,不是单纯的滋阴补阳,益气补血。如桂枝加附子汤,即解表中扶阳,麻黄附子细辛汤即于发汗中补阳,桂枝新加汤即于调和营卫中以补益气阴,白虎加参汤、竹叶石膏汤即于清热中益气,这些攻补、清补兼施的治法都含有扶正祛邪、寓补于攻的补法在内,可以说是补法的灵活运用。三阴以虚证为主,阳虚者宜温补,常温阳与补气合用,如理中、四逆辈及厥阴之吴茱萸汤等,阴虚热化,则宜育阴清热。《伤寒论》中补法亦用之很广。

以上是袁老对《伤寒论》治疗八法的认识,十分深刻,运用灵活,很好地指导了《伤寒论》治法的研究,更便于清楚地掌握立法、选方、用药的一般规律。八法的相兼为用,证变法随,根据这些原则,八法又有了更大的发展,如后世《医方集解》就分为22类。故古人有"一法之中,八法备焉,八法之中,百法备焉"之说,理解和掌握八法的基本规律,是非常重要的。

7. 通常与达变

袁老认为,所谓"常"是指普遍的一般规律而言,"变"则指不循规律的特殊变化,"通常"是指掌握普遍规律,"达变"是指了解特殊变化情况。"通常达变"是原则性与灵活性的辩证统一。《伤寒论》不论在辨证,还是论治中都体现了这一原则。如太阳篇第14条曰:"太阳病,项背强几几,反汗出恶风者,桂枝加葛根汤主之。"所曰"反汗出",其意是指太阳病见到项背强几几时,据第31条,常见于伤寒表实之证,按一般规律,当为无汗恶风,但本条未循此常,既见项背强几几,又见汗出恶风,故曰"反",不是表实兼项背强几几,而是表虚兼项背强几几,所以不以葛根汤发汗解表、升津舒经,而以桂枝加葛根汤解肌祛风、升津舒经,辨证上具通常达变之意。又如第38条之大青龙汤证,"脉浮紧,身疼痛,不汗出而烦躁"为其常。紧接着第39条则言大青龙汤之变,脉浮缓,身不疼,但重,乍有轻时。临证不知此变,据脉浮缓,有投桂枝汤之虞。脉证上寓通常达变之意。又如阳明腑实证以腹胀、小便利、大便硬为常,而《伤寒论》第242条之大承气汤证言"小便不利,大便乍难乍易"则为变。第237条阳明蓄血证之"屎虽硬,大便反易",因瘀血性濡之故。可以说《伤寒论》六经辨证的论述中对普遍规律和特殊变化进行逐层的阐述,论常言变,变中寓常,常变结合,阐明了各经病证的辨证内容。

治疗上,通常达变更具有其临床指导意义。如阳明病以清热泻实、保存阴液为其要,发汗利小便皆为其忌,此阳明之大法、定法。但《伤寒论》第235条"阳明病,脉浮,无汗而喘者,发汗则愈,宜麻黄汤。"此阳明兼表证之汗法,为阳明之变,不可不知。又如少阳病以和解表里为大法,汗、吐、下均为禁,此言常,但当病兼太阳之柴胡桂枝汤证,是和而兼汗,病兼阳明的大柴胡汤证、柴胡加芒硝汤证,则又是和而兼下,均为常法中之变法。太阴病,温中散寒为其治,汗下均为其禁,此言常。而276条之"太阴病,脉浮者,可发汗,宜桂枝汤"为太阴之汗法。桂枝加大黄汤之兼下,均言其变。少阴之麻黄附子细辛汤、少阴三急下证,其兼汗、兼下,均非少阴之常,乃少阴之变法。论中治法上的通常达变例证很多,袁老对《伤寒论》通常达变法则在辨证及治法中应用之体会尤深,故而在运用伤寒方时,能于千变万化的病证中做到辨证论治主次分明,定法活法运用自如。

8. 制方与用药

仲景《伤寒论》承《黄帝内经》《神农本草经》之旨,创六经辨证,据证立法,以法制方,遣方用药,微妙精奥,素有"医方鼻祖"之称。袁老精专细读六十载,对经方之研究颇下功夫,对仲景立法制方,可谓心领神会,认为仲景制方用药之精妙,全在于"知机识证,活方活法",千余年来用之不衰,能应万变之疾,其妙谛之所在亦在于此。

所谓"知机识证",是指熟察病情,详审病机,分析其寒热虚实、阴阳表里、病损何经、邪正消长等情况,明确病机,依证定法,以法定方,其关键在于辨证。如痞满燥实之阳明腑实证,立攻下燥实为法,以大承气汤治之;腹满吐利之太阴虚寒证,温中健脾,散寒除湿为法,以理中汤治之。《伤寒论》113方,无一不是依证立法,以法定方。仲景制方,唯求辨证,有是证便用是药,不论病在何经,但求据证而用。如吴茱萸汤之立法在于温里散寒,补中泄浊,降逆止呕,阳明中寒之食谷欲呕,少阴浊阴上逆之吐利烦躁欲死,厥阴肝寒挟浊阴上逆之干呕头痛吐涎沫,三者分别为病在阳明、少阴、厥阴,但阴寒内盛,浊阴上逆之机,呕逆之证则同,故不论病在何经,证候病机相符,用方则一。又如桂枝汤用于太阳中风证,但在太阴病脉浮者,亦可运用;承气汤用于阳明腑实证,亦用于少阴三急下证;猪苓汤用于少阴阴虚,水热互结证,但在阳明热盛津伤，水热互结时亦用之。若干例证均说明仲景制方用药是谨察病机，据证论治的，故不独外感用之，杂病亦用之。

所谓"活方活法"，是指定法制方，依据证候的变化而随证增损，即证变法变，方亦变。如桂枝汤证，若兼见喘证，则于解肌祛风中兼降气平喘，予桂枝加厚朴杏子汤；大青龙汤证，兼见内热烦躁证，则解表而兼清里，于麻黄汤中加麻黄、石膏治之。论中制方的变通视病人体质、邪之多寡、证之变化，临证权衡，全在于随机应变。

仲景制方，药味不多，精而不杂，熟谙药物之气味、阴阳刚柔、升降浮沉、厚薄轻重，依法制方，配伍相宜，汤、丸、散、栓，各施其用，适治其所。用药主要重视以下四个方面：

其一，首别表里寒热，针对病性用药。"热者寒之""寒者热之""虚者补之""留者攻之"等治法用药法则，《伤寒论》中均有运用与发展。如病在太阳之表，则主以麻黄、桂枝等辛温解表之品，阳明里实，则以硝黄枳朴之攻泻，少阴阳衰予姜附大辛大热以回阳救急。当病情有兼夹时，还施以相应治疗的药物。药物之寒热温凉，皆以对证，典型者，用之则易，难在疑似之证，其鉴别辨证尤为重要，如身痛一症，表实证、大青龙汤证、桂枝新加汤证、少阴阳衰之附子汤证均可出现，随病机不同，用药迥别。

其二，重视体质差异及邪之多寡。《伤寒论》中虽未明言体质之说，但辨证、用药重视禀赋及阴阳偏盛偏衰之理自寓其中。因人之体质有差异，感邪不同，从化各异，同患一病，治法虽同，则用药有别。如第17条"若酒客病，不可予桂枝汤，得之则呕，以酒客不喜甘故也。"是言湿热内蕴，或阴虚内热之体，纵患太阳中风证，不可予桂枝汤之辛甘温以助其湿热，用药不可偏辛温，应于辛凉苦泄中求之，如葛根、黄连、黄芩之属，以辛凉彻其热，辛苦以消其满。又如麻黄汤禁例之亡血家、衄家、淋家……用药均考虑了体质因素。又如四逆汤与通脉四逆汤，其用药据体质及邪气盛衰而不同，后者明示强人可加大附子、干姜之量，以速速破阴回阳。又如太阴病，脉弱，胃气弱，设当行大黄芍药者，宜减之，说明脾虚，胃气弱，易腹泻之人，凡苦寒攻伐之品均当减量或慎用。这些都说明仲景在用药时十分重视体质及感邪情况。

其三，视病情而权衡轻重缓急。病有缓急轻重之不同，用药亦当相应。如《伤寒论》第61条之干姜附子汤证，为外寒骤中，阳气暴虚之急证、重证，病情发展迅速，常为虚脱之兆，故急用附子、干姜，大辛大热之单捷小剂，力专迅猛，且煎后去滓，一次顿服，使药力集中，速速回阳为当务之急，方中不取炙甘草之缓。又如第396条之"大病差后，喜唾，久不了了，胸上有寒"的理中丸证，因病势不重，故不用汤之急速，而取丸剂缓缓徐图。又如麻黄汤、大青龙汤，后者则重用麻黄、石膏，大承气汤较调胃承气汤、小承气汤之量重，小建中汤之倍芍药等，均示仲景方药权衡病之轻重缓急、用量多寡、制方大小、不同剂型等，遂致达药。

其四，配伍精当，药尽其能。袁老认为，仲景制方，善于配伍，充分发挥药物之不同功效。如桂枝、芍药配伍，发挥了解肌祛风、敛阴和营之效，于发散中又寓敛阴之意，故能治太阳中风之证。若增加桂枝汤中桂枝之量，则又具平冲降逆治奔豚气之用。桂枝配炙甘草，取桂枝辛温通阳，炙甘草补中益气，又能扶其心阳；桂枝配麻黄，则辛温发汗之力著；桂枝配附子，能温经扶阳而逐寒湿；桂枝配茯苓又能化气行水，蠲除内饮；桂枝配细辛，又可温通经脉，散寒止痛；黄连汤中桂枝、黄连、人参、大枣、甘草配伍，又具和胃安中、宣通上下之阳气而止腹中痛。说明仲景制方，熟知药性，精于配伍，充分发挥了药物不同之功效。又如大黄黄连泻心汤的取麻沸汤渍之须臾，绞汁而服，取其气之轻扬，不用味之重浊，发挥其泻心下无形邪热之作用而消除热痞。大承气汤则是先煎枳朴，后下大黄，冲化芒硝，且大黄量大，古方为四两，后下，取其泻热荡实之力峻，由此可见煎法不同，功能则异。诸如十枣汤中大枣煎汤送服之扶正，缓甘遂逐水之峻猛；真武、附子汤中芍药之用阴和阳；通脉四逆加猪胆汤、白通加猪胆汤中人尿、猪胆汁之反佐，种种配伍，均发挥了药物良好的治疗作用。袁老深究仲景制方用药之法，于临证中制方精练平正，配伍得法，随机增损，总能切机奏效。

总之，袁老从医六十个春秋，于仲景心法的研究，颇下功夫，融古参今，既遵仲景之训，又采诸家之说，临证使用经方治病，讲原则，遵法度，圆机御变，灵活进退，当机立断，疗效甚捷，可谓达出神入化之境。

▓ 二、阐发经义，细读深思多临证

（一）反复深研，探明经旨

袁老认为一部《伤寒论》，辨证论治，斯为典范，理、法、方、药开古今之医门，其意精奥，非反复阅读，前后互参，疑似之处，微甚之间，结合临床，细心领悟，才能得其旨，施其用。仲景设397法，113方，对病证之变化掌握其规律，杜绝其演化，设法以御变。如《伤寒论》第29条之甘草干姜汤及芍药甘草汤例，就是表证兼阴阳俱虚时误用桂枝汤攻其表,致阴阳两虚,先予甘草干姜汤扶其阳,后予芍药甘草汤扶其阴,后连设二"若……"分别说明邪入阳明或烧针迫汗致阳衰的变证,则予调胃承气汤和其味,或予四逆汤回阳救逆,此为仲景设法御变,示人发汗后可能出现的变化和证变方随的原则。但当看到发汗过多,或烧针迫劫,亦可致损伤心阳,或发为奔豚,予桂枝甘草汤或桂枝加桂枝汤治疗;亦可成为欲作奔豚的苓桂枣甘汤证;或致风火相煽,热毒炽盛,气血怫郁,失其常度,或发黄;或火气上攻,迫血妄行而见鼻衄;火毒伤阴则小便难,或火气攻心,发为谵语。诸多变证,当于仲景设法御变中举一反三,才能适应临证多变之病证。

袁老六十载研经探旨,深知仲景用方之妙,唯在用法,此乃古人"方有成局""法胜于方"之谓。仲景《伤寒论》397 法,113 方,足见方不及法,研究仲景心法,若不细心领会,则难察其中之堂奥。如治心下痞一证,有大黄黄连泻心汤,泻其心下之邪热,畅达气机以消痞;若热痞兼表阳虚者,主泻热消痞兼以扶阳之法,制附子泻心汤治之;如脾胃不和,寒热错杂,升降失司致痞,又立辛开苦降,和中降逆之法以消痞,予半夏泻心汤主治;兼水饮食滞者,于和胃降逆中又兼宣散水气法,予生姜泻心汤主治;若兼脾胃虚弱,谷物不化者,则立和胃补中,消痞止利为法,予甘草泻心汤主治。此治痞证之五泻心汤法。但细读经文,治痞何止五法,《伤寒论》第 156 条之水气致痞,宜化气行水,五苓散治之,水气得行则痞证愈,此又为消痞一法;又如第 161 条脾胃虚弱,痰阻中焦,气机不畅所致心下痞硬,以旋覆代赭汤补益脾胃,化痰和胃,则痞消,此又为治痞另一法;第 165 条少阳兼阳明里实之心中痞硬,拟和解兼通的大柴胡汤治疗,此亦治痞之法也。然第 164 条之心下痞兼表不解,"当先解表,表解乃可攻痞";大黄黄连泻心汤的煎服法,附子泻心汤的煎服法等均示人消痞之法,如此是谓法中之法。推而广之,桂枝汤、麻黄汤等均是一方之中,非为一法也。袁老精研探微,纵横跌宕,对仲景心法,微奥之处,心领神会,故临证中不拘一方,但求良法,举一反三,用之伤寒,治之杂病,皆能奏效。

(二)广览注述,择善而从

袁老认为仲景撰《伤寒杂病论》一书,自晋王叔和编次《伤寒论》以来,至今已1700 多年,国内外学者注释者不下六七百家,从不同角度去探讨仲景之法,袁老主张广泛涉猎诸家之述,以广见识,开阔思路,加深对仲景至精至微之理的认识。但毕竟学派众多,难以统一,当以能指导临床为判断标准。袁老十分推崇清代柯韵伯的《伤寒来苏集》,书中重视理法研究,又密切联系临床,是为《伤寒论》研究之佳本。袁老对柯氏以方类证的立论、六经辨证方法及诸方的分析,十分赞同,反对方有执的"三纲鼎力"说,主张"以方名证,证从经分"的学术观点,对认为《伤寒论》非单方为伤寒而设,是为百病立法等观点,倍加赞赏。亦崇尚清尤在泾的《伤寒贯珠集》,认为尤氏提出的"正治法""权变法""斡旋法""救逆法""类病法""明辨法""杂治法"是着眼于各经病变的本证、变证、坏证、兼证及邪正虚实、病因异同的基础上制定的。临床上主证,为其辨识疾病的要点,疑似证的分析,为其鉴别诊断的眼目,袁老认为这种主次分明的辨证方法于临床辨证论治极有价值。此外,对宋许叔微的《伤寒论九十论》以验案阐发仲景辨证立法的精神,变通运用仲景之法,袁老十分赞赏许氏尊古而不泥古的治学精神。对金成无己的《注解伤寒论》《伤寒明理论》亦很推崇,成氏分析各条之病机,对症状的分析、类似证的鉴别,对方药君、臣、佐、使及功能性味的阐发都极为精细,世人触类旁通,辨证有途。袁老对诸家著述、医案、今之医学资料广为阅读,以对临证治病有实效为宗旨,择其善者而从之。他善于学习,博采众长,临床运用随机应变,故疗效卓著。

(三)去伪存真,扬其精华

袁老治学严谨,讲求科学求实之作风。认为中医理论是在临床实践中产生的,故而任何学说、制方用药,均须接受临床检验。对《伤寒论》来说,由于成书久远,时代所限,其中某些内容不能为实践所证明,当扬弃或存疑待考。如六经欲解时,"病发于阳,七日愈;发于阴,六日愈";栀子豉汤的"得吐者,止后服";烧裈散等,验之临床不应,袁老则主删节或存疑。

(四)融古参今,活用经方

袁老研经探旨,尤重于临床运用,他广览古今名著验案与今之西学汇通,采古之良方良法,治今病加减化裁,疗效卓著。数十年临床探究,认为要用好经方,其要有五。

1.紧抓主证,明确病机

袁老认为,有诸内,必形其诸外,主证与病机有着直接的联系,临证他善抓主证以明病机。经方治病,不以经分,以证为据,故主证为其辨证关键。主证,可为一症,亦可为一组症状,它往往反映了病的本质和主要病机所在,故抓主证,则明病机,方可立法遣方用药。如大热、大渴、大汗、脉洪大为阳明热证之主证,故立辛寒清热的白虎汤治之。脉结代,心动悸是心阴心阳两虚之主证,以养心复脉的炙甘草汤治之。一般说来,主证与病机都有着本质的联系。但亦有同病异治者,不可不晓,即同一主证的出现,其病机不同,施治亦异。如下利为主证,有表邪内迫阳明致下利者,以葛根汤逆流挽舟;有脾虚寒湿下注者,以理中汤温中散寒除湿为治;亦有热利之黄芩汤者;少阴阳衰、阴寒下利,四逆汤之扶阳抑阴者,诸多病证,均可有下利之主证,又当明主证之特点,四诊合参,详为鉴别。更有寒热真假,辨证就更为重要。

2. 分清兼证,灵活加减

袁老说,世间病证,变化万千,如出所病者有之,变化者更其多也,仲景之法,论中已明示据证加减,今人之体质、病状、兼夹之证、药后反应,均当详审,据证损益如法,剂量加减适度,方可施治中的。

3. 权衡邪正,虚实分明

袁老指出仲景立方,或是扶正,或是祛邪,或邪正兼顾,于邪正虚实、盛衰之中,斡旋而用,促使阴阳平衡,病情向愈。一般而言,三阳证以攻邪为主,扶正为辅,三阴证以扶正为主,祛邪为辅,但临证每多虚实互见,表里兼夹,寒热错杂,故扶正与祛邪往往同时并用,对邪正多寡,又当审明分寸,或先攻后补,或先补后攻,或攻补皆施,当为明辨。

4. 标本缓急,治有先后

袁老认为仲景《伤寒论》治病之标本缓急井然有序,一般言急则治其标,缓则治其本,轻则缓治,重则急治,虚证缓治,实证急治,这为常法。但治疗中亦要注意变法,如虚证病情危急者,亦当急治。如干姜附子汤之急扶其阳;四逆汤、白通汤之破阴回阳;少阴病急温之条文;通阳之温灸法,均是其例。亦有实证本当速速祛邪,但因病重,邪结较深,祛邪难以速去者,亦可以丸剂缓图,如抵当丸之例。表里合病,先表后里为其常法,但亦要分辨里证情况,里虚、里实、急重时都当先里后表,种种情况,均当明析。他还强调《伤寒论》中急证、危证颇多,诊治当胆大心细,胆大在于对危证、重证之果断性,心细在于详审病情、危甚俱明,庶可当机立断,当下则下,当补则补,大制其剂,以挽垂危,切不可踌躇不决,贻误病机,坐视其败。袁老治重证,果断心细,经验丰富,力挽沉疴,于重危之中尤见功力。

5. 熟识药性,煎服遵法

袁老指出,仲景之方用药不多,但精于药物之性味功能,寒热补泻,气味升降,配伍煎服均有法度,使药物充分发挥治疗作用,临证当予重视,方可见效。如大黄黄连泻心汤之麻沸汤渍之,不如此法服用,未必有效。

袁老数十年学习仲景之法,锲而不舍,悟其奥意,临证更能师法活用,屡见效机,这种博学不穷、笃行不倦的治学精神极为可贵。上述认识,诚经验之谈,对指导学习与临床颇具意义。

三、厥阴识义,阴阳消长当明析

袁老研究《伤寒论》,造诣颇深,非常重视辨证论治与理法方药的运用,对于厥阴篇的研究尤具心得。厥阴篇是《伤寒论》研究中争论较大的章节,历代注家聚讼纷纭,悬而未决。袁老精研细读,深究其旨,参前贤注释,融今人之临床体验,提出了自己的独特见解,撰成《对〈伤寒论〉厥阴病的认识》一文,精辟地阐明了厥阴病的实质。

(一)厥阴病存在,毋庸置疑

《伤寒论》的厥阴病存在与否,这是一个争论较多的历史问题。袁老认为从临床辨证论治出发,厥阴病的存在应当是肯定的。

厥阴病证候复杂,变化较多,或有错简在所难免,临证实际确有厥阴病又是一回事,不能随意就否定厥阴病的存在。陆渊雷在《伤寒论今释》的叙例中说:"论中厥阴篇最难审,首条提纲,上热下寒,即乌梅丸证,旧注即是矣。下文寒热胜复诸条,截然与首条不类,且临证绌书,胥无征验。篇末下利吐哕诸条,既非上热下寒,亦非寒热胜复,其为杂凑,显然可见。"又说:"余以为阴证除太阴、少阴而外,更无所谓厥阴。"这种说法是不能同意的。如此厥阴篇整个是否符合事实,我们应历史地看这个问题。仲景的《伤寒论》是总结了前人与疾病做斗争的医学理论和治疗经验,并结合自己的临床实践而撰著的,是临床实践经验的总结,是一部理论联系实际的医学著作,虽几经战乱迁徙,散失不全,存在错简确属可能,但其流传本均有六经辨证,明确有厥阴篇。从《伤寒论》的著书年代来看,迄今已有 1800 年,而西晋王叔和整理时,距东汉末年约 80 年,距孙思邈 400 来年,六经辨证的基本面目是非常清楚和有根据的。此外,厥阴病提纲主要是说明厥阴病上热下寒、寒热错杂的证候性质,犹如太阴病提纲之例,是用具体证候阐明其证候性质,与蛔厥的乌梅丸证肯定有联系,因为证候性质同为寒热错杂。是否可以据此以否定厥阴病的存在呢?

显然不能。厥热胜复是厥阴病寒热错杂病机的表现,临证观察厥热时间的长短与比例,可以判断疾病的转归和预后,陆氏不理解是借日数来作时间的比拟,拘于厥五日热五日之文,随便断言"且临证绌书,胥无征验",既不结合临证实际,对日数的理解亦错,既否定厥热胜复,又进一步否定厥阴病,显然不符合《伤寒论》厥阴病的实际。

至于下利吐哕,陆氏认为"既非寒热错杂,亦非寒热胜复,其为杂凑,显然可见",殊不知厥利在厥阴病中占重要地位,厥热胜复与厥利关系密切,有微甚生死之辨。吐哕如前面所述,均与厥阴有密切关系,岂能随便谓之为杂凑而否定厥阴病之存在?其说不可从也。

陆氏又认为"余以为阴证除了太阴、少阴而外,更无所谓厥阴。"我们说厥阴、少阴虽同属三阴证,均有寒化、热化二证,厥阴之寒厥与少阴相同,但其他厥逆、厥热胜复、寒热错杂等则与少阴不同。再则厥阴篇所述病证,如乌梅丸证、干姜黄芩黄连人参汤证、当归四逆汤证、白头翁汤证等,临床是常常可以见到的。这些名方,临床行之有效。所以只承认太阴、少阴病,而不承认厥阴病的存在,与中医的传统理论和临床实际均不符。如果认为厥阴篇证候复杂,条文可能有错简则可,认为"厥阴病名存实亡"则不可从。

(二)如何看待厥阴病提纲

袁老认为《伤寒论》第326条历来大多数注家认为是厥阴病的提纲,因为它是用具体的证候来说明厥阴病的证候性质属于寒热错杂、虚实互见。从《伤寒论》六经提纲来看,所谓提纲,是概括主要的证候、病机和证候性质的。提纲不可能无所不包地把本经所有的症状均排列出来。如太阳病的提纲是第1条:"太阳之为病,脉浮,头项强痛而恶寒。"是以表证表脉来明确其证候性质。第180条:"阳明之为病,胃家实是也。"则仅仅从病机、证候性质加以提示,阳明之为病是里热实证,既不写症状,也不写脉象,也不提燥热便秘,在后面才陆续分条加以叙述和说明。其简略概括则较厥阴病提纲更甚,不能否认第180条为阳明病的提纲,更不能否定阳明病的存在。少阳病的提纲更为简略,只提出口苦、咽干、目眩,说明胆火上炎而已,但也说明既非表证,亦非里证,属于半表半里的证候。因此从《伤寒论》的六经辨证编写体例看,尤其是从辨证角度看第326条,以具体的证候作为厥阴病的提纲是可以成立的,说明了厥阴病寒热错杂的证候及其性质。然蛔厥为寒热错杂之证,当然与提纲有联系,但不能简单地认为提纲就是蛔厥的证治,提纲仅是高度地概括了寒热错杂的证候表现而已,这与其他经的提纲完全类同。

此外,厥逆是厥阴病常见的证候,厥逆及其辨证在厥阴篇中亦占重要地位,第337条统一切厥证而言,指出厥逆的证候是手足逆冷,其病机为阴阳之气不相顺接,故将此条作为厥阴病的提纲之一看待,说明厥阴病厥逆的病机和证候,以补第326条之不足,亦可供参考。

(三)厥阴篇的基本内容

1. 厥阴病的证候性质

《医宗金鉴》说:"厥阴者,阴尽阳生之脏,与少阳为表里者也。故其为病,阴阳错杂,寒热混淆。邪至其经,从化各异,若其人素偏于热,则邪从阳化,故消渴、气上撞心、心中疼热、蛔厥、口烂、咽痛、喉痹、痈脓、便血等证见矣。若其人素偏于寒,则邪从阴化,故手足厥冷、脉微欲绝、肤冷、脏厥、下利、除中等证见矣。所以少阳不解,传变厥阴而病危,厥阴病衰,转属少阳为欲愈,阴阳消长,大伏危机。"这一段话基本上概括了厥阴病的病机、证候性质及其变化,说明厥阴病是外感疾病发展过程中的最后阶段,邪正斗争,阴阳消长,寒热从化各异,病情变化较为复杂而危重,并把厥阴病的证候性质概括为"寒热错杂、厥热胜复(阴阳胜复)"。

2. 厥阴病的基本证型

从病机和证型性质来分析,厥阴病可以归纳为4个证候类型,即寒热错杂证、厥热胜复证、厥逆证、下利呕哕证。

1) 寒热错杂证

辨厥阴病脉证并治一开始就说明厥阴病的证候性质属于寒热错杂。《伤寒论》第326条说:"厥阴之为病,消渴,气上撞心,心中疼热,饥而不欲食,食则吐蛔,下之利不止。"表明了上热下寒的寒热错杂证,消渴、气上撞心、心中疼热是上热;饥而不欲食、食则吐蛔、下之利不止是下寒。它体现了厥阴病寒热错杂的证候性质。具体有第359条之中寒格热证、第387条之麻黄升麻汤证及第388条之蛔厥证。

2) 厥热胜复证

厥热胜复亦称阴阳胜复,其证候特点为四肢厥逆与发热交错出现,它反映了邪正斗争最后阶段的盛衰和进退。厥热时间的长短是了解病势进退的依据,临证应从厥或热出现时间的长短来观察其病机的消长变化,分析其转归和预后。所以厥热胜复也是厥阴病的一个主要内容。厥逆是阴盛,正不胜邪,表示病进;发热是阳复,正能胜邪,表示病退。从发热与厥逆时间的长短及其变化情况,可以估计正邪盛衰和阴阳消长的演变趋势,用于诊断治疗和判断疾病的转归及预后有一定的临床指导意义。关于厥阴篇条文中所引日数的长短与多少,应该以历史的眼光来看,它是以日数作为时间来比较,借以说明厥热时间的多少,不能绝对地把它看成固定不变的天数,否则就难以理解。

3)厥逆证

厥逆证属厥阴病主要证候之一。《伤寒论》第337条:"凡厥者,阴阳气不相顺接,便为厥。厥者,手足逆冷者是也。"可以说这是厥阴病厥逆的提纲,它概括了厥逆的证候表现及病机。致厥的原因很多,总不外阴阳之气失去相对平衡,不能互相贯通所致。此条说明了厥逆的病理,统一切厥证而言。从其基本属性来分,厥逆一证有寒热两大类。若阴气独胜,阳气衰微,不能通达于四肢者,称为寒厥;若热邪深伏,阳气被阻,反使阳气郁结于内,不能通行于四肢者,则称为热厥。厥阴篇对厥逆证的辨证特别重视,概括而言有以下病证:

(1)蛔厥。《伤寒论》第338条之蛔厥,多由胃气素寒,蛔虫扰动于中,阳气不能外达而致厥。

(2)血虚寒凝致厥。如《伤寒论》第351条,此素体血虚,复因寒邪凝滞,以致气血运行不畅,四末失于温养,故手足厥冷,脉细欲绝。

(3)寒厥。基本上与少阴病阳衰的虚寒厥逆相同,如《伤寒论》第345条、第353条、第354条、第370条均属于阳衰阴盛的寒厥证。

(4)热厥。此证多属热邪深入,阳气内郁,不能透达于外所致。如《伤寒论》第335条:"厥深者热亦深,厥微者热亦微。"第350条:"伤寒脉滑而厥者里有热,白虎汤主之。"此二条均为热厥,对后世温病所称的热入心包的神昏痉厥的证治,有一定的启发作用。

(5)脏厥。如《伤寒论》第338条所述,乃脏器虚寒已极,真阳之气欲脱所致,较寒厥尤重,急宜大剂量急救回阳,以挽危急。

(6)水厥。《伤寒论》第356条之茯苓甘草汤证,此为水饮停于心下,故心下悸而不安,阳气被水饮郁遏于里,不能达于四末,则致厥逆。

(7)痰厥。《伤寒论》第356条之瓜蒂散证,此为痰涎实邪,停留胸膈,阻遏胸阳不能步达于四肢,而致手足厥冷。

(8)气厥。《伤寒论》第318条之四逆散证,是肝气郁滞,气机不畅,致阴阳气不相顺接而厥逆。

由于厥阴病寒热错杂,阴阳胜复,寒热无常,厥逆虽为重证,但亦有轻重浅深之不同,临床当注意辨证。

4) 下利呕哕证

下利与呕哕在厥阴篇中出现较多,尤其是厥利的病理关系更为重要,故此篇比较集中地加以论述。由于正气有强弱,病邪有轻重,阴阳有胜复,病至厥阴,寒热虚实变化比较复杂,故下利呕哕也有不同情况,归纳起来有如下几种:

(1)厥阴热利。《伤寒论》第371条、第373条之白头翁汤证,为厥阴肝热下迫所致之热利;第334条、第341条、第363条是厥阴病厥热胜复的病理变化,厥退而热不已,阳复,病从热化,邪热交阻,下迫肠道,可出现发热、口渴、腹痛、里急后重、下利便脓血的厥阴热利。

(2)实热下利。《伤寒论》此即厥阴阳复热化的证候,以下利谵语为主证。如《伤寒论》第374条"下利、谵语者,有燥屎也,宜小承气汤",此实热下利是厥阴阳复而热结胃腑,由虚转实,形成下利谵语可下之证。

(3)虚寒下利。厥阴病以阳复为佳兆,故下利属热者,为阴证转阳,易于治愈。若阳复不及,或阴盛阳衰,则厥逆下利并见,属虚寒下利者,多属重证。如《伤寒论》第354条:"大汗若大下利而厥冷者。"第370条:"下利清谷,里寒外热,汗出而厥者,通脉四逆汤主之。"又如第367条:"下利后脉绝,手足厥冷,晬时脉还,手足温生,脉不还者死。"均说明了虚寒下利与厥逆的关系。虚寒下利为阳气虚衰,阴寒内盛,以下利清谷为主证,多与阴寒厥逆并见。若厥不回,利不止,则属危重证。

(4)呕吐哕。厥阴篇中关于呕吐哕有三种情况,其一为肝寒犯胃,浊阴上逆之呕吐,如《伤寒论》第378条"为肝胃虚寒,浊阴上逆之厥阴寒证"。其二为阴证转阳,脏邪还腑之发热呕吐,如第379条"呕而发热者,小柴胡汤主之",为厥阴转出少阳之呕而发热,此阴证转阳,脏邪出表,为欲愈之征。其三为虚实不同之哕逆,如第380条"为一再误治,中气中阳大伤,胃气虚冷,胃败致哕,属于危重证"。第381条为厥阴哕的辨证。

上述厥阴病的基本内容,证候的变化比较复杂,既有热证、寒证,亦有寒热错杂证,阴阳胜复,邪势进退,虚实夹杂,病机变化很大,然而了解这些变化,具体进行辨证,并不是毫无线索可寻的。

3. 关于厥阴病的治疗原则

厥阴病的治疗原则贯串着辨证论治的精神,由于厥阴经是六经传变的最后一经,古人谓"两阴交尽名曰厥阴",邪正斗争已达最后阶段,既是六经之末,三阴之尽,又是阴尽阳生之脏,阳复则生,不复则危。其证候性质既有寒热错杂,阴阳胜复,又有寒证、热证之不同,变化较为复杂,治疗应随证变法。总的治疗原则为寒者宜温,热者宜清,寒热错杂、虚实互呈者,则宜寒温并用,虚实兼顾。治疗应随宜而施,既注意扶阳,也要注意救阴。如治疗寒证,属阳衰阴盛之寒厥,则用四逆汤、通脉四逆汤以温补扶阳而胜阴寒之邪;肝胃虚寒,浊阴上逆,吐涎沫而头巅痛者,吴茱萸汤以暖肝降浊;手足厥寒,脉细欲绝的血虚寒凝的四肢厥冷,用当归四逆汤以养血通脉、温经散寒,并可用温灸法温阳回厥。厥阴热证多属阴尽阳生,热化有余的证候,热深厥深,脉滑而厥者用白虎汤以清泻里热;肝热下迫,热利下重之便脓血,用白头翁汤以清热止利;呕而发热,厥阴转出少阳,用小柴胡汤以和解……寒热错杂,上热下寒则属于厥阴的正证,蛔厥以寒温并用的乌梅丸安蛔止痛;属寒热格拒,食入口即吐者,投干姜黄芩黄连人参汤以清上温下、辛开苦降、益胃而止吐。至于厥热胜复,则应观察阴阳消长的变化,分析其病机进退,辨其寒热多少,随证施治。厥阴病对厥逆的辨证论治应特别注意,由于致厥原因不同,治法迥异。如《伤寒论》第330条,指出虚寒厥逆不可清下,宜温补扶阳。而第355条,热厥宜用下法,而忌用发汗及温补等法。所谓下法,包括清下宣通等法在内。又如第330条、第374条,两条进一步阐明热厥之热实者,治宜承气汤;热而未实者,治宜白虎汤。尤在泾说:"先辨厥热进退,所以明生死之机;次论生死微甚,所以明阴阳之故也。而厥阴有热,虑其伤阴,必以法清之;厥阴有寒,虑其伤阳,必以法温之,一如少阴之例也。"厥逆尤应具体辨证,既要注意回阳,也要注意保存阴液。

关于厥阴病的治疗禁忌,要据证候的变化情况来决定,如寒证及寒热错杂证,汗、吐、清、下等法均属禁忌。热证则禁用发汗温补等法。

厥阴病虽然复杂,变化较多,但只要掌握上述原则,具体辨证,灵活加以运用,是可掌握其规律的。

4. 关于厥逆辨证

袁老认为,厥逆一证是厥阴篇的主要内容之一,厥逆的辨证在厥阴篇中占着重要地位。厥阴篇所及厥逆证较多,如蛔厥、血虚寒凝致厥、热厥、寒厥、脏厥、痰厥、水厥、气厥等,将这些厥逆集中起来论述,其目的在于类比鉴别。其中有属于厥阴病的,亦有不属于厥阴病的。属厥阴范畴的,如蛔厥之乌梅丸证、血虚寒凝的当归四逆汤证,寒厥、热厥、气郁致厥,其他如脏厥、痰厥、水厥则属于对不同原因所致的厥逆,集中起来加以分析,临证对厥逆的辨证是有帮助的。如《伤寒论》第338条之蛔厥系由脏寒膈热,寒热错杂,蛔虫扰动而致厥,并提出脏厥作为鉴别。脏厥乃内脏真阳极虚,而致肤冷,脉微欲绝,躁无暂安时为其特点的阳气欲脱之危重证。蛔厥以寒温并用、清补兼施的乌梅丸治疗。而脏厥则应以大剂回阳救逆之剂治疗。又如当归四逆汤证,为血虚寒凝所致,以手足厥寒、脉细欲绝为其辨证要点,此与寒厥之脉微欲绝不同,一般脉细主阴血虚,脉微主阳气微。各种厥逆,虽都出现阴阳气不相顺接的手足逆冷证,但由于致厥原因不同,其病机不同,临床特点亦不同,临证必须仔细辨证。少阴篇第318条气郁致厥的问题,从原条文的排列上看,上一条第317条就是脉微欲厥,四肢厥逆的通脉四逆汤证,第318条列入少阴篇,是为同寒厥鉴别辨证而设,若从厥逆辨证出发,将第318条列入厥阴篇,与厥逆证一道进行辨证亦无不可,况且此条为肝郁气滞、阳郁四逆之病机。

厥阴篇对于寒厥、热厥的辨证、治法有严格的区别,如前述第330条、第335条均有明确阐述。有人认为厥阴只有寒厥、蛔厥、血虚寒凝致厥,而忽视厥阴有热厥和热证,是不全面的。"厥阴有热,虑其伤阴,必以法清之",这是非常重要的。从历史发展的观点来看,仅就厥阴热深厥深之义推之,与后世温病的热入心包,肝风妄动的神昏痉厥、谵妄、手足厥逆是基本相似的,且心包亦称膻中,即手厥阴,也是厥阴病。不过辨证用药《伤寒论》过于简略,仅运用白虎汤及小承气汤二法,温病则辨证较为细致深入,用药亦深入一层,且较为丰富,安宫牛黄丸、至宝丹、紫雪丹等,均为后世成药,东汉末年没有,这是可以推导出来的。

厥逆辨证的条文较多,学习时既要分看,又要合看,前后互参,才能进一步了解其意义。

5. 立足辨证论治,剖析厥阴条文

厥阴病所列条文共55条,袁老主张应从辨证论治角度进行综合的分析,才能得其要领,否则仅孤立地就某条认为是厥阴病,或某条不是,则很不全面。厥阴病的证候性质基本属于寒热错杂,阴阳胜复,但其变化比较复杂,既有从阴化寒的寒证,也有从阳化热的热证,有反映邪正斗争、阴阳胜复的厥热胜复证,还有类似证等。故其条文或引彼以例此,或借宾以定主,目的在于辨证论治,并非所有条文和所列的证治皆属于厥阴病。又由于汉文简练、叙证不全,容易误解,但前后互参,细为综合推寻,亦可理解厥阴病的基本内容及其变化。这些条文,从辨证的角度去看,它们是有关系的,从论治去看,有其法则,是具有深刻意义的。兹举数例以说明之:如第338条蛔厥的乌梅丸证,既和第326条厥阴病提纲联系紧密,也突出了寒热错杂的证候性质,同时与纯阴无阳的脏厥进行辨证。乌梅丸乃寒温并用、清补皆施之剂,不仅治蛔厥有效,治寒热错杂之久利亦有效。但若用以治疗肝热下迫之湿热下利(白头翁汤证),则不仅无效,反而有害,若用以治疗太阴脾虚寒湿之下利、少阴虚寒之下利清谷均属不可,从辨证论治来看显然是错误的。又如第330条、第335条,都是阐述厥逆的治法,但两条对勘,则明确寒厥、热厥的不同治疗原则与禁忌。再如第350条、第374条对比,则知热而未实者,以白虎汤清之;热而结实者,以承气汤攻之。虽均为里热实证,其治法亦有清、下之不同。第350条之白虎汤

证,有的认为列于厥阴篇为错简,但从厥逆证来看,此条是针对热厥的证治,从用白虎汤的治法看,属于阳明经热的里热实证,热盛于里,阳郁致厥,但阳明病似乎不应出现四肢厥逆,故列入厥阴篇较为适当,因厥阴篇讨论厥逆是其重点,在此可以同厥逆进行辨证,不当作错简来处理。至于第354条之痰厥、第356条之水厥,两者均有四肢厥冷,故连类而及。又如第351条的当归四逆汤证,其手足厥寒、脉细欲绝与第350条脉滑而厥的热厥不同,与第353条、第354条之脉微欲厥乃阳衰阴盛的虚寒厥逆亦不同,这些条文前后比较,则辨证更为明确。

关于下利呕哕的一些条文,亦有不属厥阴病者,是引彼例此,以供辨证之用。因厥阴病的厥利为重证,呕哕亦有寒热之不同,故集中加以鉴别。如第345条"伤寒发热,下利至甚,厥不止者死"为阴寒至极,厥利不止的死证,属纯阴无阳。第373条之白头翁汤证,为厥阴肝热下迫、下利脓血证。第374条之下利谵语有燥屎的小承气汤证,此下利为热结旁流。对比之,则知下利的病机不同,故治法随之不同。又如第378条的吴茱萸汤证,为肝寒夹浊阴上逆之干呕,吐涎沫、头痛,紧接着第379条的呕而发热的小柴胡汤证加以鉴别,此为厥阴转出少阳,自阴出阳的欲愈候。两者虽同为呕吐,其病机、寒热属性均不同。

上述这些例证说明对待厥阴病的条文,应立足于辨证论治去综合分析,前后对比,纵横分析,了解其内在联系,融会贯通,方可领会仲景之旨,这对临床是极有帮助的。如果孤立地对待条文,不仅得不到全面的理解,反可致片面而不正确的认识。如有人认为厥阴篇冠"厥阴病"的仅前4条,其余都不是厥阴病;有人认为厥阴病是杂凑成篇,阴证只有太阴、少阴,而无所谓厥阴。这些既非持平等全面的见解,也与临床不能相符。

四、伤寒温病,一脉相承述发展

伤寒学派与温病学派之争,已经历明清以来数百年的历史过程,至今也还没有取得完全一致的认识。袁老认为这种学术上的不同争论,可以促进医学的发展,完全是必要的,有益的。但是,如果认为两者是不相联系的,绝对地把它们割裂开来,甚至互相攻讦,水火不容,是不必要的,有害的,甚至是错误的,因为这样割断了祖国医学发展的历史。伤寒与温病的名称和理论都来源于《黄帝内经》及古代医籍,如《素问·热论》说"人之伤于寒也则为病热""今夫热病者皆伤寒之类也"。《难经·五十八难》说:"伤寒有五:有中风,有伤寒,有湿温,有热病,有温病。"故从古以来伤寒二字就有广义、狭义之分。广义的伤寒是指一切外感发热疾病的总称,当然包括温病在内。狭义的伤寒就是指有五中的伤寒,即《伤寒论》第3条"太阳病,或已发热,或未发热,必恶寒、体痛、呕逆,脉阴阳俱紧者,名为伤寒"。古人认为,伤寒是会流行的。《千金要方》引《小品方》说:"伤寒,雅士之称;云天行、瘟疫,是田舍间号耳。"《肘后方》说:"贵胜雅言总呼伤寒,世俗因号为时行。"《外台秘要》许仁则论天行病说:"此病方家呼为伤寒,而所以为外感之总称者。"这就非常明显,晋唐以前,追溯到春秋战国时期,所称的"伤寒"同所称的"天行""时行""外感"的含义相同。

所谓"天行""时行""外感",相当于现代所称的传染病。张仲景的宗族在十年内死亡2/3,伤寒十居其七,足见仲景所指的伤寒,是热病之类,属于传染性疾病是没有疑义的。至于《黄帝内经》谈到温病的地方就更多,其较为显著者如《生气通天论》:"冬伤于寒,春必病温。"《金匮真言论》:"……故藏于精者,春不病温。"《热论篇》:"夫病伤寒而成温者,先夏至日者为病温,后夏至日者为病暑。"《论疾诊尺篇》:"尺肤热甚,脉甚躁者病温也。"《伤寒论》第6条:"太阳病,发热而渴,不恶寒者,为温病,若发汗已,身灼热者,为风温。"《难经·五十八难》伤寒有五中的"湿温、热病、温病"更无异义。概括起来就是《伤寒论》和温病学说都是对多种外感热病进行辨证论治的专书,不过时间有先后,叙述各有重点,辨证纲领和治法有区别,发展有不同而已,就温病名著《温病条辨》《温热经纬》来看,是继承了《伤寒论》的六经辨证论治理论和经验,加以补充和发展的,故不能割断历史看问题。

如《叶香岩外感温热篇》一开始就说:"温邪上受,首先犯肺,逆传心包。肺主气属卫,心主血属营,辨营卫气血,虽与伤寒同,若论治法,则与伤寒大异也。"又说:"盖伤寒之邪留恋在表,然后化热入里,温病则热最速。""伤寒多有变证,温热虽久在一经不移,以此为辨。"在辨证论治方面更继承《伤寒论》的理法而加以发展,如"再论气病有传血分,而邪留三焦,亦如伤寒中少阳病也,彼则和解表里之半,此则分消上下之势,随证变法。如近时杏朴苓等类。或如温胆汤之走泄"就是明显的例子。吴鞠通的《温病条辨》和王孟英的《温热经纬》开始就列出《黄帝内经》《伤寒论》有关温病的条文。吴鞠通在《温病条辨》的凡例中的第2条就说:"是书虽为温病而设,实可羽翼伤寒。若真能识得伤寒,断不致疑麻桂之法不可用;若真能识得温病,断不致以辛温伤寒之法治温病。伤寒自以仲景为祖,参考诸家注述可也。温病当于是书中之辨似处究心焉。"并不否认温病学是在《伤寒论》湿温基础上发展起来的。二书中引用《伤寒论》的理论、治法、方药亦属不少,并有很大的发展,补充了《伤寒论》中关于温病辨证论治之不足,这是符合发展规律的。

又如清吴坤安的《伤寒指掌》则根据《证治准绳》以伤寒病之正证、类证及古法、今法相结合辨证论治。清俞根初所著《通俗伤寒论》亦认为"伤寒,外感百病之总名也""以六经钤百病,为确定之总诀;以三焦赅疫证,为变通之捷诀"。以六经辨证把伤寒和温病结合起来进行辨证论治,两者都应用六经辨证来对温病进行辨证论治。至于六经辨证、卫气营血辨证、三焦辨证均与八纲辨证和脏腑辨证相关联,其治法更有许多共同之处。如六经辨证太阳属表,运用汗法,太阳中风用桂枝汤以解肌祛风,太阳伤寒用麻黄汤以开腠发汗。卫气营血辨证所称的在卫汗之可也。三焦辨证的上焦肺卫,均属表证,用辛凉解表的银翘散,又如阳明经证用清法,"到气才可清气"的气分证亦用清法,中焦分证用清凉透泄,也是清法,其代表方剂多为白虎汤一类方药。温证论所说的苦寒直清里热的黄芩汤,即来自《伤寒论》。温病学中滋阴养液的一甲复脉汤、二甲复脉汤、三甲复脉汤,即是《伤寒论》炙甘草汤去人参、生姜、桂枝、大枣加白芍演化而成。治湿温之中焦证,亦多仿《伤寒论》中的泻心汤诸方进行加减。化斑汤源于白虎汤;新加承气汤、宣白承气汤、导赤承气汤、牛黄承气汤、增液承气汤等五个承气汤源于《伤寒论》中大承气汤、小承气汤、调胃承气汤等三个承气汤。这就说明,从辨证论治的观点去认识伤寒论与温病学,用继承与发扬的观点去分析两者的联系,回顾从伤寒论到温病学的发展过程,就不难看出伤寒论与温病学不是互相对立的,而是一脉相承的关系。温病学说是在《伤寒论》的基础上,通过1000多年的酝酿和争论,逐步形成的,温病学说继承了《伤寒论》的理论和医疗经验,补充了《伤寒论》的不足,对外感热病的辨证论治更趋于丰富和完善。

关于温病中的"伏邪"问题,袁老也有自己的独特见解。他认为对于"新感"与"伏邪"的争论由来已久,从现代医学中寻找"伏邪"的根据,迄今毫无结果。祖国医学研究"伏邪"则不能离开临床,不能离开具体的"证",必须遵守"据证而辨"的原则。"伏邪"学说的全部意义,在于提示人们注意温病的发生发展不都是按照先表后里这一顺序的,还存在着起病即见里热证这样一种情况,此即古人所谓感受外邪未即发病,伏藏于体内,逾时而发的一类温病,称为伏邪温病。如果离开临床实践去争论"邪从何来,邪伏于何处"之类的问题,没有多大的实用价值,"伏邪"的观点是值得认真考虑和对待的。

五、善用经方,治疗重证起沉疴

袁老不仅是伤寒学家,而且是一位临床学家,他广览古今名著验案,与今之西学融会贯通,采古之良方,治今病加减化裁,疗效显著。袁老认为要用好经方,其要领有五:其一是紧抓主证,明确病机,以主证为辨证关键,借此明病机,方可立法遣方用药;其二是分析兼证,灵活加减,据证损益如法,剂量加减适度,方可施治中的;其三是权衡邪正,虚实分明,目的是促使阴阳平衡,病情向愈;其四是标本缓急,治有先后,特别是对重危证的诊治,须果断处置,以免贻误病机;其五是熟识药性,煎服遵法,临证当予重视,方可见效。袁老临证善以经方治疗重证,如他用炙甘草汤治疗脉结代、心动悸,即取君药炙甘草有通经复脉之功,用量多在 18 g 以上,配以益气通阳、滋阴养血宁心之品,疗效显著;用大柴胡汤治疗胆道系统感染、胆石症、黄疸、胰腺炎、阑尾炎、肠梗阻、痢疾等病;用当归四逆汤治疗血虚寒凝所致的腰腿痛、闭经、痛经、不孕、血栓闭塞性脉管炎、雷诺综合征等。此外,他用桂枝附子汤治疗胸痹心痛,四逆散治疗痿躄,干姜芩连人参汤治疗慢性结肠炎都取得较好的效果。

袁老研究经方,造诣精深,临证常用经方,治疗沉疴重疾,每能应手,出奇制胜,兹举数例,以见仁术。

(一)炙甘草汤治疗脉结代,心动悸

炙甘草汤乃《伤寒论》之有名方剂,袁老用此方加减治疗不同原因所致的脉结代、心动悸,每能奏效。袁老认为,运用炙甘草汤,其要有四:

(1)君药炙甘草,用量宜重,以复血脉。本方有通经脉、利血气、益气通阳、滋阴养血、阴阳并调、气血双补之功能,主治心之气阴两虚,尤以心气虚为主所导致的脉结代、心动悸。根据《名医别录》记载炙甘草有"通经脉、利血气"的功用,《证类本草》亦记载《伤寒类要》治伤寒心悸、脉结代者,仅用"甘草二两,水三升,煮一半,服七合,日一服"。足见重用炙甘草通经复脉之功效,方中再配伍益气通阳、滋阴养血之药,其通心阳复血脉之力更著。君药炙甘草用量宜重,一般用量在 18 g 以上,量小了,复脉效果不好,有的病例用量达 36 g 之多,配伍适当,临床尚未见浮肿之副作用。

（2）重视辨证，灵活加减。《伤寒论》第177条虽叙证简略，但主证主脉十分明确，而造成脉结代、心动悸的原因很多，必须对其病因病机加以辨证分析，拟方用药灵活加减，以切合病机变化，才能获得满意的疗效。炙甘草汤中以甘草、人参、桂枝、生姜益气通阳复脉，地黄、麦冬、阿胶、麻仁以滋阴养血宁心，如心气虚明显，见心悸短气，动辄尤甚，脉缓弱无力，同时出现脉结代，可以用原方。若气虚明显，可将辅药人参剂量加重，协同炙甘草为主药，还可加入黄芪。若属气阴两虚，在心气虚的基础上兼见心烦、眠差、口干、舌尖红赤、脉细弱而结代，可提辅药生地与炙甘草为主药，去生姜、桂枝。至于酒则可去可不去，因地黄得酒可提高其疗效。如证见阳虚，形寒肢冷，唇舌淡紫，脉微而结代频发，可加附片，加大桂枝、人参的剂量与炙甘草共为主药，去生地、阿胶、麦冬等阴柔之品，以温通心阳而复血脉。在此，尤须提出的是若见心肾阳虚，出现厥脱，虽结代连连，但脉微欲绝，四肢厥逆，大汗淋漓，颜面苍白，神志模糊，唇舌青紫淡，则非炙甘草汤所适应，应速速回阳急救，如四逆汤加人参等，同时中西医结合进行抢救。因炙甘草汤虽为气阴两补之剂，略偏温阳之品，并非回阳救逆之剂，虽加附片，与回阳救逆之剂仍有差别。

（3）辨证还应与辨病相结合。如冠心病心绞痛时所出现的脉结代、心动悸，若属心之气阴两虚为本，痰瘀交阻为标，本虚而标实者，应虚实兼顾，本标兼调。调补心脾、通阳益气复脉以治本，宣痹化浊、活血通络定痛以治标，可予炙甘草汤合瓜蒌薤白半夏汤或血府逐瘀汤合方加减。若属风心病引起的脉结代、心动悸，可用本方补气血，通阳复脉，并加祛风湿药物，如防己、秦艽、白术、泽泻、车前子之属。若兼阳虚，加附片或四逆汤；若兼心血虚，加四物汤以养血；若兼脾虚，可入四君子汤之属。

（4）本方加减应用时，炙甘草、人参药味不必改动，否则就失去了气阴两补的作用。

［病案举隅］

◎病案一

患者李××，女，88岁，1980年6月15日初诊。时感心慌、心跳、胸闷、汗出7年，来诊。7年前无任何诱因，经常感到心慌、心跳、胸闷，似心一下提至嗓门，难受至极，遂至汗出，乏力，睡下休息10多分钟可缓解。入住贵州省人民医院诊为冠心病（心律失常），具体用药不详，经治后心慌、心跳、胸闷等症状减轻。出院后持续服用心律平（普罗帕酮）等药，但胸闷、心慌仍时有发生，尤其在做家务劳累时明显，休息可缓解或消失。自认为年纪已大,且小脚、步履艰难,休息后症状可减轻或消失。数年以来,患者病情渐渐加重,今由其子背来就诊。刻下症见:患者面色苍白,精神委顿,行走颤抖,右手按压胸前,动则心悸、胸闷,累而气脱下坠,动则汗出,食少怕冷,四肢不温,大便数日一行,质软不干,但排之不畅,小便不黄,量少,夜尿3~4次。心悸甚时,则感心前区憋痛,脉沉细弱,快慢不均,三五不调,心电图(ECG)检查有时是二联律、三联律,舌质胖淡,瘀点多,苔白腻。心电图示:窦性心律不齐,心率(HR)104次/分,ST段下降0.1 mV,频发室性早搏,时成二联律、三联律。中医诊为胸痹,心脾肾三阳虚衰,夹痰瘀痹阻胸阳。方用炙甘草汤去生地、麦冬、阿胶,合四逆汤、桂枝人参汤及瓜蒌薤白半夏汤合方加减进行,拟方如下:

炙甘草18 g	炮附片9 g	白人参10 g	桂枝10 g
党参10 g	干姜6 g	焦术10 g	茯苓15 g
瓜蒌壳10 g	薤白10 g	丹参10 g	川芎10 g
枳实10 g^打	元胡10 g	陈皮10 g	

6剂,水煎服,日1剂,分3次服用。

二诊:1980年6月25日。自诉服6剂药后,心慌、心悸及胸闷大为减轻,仍时有心痛发生,但程度及持续时间均减,饮食稍好,汗出减少,大便二三日可一行,四肢稍暖。面色尚白,精神好转,脉细弱,结代尚存,舌质胖淡,苔白而腻。药见效机,上方将炙甘草加至24 g,续进6剂。

三诊:1980年7月8日。诉服药后,病好许多,饮食有增,精神好转,心慌、心悸大为减轻,心痛发生很少,偶尔在胸闷时短暂发生,旋即消除,汗出已止,已能下地散步,帮助干轻微家务。手足温暖不冰,脉尚细弱,结代大为减轻,心电图未见二联律、三联律,舌质尚淡,腻苔已退。心脾肾功能得以温复,阳气一振则气血痰浊之痹阻得以宣通,心痛、胸痹之证大为好转。上方酌减炮附片量至7 g,并加三七粉2 g,10剂,水煎分2次早晚服用。

此后,患者自行按上方服用,且加用三七粉常服,胸闷、心慌及心痛少有发生,精神饮食尚可。复查心电图:窦性心律,HR 82次/分,偶发早搏(期前收缩),ST下降不明显,T波低平。随访患者生活至95岁而终。

按:患者以心悸、胸闷、脉律不齐来诊,故证属"心动悸"范畴。其年将九旬,阳气早亏,且日久及肾,肾阳不足,元阳亦衰,故心悸、恶寒、手足不温,动则汗出。肾阳虚衰,则火不暖土,则脾阳不振,运化失职,故食少倦怠,乏力。舌淡、苔白、脉细弱结代为心肾阳虚,脾阳不振的一派阳虚寒盛之象。《金匮要略·胸痹心痛短气病脉证治第九》第1条曰:"阳微阴弦,即胸痹而痛。"即指胸阳式微,阴邪搏结之机。

胸阳不振,推动无力,所生之痰浊、瘀血、气滞乘虚阻痹胸阳,故现胸闷、心痛、脉结代之症。综观其证,本虚为心、肾、脾之阳气不足,标实为气滞、痰浊、瘀血之阻滞之候,且以本虚为主,标实为次。心肾阳气虚衰,脾阳不振,为本例之关键,故以温通心肾、温补脾肾之法为主,用附子、干姜、人参、桂枝、焦术、茯苓以助心脾肾之阳,阳气一振,则阴霾四散;辅以瓜蒌、薤白、枳实、丹参、川芎、陈皮、元胡等行气活血、化痰降逆,使气血得以推动;方中重用炙甘草、人参为主药,补气、通经脉、利气血,气血得复,心悸、脉结代得除。本例患者年老体衰,初次服用中药,恐不胜药力,故用药之量不必过大,以缓图为是。因患者不耐酒辛,故未用酒。该方长服、久服,终取得可喜疗效。

◎ **病案二**

患者赵×,男,28岁,于1986年8月初诊。平素易患感冒,3月前酗酒后起居不慎患感冒,感冒愈后出现心悸、胸闷。就诊于职工医院诊断为"病毒性心肌炎",但住院治疗罔效,且病情逐渐加剧,心悸难忍,遂求治于中医。刻下症见:心烦悸动,胸闷,神疲短气,失眠多梦,纳呆口渴,小便黄赤,大便黏滞不爽,便后肛门灼热,舌质红,苔黄腻,脉滑数结代。查体:心界叩诊不大,HR 105 次/分,心律不齐,第一心音减弱,各瓣膜听诊区未闻及杂音。X 线胸片示:心界略有扩大。查心电图示:窦性心律,HR 102 次/分,偶发室性早搏,ST - T 改变。考虑诊断为病毒性心肌炎。中医辨证为心悸,证属湿热毒邪内蕴,上扰心窍。宜先以清热解毒利湿为主,方用三仁汤加减,拟方如下:

藿香 15 g 后下	佩兰 15 g	杏仁 10 g	苡仁 20 g
白豆蔻 10 g 后下	滑石 20 g 先煎	黄芩 10 g	黄连 10 g
生甘草 10 g	金银花 15 g	板蓝根 15 g	

上方5剂,水煎服,日1剂,分3次服用。

二诊:心烦悸动、胸闷症状减轻,舌质红,苔腻退薄,脉滑略数。效显,仍以清热解毒利湿为主,用前方继调10剂。

三诊:患者有时尚感心烦悸动,气短乏力,失眠多梦,口干,舌质红,苔薄黄腻,脉细数而结。复查心电图示窦性心动过速,HR 116 次/分,偶发室性早搏,ST - T 改变。证属气阴两虚,兼湿热邪毒留扰。以益气滋阴、复脉安神为主,兼清热解毒。方用炙甘草汤加减,拟方如下:

炙甘草 18 g	太子参 10 g	麦冬 20 g	生地 20 g
黄芩 10 g	黄连 10 g	金银花 15 g	生龙骨 25 g 先煎
生牡蛎 25 g 先煎	板蓝根 15 g	酸枣仁 20 g	大枣 12 枚

上方 10 剂,水煎服,日 1 剂,分 3 次服用。

四诊:心悸气短症状减轻,舌质淡红,苔薄腻,脉细数而结。仍以益气滋阴,复脉安神为主。前方炙甘草加为 20 g,黄芩、黄连减量至各 8 g,继调 10 剂。

五诊:自述 1 周内早搏仅发 2 次,每次持续仅数秒钟。偶感心悸,乏力,舌质淡红,苔薄,脉细数。前方减金银花、板蓝根的用量至各 10 g,继调 10 剂。

按:本案患者以心悸为主症,仍辨属中医"心动悸"范畴。证治随患者病情变化,以炙甘草汤为主方加减治疗。热毒盛时,加重金银花、板蓝根、黄芩、黄连的用量;气阴两虚甚时,重用麦冬、生地、炙甘草、党参、太子参等;心悸甚选加生龙骨、生牡蛎等;失眠多梦选加酸枣仁、远志等。经调理 2 个月后,症状基本消失,复查心电图示窦性心律,HR 80 次/分,ST – T 复常。疾病愈。

◎病案三

患者张×,女,49 岁,于 1983 年 1 月 10 日初诊。患者反复心悸、气短 2 年余。曾于贵州省人民医院住院治疗,诊为"风心病(二尖瓣狭窄)"。近日由于劳累、感冒后,心悸、气短症状加剧,经用青霉素治疗后罔效,遂来诊。诊见:心悸,气短,胸闷,口干咽燥,形瘦面黄,双下肢关节疼痛沉重,舌质淡紫有瘀点,苔薄腻,脉细弱结代。查体:窦性心律,108 次/分,心律不齐,心尖区可闻及舒张期隆隆样杂音。查心电图示:房颤心律(平均心室率 80 次/分),二尖瓣型 P 波。超声心动图示:二尖瓣前叶活动曲线双峰消失,呈城墙样改变,前后瓣叶同向运动。诊断为"风心病,二尖瓣狭窄,心律失常"。中医证属心之气阴两虚,痰瘀交阻,气血运行不畅,心失所养。施以益气养阴,复脉化饮,活血化瘀兼祛风除湿之法。方用炙甘草汤加减,拟方如下:

炙甘草 20 g	太子参 20 g	桂枝 9 g	麦冬 15 g
生地 15 g	茯苓 10 g	丹参 15 g	红花 5 g
蚕沙 9 g	防己 15 g	苡仁 20 g	大红枣 12 枚

5 剂,水煎服,日 1 剂,分 3 次服用。

二诊:服上方后,心悸、气短症状减轻,舌质瘀点减少,脉象同前。上方炙甘草增为 24 g,继调 10 剂。

三诊:心悸气短症状明显减轻,但仍现口干咽燥,两颊潮红,双下肢关节疼痛沉重,舌质淡黯,少量瘀点,苔薄,脉细弱结代。考虑患者本有痹证,日久化热耗伤阴液,兼见心之气阴两虚,故治以益气养阴,活血化瘀,兼以祛风除湿。上方酌减丹参用量为 10 g,避免桂枝燥热伤阴,故减为 6 g,生地、麦冬各加量至 20 g,加秦艽 10 g,

天花粉 10 g,继调 10 剂。

四诊:病情明显好转,偶有心悸、气短症状,精神转佳,病情稳定。以益气养血、活血通络为法,加淮山药 15 g,桑枝 20 g,继调 10 剂。

此病顽固,缠绵难愈,后随病情变化以炙甘草汤为主方加减治疗。关节疼痛重时,加大防己、茯苓、秦艽、苡仁等祛风除湿药物的用量。失眠时选加酸枣仁、远志等宁心安神。心悸甚时,加重炙甘草的用量,或加生龙骨、生牡蛎益阴潜阳。经调理半年后,患者心悸、气短症状不明显。复查心电图示:窦性心律,HR 75 次/分,二尖瓣型 P 波。

(二)大柴胡汤的运用

大柴胡汤为仲景《伤寒论》之名方,主治少阳邪热不解,病兼阳明里实之证,取小柴胡汤与承气汤合方加减而成。以柴胡、黄芩和解少阳,枳实、大黄攻泻阳明,芍药敛阴和营,缓腹中急痛,半夏、生姜和胃止呕,去太子参、甘草以免甘缓补中恋邪。其临床运用甚广,对胆系感染、胆石症、黄疸、胰腺炎、阑尾炎、肠梗阻、肠炎、痢疾等多种疾病,只要属少阳邪郁兼阳明里实者,多可取得显著疗效。

临床运用大柴胡汤的关键有三:一是掌握少阳兼阳明里实的病机。《伤寒论》第 103 条、第 136 条、第 165 条对其病机、证候、鉴别阐述十分清楚。二是掌握大柴胡汤运用的主证。大柴胡汤证有四大主证:①往来寒热,或发热,发热可轻可重;②心下急,乃上腹部及两胁疼痛急迫,或心下痞硬,按之,肌肉紧张,有抗力;③呕不止,乃呕吐急剧,频繁,甚者吐出黄苦之胆水;④多有大便秘结,或热结旁流,脉多弦滑而数,苔多黄腻,因病邪未全归阳明,但邪热伤津,苔亦有白厚而干者。只要掌握这些主证,与病机相符,即可用大柴胡汤治疗。三是据证加减。若寒战高热,有化脓倾向的,可合大黄牡丹皮汤运用;痛处不移,舌边瘀滞,可加丹参、红花、桃仁;黄疸可加茵陈、郁金、山栀、车前子;结石可选加金钱草、海金沙、鸡内金。急性发作时,往往不用滋腻之品,以免恋邪,大枣常常不用,一般服一二剂,或三五剂,对镇痛、解热、止呕、通便常常奏效。

病有轻重缓急之分,方有大小缓急之别,对于慢性反复发作患者,因久病入络,往往痛处不移,舌边多瘀,应加入红花、桃仁、川芎之类活血药物,此时嫌大黄过于峻猛,故用大黄炒炭,使之入血分以泄热化瘀,仅有轻微缓泻作用。久病体虚者,亦可师柴胡加芒硝汤之例加入太子参、甘草,因大柴胡汤有清热利胆之效,而六腑以通为用,只要胆道疏利,枢机运转,则腑气通降,其病可愈。

[病案举隅]

患者周×,女,60岁,1974年5月20日来诊。上腹部剧烈疼痛4天,以上腹为重,辗转不宁,忽冷忽热,呕吐频频,不思饮食,口渴干苦,小便短赤,大便2日未行。舌质稍红,苔白厚而干,脉弦滑数。查体:腹部按之痛甚,以上腹部明显,有肌紧张及反跳痛,肠鸣音减弱。行血常规检查示血象高,具体不详。拟行剖腹探查,以明确诊断,但患者畏惧手术而来求中医诊治。患者胃脘拘急疼痛,证属邪留少阳,兼入阳明,化燥成实。故治以大柴胡汤加减:

柴胡 12 g	黄芩 9 g	枳实 10 g打	白芍 18 g
大黄 6 g后下	黄连 6 g	法半夏 12 g	广木香 9 g
竹茹 6 g	元胡 9 g	生姜 10 g	玄明粉 5 g

上方1剂,煎水服,日1剂,分3次服用。

二诊:上方1剂后即得黑色臭秽粪便5次,腹痛若失。上方减大黄,继服2剂,余症皆除。后以香砂六君子汤调理善后。

按:此案当属腹痛急症,辨为少阳阳明合病。患者因热甚呕吐剧烈,于大柴胡汤中加黄连、竹茹,以增强清热和胃止呕之力;痛甚加入元胡,以行气活血镇痛;大便秘结,加玄明粉以软坚泻热;广木香配枳实以增强行气破滞,导热下行;去大枣之甘缓,以免恋邪。药后少阳邪热得除,阳明腑实得下,腑气一通,则疼痛诸证愈。

(三)当归四逆汤的运用

当归四逆汤由当归、桂枝、芍药、细辛、通草、炙甘草、大枣组成,乃仲景《伤寒论》为血虚寒凝所设。袁老认为本方在《伤寒论》第351条中仅言"手足厥寒,脉细欲绝"之证,但临证只要抓住血虚寒凝之病机,就极大地拓展了运用范围。如属此型的腰痛、腿痛、腹痛、闭经、痛经、不孕、血栓闭塞性脉管炎、雷诺综合征、冻疮等疾患,用之均可取得满意疗效。处方用药,可据证加减化裁,但当归、芍药之养血,桂枝、细辛之通行血脉不可不用。

[病案举隅]

◎病案一:原发性痛经

患者朱××,女,17岁,未婚,1974年6月10日初诊。月事不调伴痛经4年来诊。患者 12 岁初潮,初始经量多,色黑有块,小腹隐痛,因随意不拘,经行时冷饮、游泳,此后月事不调,每当月经来潮,即感小腹冷痛、坠胀不适、喜温喜按,腰酸腿软。且经行错乱,前后不定,潮汛将至,诸症尤重,经色紫黑,中有凝块。数年来,经量渐次减少,初潮时,行经 6～8 天,近至二三天则已,腹痛加剧,至辗转不宁,甚则痛至晕厥,手足不温,伴见呕吐腹泻,日三四行。平素纳差腹胀,面色㿠白,差眠梦多,精神欠佳,白带清稀量多。曾经西医检查,诊为原发性痛经,子宫后倾,多经医治,见效甚微,时值经汛,遂来就诊,舌质淡紫,脉沉细而缓涩。宜益气养血,温经散寒,通络定痛,予当归四逆汤加减:

当归 10 g	生白芍 15 g	桂枝 9 g	细辛 3 g
黄芪 15 g	焦白术 10 g	川楝肉 10 g	元胡 10 g
川芎 10 g	制香附 9 g	台乌药 30 g	小茴 6 g
生姜 5 片	大枣 7 枚	吴茱萸 5 g	炙甘草 9 g

3 剂,水煎服,日 1 剂,分 3 次服用。

二诊:1974 年 6 月 14 日。药后经量增加,血块较多,腹痛大减,腹泻停止,诸症徐减。药见效机,遵法续进 3 剂。待月经停后,服用归脾丸,至经前 5 天续进上方。

此后来诊,如前法,在上方基础上略为增减。经 3 个月调治,月经量增,血块已无,经期小腹仅微有隐痛不适,可耐受,饮食增加,面色红润而告愈。

按:本例禀赋脾胃虚弱,气血不足。复因经期不注意调摄,游泳、冷饮,致寒邪内入,风冷之气客于胞宫,血因寒凝则滞,冲任受阻,不通则痛。为虚实互见之证,故以温经散寒、通络定痛为主,兼以补气健脾治之,以当归四逆汤加减,用当归、生白芍、川芎养血通络;桂枝、细辛温经散寒;吴茱萸、台乌药、小茴、香附温里散寒,行气消滞;黄芪、白术、甘草、大枣益气健脾;川楝、元胡行气活血以止痛;生姜和胃降逆止呕。本方已寓当归四逆加吴茱萸生姜汤之义。平时以归脾丸益气养血,兼安心神,标本主次分明,汤丸兼用,既能益气养血,又能暖宫散寒,温通经脉,故痛经得愈。

◎ **病案二:梨状肌综合征**

患者马××,男,35 岁,驾驶员,1975 年 12 月 3 日初诊。右腿突发疼痛,屈伸不利 1 周来诊。1 周前,不明原因突感右腿疼痛,行走时右髋部牵扯至腰骶部疼痛,活动不便,以伤湿止痛膏贴之,罔效。到××医院检查,诊断为"右侧梨状肌综合征",服西药未能减轻,疼痛日渐加重,遂来诊治。患者驱车而至,不能行走,右腿疼痛难忍,动则有如刀割,不红不肿,扪之不热,舌质不红,苔薄白,脉沉细弦。以温

通之法,拟当归四逆汤加减:

桂枝 12 g	细辛 9 g	淮牛膝 15 g	当归 12 g
生白芍 18 g	鸡血藤 18 g	乳香 10 g	没药 10 g
木通 10 g	防己 10 g	威灵仙 15 g	红花 9 g
炙甘草 6 g			

6 剂,水煎服,日 1 剂,分 3 次服用。

服 3 剂后,右腿疼痛大减,6 剂后病愈。

按:袁老认为此例为寒湿凝滞经脉,致经气受阻,故发右腿疼痛,其舌质不红,苔薄白,脉沉细弦,是为血虚寒凝,遂以仲景之当归四逆汤治之。方中以当归、生白芍养血活血;桂枝、细辛温经散寒;防己、威灵仙祛风除湿;鸡血藤、乳香、没药、木通、淮牛膝以通行血脉而定痛;炙甘草和中,且配生白芍以舒挛急止疼痛。全方以温通经脉除寒湿为主,兼以养血通络定痛,寒湿得除,血脉畅行,则疼痛止。

袁老亦常用此方治疗或预防冻疮,每能奏效。治血虚寒凝的血栓闭塞性脉管炎,在养血温经的基础上加虫类搜风通络之品,并加重桂枝、细辛之用量,亦可见效。

(四)桂枝附子汤运用

桂枝附子汤为《伤寒论》治风湿相搏、身体疼烦之方剂,袁老用此方除治风湿外,还用于心胸阳气不足,寒邪凝滞,阻痹心脉之胸痹心痛治疗,每可奏效。

[病案举隅]

患者李××,男,53 岁,1984 年 11 月 18 日初诊。患者因胸闷气短,心前区阵发性闷痛 3 天来诊。患者罹患冠心病已 10 年,常有胸闷短气、心前区憋闷,疼痛阵作,口服硝酸甘油片可缓解。此次发作又入住××医院,诊为"冠心病心绞痛",服药治疗,诸症减轻。3 日前起居不慎,感受风寒,兼之心情不快,感胸闷气憋,如物紧压,动辄气喘,心前区隐隐作痛,颜面浮肿,恶寒汗出,手足不温,口唇发绀,面色不华,舌质淡紫,苔薄白,脉沉而缓。拟温阳散寒法,桂枝附子汤和枳实薤白桂枝汤合方加味进治:

桂枝 12 g	炮附片 10 g^{先煎}	枳实 10 g^打	瓜蒌壳 15 g
茯苓 18 g	法半夏 10 g	元胡 10 g	生姜 5 片
炙甘草 9 g			

3 剂,水煎服,日 1 剂,分 3 次服用。

二诊:1984 年 11 月 22 日。如法服药后,胸闷减轻,心痛未作,短气、面浮等症均有好转,手足已温。药见效机,再于前方加味如下:

桂枝 12 g	炮附片 12 g^{先煎}	潞党参 15 g	茯苓 30 g
瓜蒌壳 15 g	薤白 10 g	枳实 10 g^打	川芎 10 g
郁金 10 g	法半夏 10 g	炙甘草 9 g	

6 剂,水煎服,日 1 剂,分 3 次服用。

三诊:1984 年 12 月 2 日。服药 6 剂后胸闷、心痛悉除,面浮肿消退,余症大为好转,舌质淡,苔薄白,脉弦缓有力,改用益气通阳、化痰活瘀、宣痹定痛法治疗。

按:本例冠心病患者,因感寒及情志不畅而诱发胸痹心痛短气之主证,又见恶寒肢冷,唇绀舌淡紫,脉沉而缓,按之有力,为寒邪闭郁、胸阳不振所致。心前区憋闷、紧压感,脉沉弦,则为痰浊痹阻,胸阳不宣,故又见心痛隐隐,以桂枝附子汤与《金匮要略》之枳实薤白桂枝汤合方加减进治,方以桂枝、炙甘草入心助阳;炮附片温阳散寒;枳实、瓜蒌壳开胸中结滞;重用茯苓益心气宁心神;法半夏化痰,助瓜蒌壳宣痹;元胡活血定痛;生姜、炙甘草和中以助正祛邪。诸药合而温通心阳,散寒定痛,故而奏效。患者二诊以后,在原法基础上增益气通阳、活血之品,系因患者心气不足之故。袁老认为,此例胸痹心痛短气之发生,主要为寒邪所致,又见心胸阳不振,但未至《金匮要略》使用薏苡附子散及乌头赤石脂丸的程度,枳实薤白桂枝汤中的桂枝亦嫌量轻,且无附子之温阳散寒,故通阳之力不足,故以桂枝附子汤与枳实薤白桂枝汤合方,使胸阳得振,发散寒凝之气,则胸痹心痛愈。

(五)干姜芩连人参汤运用

本方出自《伤寒论》厥阴篇,治上热下寒、寒热格拒之吐利证。袁老常用此方加减治疗寒热夹杂、脾肾两亏之慢性胃肠炎及慢性结肠炎,每能奏效。

[病案举隅]

患者李××,男,56 岁,1986 年 3 月 2 日初诊。自诉 10 多年来不明原因经常下利腹胀,腹中隐痛,利下清稀或黏稠,内夹黏液及不消化食物,食后脘闷欲吐,畏寒乏力,动辄汗出,口干而苦,不思饮食,面色不华,舌质偏淡,苔黄白相兼,脉沉缓弱。曾在某医院诊断为"非特异性结肠炎",服药无效,遂来求治于中医。辨为泄泻脾肾两亏,寒热错杂,脾胃升降失常,用干姜芩连人参汤加味:

潞党参 15 g	干姜 15 g	黄连 10 g	苍术 10 g
厚朴 10 g	肉桂 9 g	黑故纸 15 g	生白芍 10 g
乌梅 5 枚	车前仁 10 g^{包煎}	砂仁 10 g^{后下}	苡仁 15 g
陈皮 10 g	炙甘草 10 g		

6 剂,水煎服,日 1 剂,分 3 次服用,6 剂而愈。

按:袁老认为,本证多由腹泻或痢疾长久迁延而致,临床大便培养多属阴性,往往病情反复,难以根治,病人体质日渐亏损,正气不支,邪气犹存,故单纯温补脾肾之阳,健脾助运,忽略邪气之存在,难以奏效,须配合苦燥清热、酸收涩肠之品,方可见效。此例患者已下利 10 多年,寒热夹杂,下利日久,脾肾两亏,故见下利腹胀,腹中隐隐作痛;脘闷欲吐,不思饮食,面色不华,舌质偏淡,苔黄白相兼,畏寒汗出,脉沉缓弱等症,属脾阳不振,失于运化,寒湿中阻所致;畏寒、汗出、脉沉为肾阳亏虚;下利黏稠,口苦,苔黄白相兼,均为胃肠湿热。因其为寒热错杂之久利,又兼脾肾两亏,故予干姜芩连人参汤加味治疗,方中重用干姜、党参以辛开温中,振奋脾阳,散寒助运;以肉桂、黑故纸补命门之火,补火以暖土,水谷入胃,全赖此真火才得以蒸化;黄连苦寒而燥,既能苦降清热,又能厚其肠胃;苍术苦温而燥,其性主升,能健脾胃,助运化,厚朴苦温而散,其性主降,能化湿下气除胀满,二药均为芳香化浊之品,相伍可助党参、干姜温运脾阳,复其升降;车前仁甘寒滑利,能别清浊,利湿而止泻;生白芍、炙甘草酸甘合化,安脾经,行血痹而止腹痛;佐以乌梅涩肠止泻,敛阴止渴;砂仁、陈皮芳香醒脾,理气化痰;苡仁健脾除湿。合而辛苦合化,酸甘相伍,具脾肾两补,寒温并用,复其脾胃升降功能之妙用。

第六章 论治杂病，圆机活法

袁老从医60载，对内科、妇科、儿科，以及伤寒、温病和《金匮要略》等均深入探究，临床疗效卓著，尤其以治疗冠心病、中风等疾病见长。他对冠心病的病机和辨证论治有独到的见解，认为该病的病机不外三条：心阳不足，心血瘀阻；脾虚生痰，阻遏心阳；肝肾阴虚，痰瘀交阻。三者相互影响，层层相因，导致冠心病的发生与发展。概而言之，冠心病的病机核心是胸阳式微，阴邪搏结。袁老正是根据这一病机特点，经数十年精心研制的名方"冠心通络舒郁丸"治疗冠心病取得卓越的疗效。袁老认为，中风的病机中，内风是决定性因素，外风仅是个别患者的诱发因素，以内风引起者为多见。这种以内风立论去认识与研究中风的病因病机，对认识中风的本质及指导临床治疗有积极的意义。对于中风的治疗原则，主张以潜镇摄纳为主，并用熄风、化痰、通络、滋阴降火之剂以治，具体分为轻证、重证、后遗证三个阶段，临床据证而辨，依证遣方用药。

一、冠心病论治要领

（一）冠心病标本分析论病机

袁老对冠心病的研究十分深入，集数十年经验，撰有《权衡标本，燮理脏腑　化瘀宣痹，通补兼施》《对冠心病辨证论治的体会》等文，收录于《当代名医临证精华：冠心病专辑》《医林拔萃》等书及发表于相关杂志，阐述了冠心病的病因病机，明析其标本虚实及其相互关系，论述十分精辟，对认识冠心病的发生发展极有帮助。

中医古代虽无冠心病病名，但据临床证候，如胸痹、胸痛、心痛、心悸、短气等症状，对本病早已有描述和记载。如《素问·脏气法时论》之"心痛者胸中痛，胁支满,胁下痛,膺背肩胛间痛,两臂内痛",《灵枢·厥阴病篇》之"真心痛,手足青至节,心痛甚,旦发夕死,夕发旦死",为类似心肌梗死的记载,并描述了厥心痛的症状,如"厥心痛,与背相控,善瘛,如从后触心""厥心痛,痛如以锥针刺其心",对心绞痛的症状描述是很明确的。《金匮要略》有"胸痹心痛短气病脉证治第九"专章论述,将胸痹、心痛、短气联系起来讨论,对本病开始有了较为系统的认识,对其病因病机和辨证论治提出了具体的治疗法则与方药,此后,历代医家在理论及临床上做了深入研究,丰富了冠心病辨证论治的宝贵经验。本病在"心悸""怔忡"中亦有相关的论述。

1. 本虚——重点在心,旁及四脏

袁老认为《金匮要略·胸痹心痛短气病脉证治》首条就指出:"夫脉当取太过不及,阳微阴弦,即胸痹面痛,所以然者,责其极虚也。今阳虚知在上焦,所以胸痹、心痛者,以其阴弦故也。"明示胸阳不振、阴邪搏结为冠心病之主要病机,其病位在心,为本虚标实,虚实互呈,而以本虚为主的证候。追本溯源,治病当求其本,而病之本,在于心之阴阳气血亏损,心气不足,心阳不振,在发病中又至为重要。《黄帝内经》云"心者,生之本……为阳中之阳",位于胸中,心气心阳虚损,则胸阳式微,阳微不运,心血失去推动,流行不畅,可致气滞血瘀,久则心脉瘀阻,出现胸痹心痛短气之证。仲景在《金匮要略》中指出:"夫脉当取之太过不及,阳微阴弦,即胸痹而痛,所以然者,责其极虚也。"此之极虚,乃心胸阳气之虚,虚则阴邪乘之,阴乘阳位之机关键在于阳微,故温通心阳、补益心气为治本之要,只要胸阳一振,得以宣发,有如光照万物,阴霾四散。心之能事,又主生血,心阴心血不足,心神失养,神不安则心痛怔忡发生;血之不足,心气亦虚,阴阳两虚,痰瘀交阻,发病亦属常见。

心与肝、脾、肺、肾关系密切,其功能失调与本病的发生发展息息相关。脾主中州,主灌四旁,胃为仓廪,摄水纳谷,同为后天之本,生化之源,心乃君主,赖其长养。若脾气失调,运化不健,则不能奉心化血,致心气不足,心血亏虚。脾又为生痰之源,如饮食不节,谷物不化,或过食肥甘,可聚湿为痰。肺居胸中,乃制气之主,贮痰之器。肺失宣降,水津失于布散,亦可聚而为痰。脾肺气虚、痰气交结,可阻遏心阳,痹阻脉络而发病。

肝属于木,木气冲和条达,则血脉流畅。肾乃水脏,水充则龙火不升。若肝肾阴虚,则心血不足,血循不畅,可瘀阻心脉;且肝肾阴虚,阳亢生热,可炼液为痰;肝郁化火,流泄不利,失其气治血和,均可致痰瘀气滞交阻,胸痹心痛发生。肾乃阳气之本,肾阳不足,心气亦虚,阳虚饮结,寒湿不化,冰泛为痰,上逆凌心,亦可痹阻心脉,甚则心肾厥脱,危在旦夕,致极危之证。

由此可见,本虚主要是心之阴阳气血不足,重点是心阳不振,而全身脏腑功能失调与心又密切相关。

2. 标实——痰瘀气滞,痹阻心脉

痰浊、瘀血、气滞痹阻心脉,乃病之标,属实。气、血、痰之形成对冠心病的发生发展是十分重要的因素,袁老强调对于痰浊当予重视。此为广义之痰,为脏腑功能失调之产物,不专指咳嗽咯出之痰,动脉粥样硬化性疾病往往与痰有关。痰的生成,首责正气不足、脏腑失调,其中肺、脾、肾、三焦四者关系最为重要,四者中又以脾气为主,如果脾气运化失司,不能尽散水精上归于肺,以敷布全身内外,濡养百脉,则肺气不能下降,三焦失于通调,气亦不能下交于肾,肾气不能正常蒸化水液,水液停滞中焦,泛溢表里,即可积液为饮,煎熬成痰。若伤暑、湿、寒、热之邪,或饮食不节,嗜食膏粱厚味,或起居失宜,情志抑郁,均可导致脏腑功能失调,影响气机升降出入,或营卫气血运行不畅,亦能致水谷精微不得敷布,津液停积而生痰。

瘀,亦是致使冠心病发生的一个重要因素,应当重视。瘀的概念有二:一为瘀滞不行之血液,一为血液运行不畅,其中包括溢出经脉外而积存于组织间隙的血液,或因血液运行受阻而滞留于经脉以内以及瘀积于器官内的血液。但血液运行正常与否,关键还在于气。"气为血帅",气行则血行,气滞则血瘀,气虚则不能推动血液运行,亦可致瘀,故气对血的影响最大,气虚气滞均能导致血瘀。由此可见,气机阻滞不仅生痰,而且也导致血瘀。因此痰瘀常可相互影响,相互转化,互为因果。痰瘀凝聚必然阻碍气血运行,气血不畅致脏腑功能失调,痰瘀交阻愈甚,则气机愈加郁滞,反之亦然。

3. 病机——胸阳不足,阴邪搏结

冠心病的发生,从虚实标本来分析,"胸阳不足"指心阳心气运行机能不足,属虚,为本;痰浊、瘀血阻滞于心脉,属实,为标。正虚邪结,正邪相搏于上焦,为本虚标实,虚实夹杂,而以本虚为主的证候。两者相互影响,互为因果,脏腑气血的不足,功能失调,导致气滞、血瘀、痰浊的形成,它们虽是病理产物,一旦形成,反可成为致病因素,导致心阳不宣,气机阻滞,则胸痹心痛发生。概括起来,主要病机有三个方面:

(1)心阳不足,心血瘀阻。心阳心气不足,心血失去心阳的推动,血行不畅,以致气滞血瘀,心脉瘀阻。

(2)脾湿生痰,阻遏心阳。脾胃失调,运化不健,或过食肥甘,痰湿不化,痰瘀交结,阻遏心阳而致气滞血瘀,使之心脉痹阻。

(3)肝肾阴虚,痰瘀交阻。肝肾阴虚则心血不足,心血不足则心气亦虚,气血俱虚,导致血循不畅,以致心脉瘀阻。且肝肾阴虚则阳亢生热,也可炼液为痰,痰瘀交结,阻滞心脉,而致胸痹心痛发生。

此三者相互影响,层层相因,逐步导致了冠心病的发生与发展。

袁老对冠心病本虚标实的病机分析十分透彻,抓住了胸阳式微、阴邪搏结这一关键,并对脏腑功能失调、痰瘀气滞交阻的标本虚实做了清楚的阐述,言简意赅,诚为经验之谈,对于认识冠心病之本质与临床均有指导意义。

(二)冠心病分型论治当明析

袁老从医60年,对冠心病的治疗经验极为丰富,疗效十分显著。他认为治疗中当注意本标虚实、轻重缓急、分型论治及专药运用等四个方面。

1.燮理脏腑,平调阴阳,治本为要

袁老认为胸阳不振、阴邪搏结为冠心病之主要病机,是本虚标实,虚实互呈,而以本虚为主的证候,阴乘阳位之机的关键在于阳微,故温通心阳、补益心气为治本之要;血之不足,心气亦虚,阴阳两虚,痰瘀交阻,发病亦属常见,故滋阴养血、气阴两补皆不可忽视。心与肝、脾、肺、肾关系密切,而与脾胃的关系更为明显,对脾虚气弱或老年体虚、肥胖痰湿之体十分重视益气健脾、和胃化痰、通阳活络之法。肝肾阴虚者,又当滋养肝肾、调气活血,交通心肾,制其亢阳。肾阳不足者,宜急救回阳。心肾厥脱者,危在旦夕,回阳固脱,中西医抢救,又为当务之急。上述均为治本之法。

由此可见,治本既要重视心之阴阳气血虚损,又要协调全身脏腑功能,正如清薛宝田所云"养其四脏则心自安",贵乎平衡,方为治本之要。

2.化痰宣痹,活瘀定痛,治标宜通

痰浊、瘀血、气滞痹阻心脉,虽为病之标,但在发病中亦占重要地位,当以通泄为法,在胸痛憋闷发生之时,行气活血、化痰宣痹就更为重要。尤其是痰浊,一旦形成,每与瘀血、气滞交结不解,痹阻心脉而致病,因而行气活血之时,化痰通络一法不可忽视。袁老常用瓜蒌薤白半夏汤合二陈汤,通阳化痰宣痹,配伍于不同证型,每获良效。治痰当注意以下几点:

(1)痰与肺脾肾密切相关。袁老指出清吴澄《不居集》曰"虚损之人,未有无痰者……痰各不同,治亦迥别……论其脏不出肺脾肾之经,论其治不出理脾保肺滋阴三法"。若脾肺气虚,痰湿重者,可将二陈汤合益气健脾、活血通络之剂应用,因肺主气,气化则湿化,脾主湿,湿化则痰消;气虚甚者,可加黄芪、黄精等;脾阳虚,常与桂枝人参汤合用;阴虚阳亢者合天麻钩藤饮;心阴虚配天王补心丹;心之气血两虚,则合炙甘草汤应用。

(2)注意痰瘀交阻的病机。痰阻可加重血瘀,血瘀亦可加重痰阻,两者交结难解,互为因果,故化痰之时应伍活血通络之品,如三七、红花、川芎、降香、鸡血藤之属。

(3)注意辨别痰的属性。湿痰多配苓桂术甘汤,痰热应合温胆汤。若痰重时见胸痹心痛以胸部憋闷为主,苔腻,脉多弦滑,可加浮海石、胆南星、远志等化痰,生地、芍药等滋阴腻滞之品少用。

(4)注意理气药的配合应用。本证胸阳不振,气机障碍,而阴邪之痹阻愈增其势,三者层层相因,互为影响,致病迁延难愈。气为血帅,气行则血行,气化则湿化,气顺则痰消,故化痰之时流通气机甚为重要,陈皮、木香、枳实、佛手等行气之品常配合应用。

3.明析标本,权衡缓急,通补兼施

本证因虚至实,虚实互呈,阴阳错杂,标本每易混淆,分清标本缓急,随机应变,是论治的关键。治本宜补,旨在调理脏腑气血之盛衰,如益气通阳、滋阴养血等;治标宜通,意在宣通脉络之痹阻,如理气化痰、通络活瘀等。平时调治,通补兼施,治本为主,兼以治标;急时治标,以通为主,兼以治本。心绞痛频发时,以活血通络、宣痹定痛为主,佐以温阳化浊。

4.证病合辨,分型定治

冠心病似《金匮要略》之胸痹心痛短气病,论病则一,论证而各异,辨病与辨证须紧密结合。袁老以本为纲,将冠心病分为阳虚型、阴虚型、阴阳两虚型,痰瘀气滞各型可见。分型论治,依法遣方,配与专药,唯病是求。兹分述于下:

1)阳虚型

(1)心气虚与心阳虚。心气虚可见胸痹心痛憋闷,心悸短气,自汗乏力,面色苍白,舌淡带紫,脉多缓弱,或结代,或沉迟无力。若再出现肢冷脉微,或结代连连,唇甲青紫,心悸加甚,冷汗不止,则为心阳虚或心阳虚脱,本型多见于心肌梗死合并休克的患者。心气虚宜补益心气,温通心阳,兼以化痰通络,用炙甘草汤加黄芪,重用桂枝、党参。心阳虚脱可用四逆汤、生脉饮加减,拟方如下:

| 熟附片 10 g | 干姜 10 g | 人参 10 g | 炙甘草 10 g |
| 上肉桂 5 g | 五味子 10 g | 麦冬 18 g | 元胡 10 g |

心肾厥脱,乃重危之证,应中西医结合抢救。

(2)脾阳虚。胸痹心痛,兼见食少乏力,腹胀便溏,脉搏缓弱,舌淡苔腻,宜温中

健脾,化痰通络,常用桂枝人参汤加减:

桂枝10 g	潞党参15 g	焦白术10 g	陈皮10 g
干姜10 g	茯苓15 g	法半夏10 g	炙甘草10 g

2)阴虚型

(1)阴虚阳亢。可见胸痹心痛,兼见头痛头晕,眠差多梦,烦躁易怒,口干肢麻,舌红。兼痰者,苔多黄腻,脉多弦滑或弦数。本证多见于心绞痛与高血压同时存在。治宜虚实兼顾,本标同治,育阴潜阳,理气化痰,通络活瘀。常选用天麻钩藤饮、瓜蒌薤白半夏汤、温胆汤、血府逐瘀汤加减化裁,拟方如下:

钩藤10 g	决明子15 g	生石决明30 g^{打、先煎}	牡蛎30 g^{先煎}
地龙10 g	瓜蒌壳15 g	法半夏10 g	陈皮10 g
丹参15 g	川芎10 g	红花5 g	茯苓15 g
生地15 g	赤芍10 g		

气滞血瘀心绞痛重者,可加广木香、失笑散,或郁金、降香等;痰多胸闷者,可去生地、赤芍,加浮海石、胆南星。

(2)心阴虚。此型与肝肾阴虚有关,但肝阳上亢的症状并不明显,多见于冠心病与脑动脉硬化并存者,症见胸痹心痛,兼见心神不安,心悸而烦,失眠多梦,头晕耳鸣,腰酸腿软,五心烦热,口干咽燥,盗汗,舌质嫩红,或见舌裂,苔光剥,脉细数或弦数。心阴虚者,以滋阴安神的天王补心丹,酌情加入活血化瘀通络之品,拟方如下:

生地15 g	玄参15 g	麦冬15 g	丹参18 g
黄连6 g	瓜蒌壳10 g	法半夏10 g	红花10 g
川芎7 g	茯苓10 g	远志10 g	佛手10 g
炙甘草9 g			

若属心阴虚与肝肾阴虚兼见,治疗应以助肝肾之阴为主,兼用化痰通络之品,袁老选用首乌延寿丹、杞菊地黄丸加减,拟方如下:

制首乌15 g	黄精15 g	生地15 g	枸杞子10 g
旱莲草15 g	金银花10 g	郁金10 g	丹参18 g
红花5 g	鸡血藤18 g	薤白10 g	

(3)心血虚。可见胸痹心痛,心悸头晕明显,面色不华,舌质偏淡,脉来细弱。宜益气养血、滋阴补肾。可于上方中加入益气养血之品,如黄芪、当归、白芍、生地、太子参等。

3)阴阳两虚型

常见胸痹心痛,脉结代,心动悸,或脉来大而缓弱,三五不调,面色㿠白,舌淡瘀滞,舌苔滑腻,动辄喘促,短气乏力,夜尿频多,胸闷心痛每于夜间憋醒。本型心气心血不足,气阴两虚,痰瘀交阻,多为久病失调,宜扶正固本,阴阳两补,气血双调,兼以化痰通络,袁老善用炙甘草汤加减:

炙甘草 18 g	潞党参 15 g	生地 15 g	桂枝 10 g
茯苓 15 g	瓜蒌壳 15 g	法半夏 10 g	陈皮 10 g
丹参 24 g	川芎 10 g	红花 6 g	赤芍 12 g

炙甘草为治疗脉结代、心动悸之主药,有通经脉、利血气、养心复脉之功效,用量宜重,服药时间宜稍长,方可取效。

在分型论治的基础上,特效专药的应用亦属重要。如袁老善用三七粉,早晚各吞 1 g,长期服用,有活血通络、降低血脂、调整血压、增进血供、缓解心绞痛的良好作用,远期疗效较好。以三七粉按辨证配为丸方,缓图取效。袁老研究冠心病,集数十年丰富经验,创制了"冠心通络舒郁丸",用于冠心病患者的平时调治,效果良好。曾观察用此丸治疗冠心病患者 118 例,总有效率达 95%,患者服药数月后,心绞痛诸症缓解,心电图亦见改善。此外,茵陈、山楂、茶叶煎汤代茶饮,对降低血脂、缓解动脉硬化有效。除药物治疗外,亦强调饮食起居及适当运动。但如片面强调活血化瘀才能治疗冠心病则未必可行。

总之,袁老对冠心病的辨证论治,以"阳微阴弦"之机为中心,以通阳宣痹为大法,治本重在养心与燮理全身脏腑气血阴阳,治标在于行气活血,尤重化痰。

袁老治痰,十分重视痰之来路与寒热虚实,以及脏腑间的关系。他说:临证治疗时应根据病因病状分别进行处理,热痰宜清,湿痰宜燥,风痰宜散,燥痰宜润,寒痰宜温。总之,应"伏其所主,先其所因",辨证求因,审查寒热虚实,分析病机所在,进行辨证论治,才能达到治愈疾病的目的。此外,袁老宗"病在血,调之络"之意,治瘀不废通络。因痰瘀交阻,痹阻经络,病久入络,气血运行不畅,故配以活血通络一法,俾络道通而气血运行通畅,从而提高了治疗效果。

袁老在具体施治中指出,痰的来路大致有二:一为湿痰,由脾虚湿盛痰浊内生而致;一为风痰,由肝风灼液而成。前者当以苓桂术甘汤、二陈汤或瓜蒌薤白半夏汤等温运以化痰浊;后者则用清泄化痰之法,常用二陈汤加竹沥、胆南星、天竺黄、石菖蒲、远志、枳实、竹茹、三蛇胆、陈皮末等药物治疗。至于活瘀通络之品,一般多选用地龙、归尾、桃仁、红花、丹参、赤芍、鸡血藤、川芎、三七等。痰瘀交阻尤当分辨虚实微甚及痰瘀之孰轻孰重。气虚为主,当以补气为先,佐以化痰活瘀,不可随便应用化痰逐瘀峻剂;气滞致痰瘀交阻,则宜先疏肝理气通络以折其势,再加用活血通络之剂,不宜用攻逐峻剂,避免伤正。痰多瘀少则化痰为主,佐以活瘀;瘀多痰少则活瘀为主,佐以化痰。此外,可按兼夹证候佐以辅助药物进行治疗,如窍闭者则兼开窍,属内风者则兼熄风,湿胜则兼温化。总之,虚实兼顾,通补兼施,有定法亦有活法,才能取得比较好的疗效。

[病案举隅]

◎病案一

谌××,女,51 岁。1980 年 9 月 10 日初诊。发作性心悸、气短、胸闷已达 6 年,心前区疼痛,时有针刺感,痛时牵及左肩背,伴汗出胸闷,时有自汗,以胸部为甚,畏寒,气短,纳差,便溏,经某医院诊断为“冠心病、心绞痛”。患者形体肥胖,舌质淡、稍紫,苔白,脉沉细。既往有高血压史。辨证属胸痹,胸阳不振,心脾气虚,痰瘀互结,络脉痹阻。治宜宣痹通阳,化痰通络,拟瓜蒌薤白半夏汤加减:

瓜蒌壳 15 g	薤白 10 g	法半夏 12 g	决明子 30 g
茯苓 18 g	太子参 15 g	广木香 10 g	山楂 30 g
茵陈 18 g	佛手 10 g	丹参 18 g	川芎 10 g
红花 6 g	泽泻 15 g		

10 剂,水煎服,日 1 剂,分 3 次服用。

二诊:服上方后,胸闷背痛感均见减轻,时有心慌,饮食二便无特殊变化,舌质紫黯,苔薄黄,脉弦滑,病机同前,再守原方继服 7 剂。

三诊:偶感胸闷及心绞痛,出汗较前减少,精神渐增,舌苔薄白,边有瘀血点,脉象弦缓。治宜宣痹化痰,活血通络,拟方如下。

瓜蒌壳 12 g	薤白 7 g	茯苓 18 g	法半夏 9 g
陈皮 10 g	枳实 10 g打	鸡血藤 18 g	丹参 26 g
川芎 9 g	决明子 30 g	降香 10 g	泽泻 18 g
淮牛膝 18 g	红花 5 g	炙甘草 5 g	

10 剂,水煎服,日 1 剂,分 3 次服用。

四诊:胸闷胸痛感大减,心绞痛发作次数亦减少,血压稳定。再守原方加太子参 10 g、大枣 9 枚,继服 10 剂以巩固疗效。另加三七粉,早晚各 1 g,长期吞服。

患者住院 2 个月,前后四诊,胸闷胸痛感基本消失,病情稳定,心电图复查,冠状动脉供血明显改善而出院。

按:《医门法律》说“胸痹总因阳虚故阴乘之”。本例由于胸阳不振,痰瘀交阻,故以胸闷、胸痛为主证,阳气不能卫外为固而见畏寒自汗,舌脉与病机相符,故用瓜蒌壳、薤白、法半夏以辛温化痰、通阳为主进行治疗。袁老指出："胸痹一证,本虚而标实,平时调治以治本为主,补而兼通,急时治标以通为主,标本兼顾。"故上方配陈皮、茯苓、法半夏、泽泻、茵陈化痰除湿;佛手、广木香、枳实行气解郁;丹参、川芎、红花、鸡血藤、山楂活血化瘀而通络;太子参扶正益气,以起推动作用。袁老认为瓜蒌之功甚佳,故于临证常用之;山楂、瓜蒌壳散结以开胸、祛痰,并能除胸中垢腻之物,故为胸痹证常用之药。此外,还指出经常服用三七粉,对降血脂、消除动脉粥样硬化之斑块和改善症状有促进作用。上述方药有化痰活血、通络宣痹之功效,故痰瘀渐消,气血得以通畅,诸证渐愈。

袁老认为,痰瘀交阻常由气血失调导致,两者之间常可相互影响,互为因果。所以,临证时首先要辨明虚实的主次,同时还须结合脏腑间的相互关系来审证求因,这对指导临床实践具有重要意义。实践证明,气机阻滞是痰瘀交阻发生发展的主要病机,行气理气在痰瘀交阻的疾病治疗中占有相当重要的地位。袁老常说"活血必理气""治痰先理气,气化则痰消",这的确是经验之谈。气机阻滞而致痰浊瘀血交阻,此时须适当加入行气理气之药,但痰瘀交阻大部分情况表现为本虚而标实。心主血脉,心阳心气不足则可导致气滞血瘀;脾阳不足,运化失司则痰浊内生,故《医宗必读》说:"脾土虚弱,清者难升,浊者难降,留中滞膈,瘀而成痰。"因此,气虚的病机在临床上应注意,在治标时不忘顾本,临床上常用益气之法取得满意的效果。

袁老对于痰瘀交阻这一病机的辨证运用,可谓辨证清晰,立法有据,用药主次和轻重缓急有条不紊,为临床辨证论治树立了良好的范例。

◎病案二

肖××,男,54 岁。1978 年 11 月 13 日初诊。患冠心病 3 年,心绞痛经常发作,口含硝酸甘油片后才能缓解,曾发生昏厥。此次因病情加重入院治疗,特邀袁老会诊。刻下症见:胸憋、胸闷,气短,心前区时痛,口唇发绀,四肢发冷,头昏且胀,神疲乏力,夜寐不宁,多梦易醒,纳呆,舌质紫略有瘀点,苔薄白,脉细弦。辨证属胸痹之心阳痹阻,气滞血瘀。治宜通阳宣痹,活血化瘀,拟瓜蒌薤白半夏汤加味:

瓜蒌壳 15 g	薤白 9 g	当归 10 g	法半夏 12 g
桂枝 10 g	茯苓 18 g	元胡 10 g	川芎 10 g
赤芍 10 g	决明子 30 g	丹参 15 g	红花 6 g
鸡血藤 18 g	枳实 15 g^打	丹皮 10 g	甘草 6 g
三七粉 1.5 g^{早晚吞服}			

6 剂,水煎服,日 1 剂,分 3 次服用。

二诊:服上药后,胸憋、胸闷、气短,心前区时痛均明显减轻,未再发生昏厥,但仍感四肢发冷。效不更方,去丹皮,桂枝量加至 12 g,再服 6 剂后,病情稳定,后以"冠心通络舒郁丸"调理巩固。

二、心律失常证治经验

心律失常临床十分常见,多表现为心悸、怔忡、脉律不齐、快慢不定。袁老善用古方,根据辨证论治的精神,临证化裁,治疗此证,取得良好治疗效果。

张仲景《伤寒论》太阳篇第 182 条曰:"脉结代,心动悸,炙甘草汤主之。"意思是无论何种外感病或内伤病,只要表现出"脉结代,心动悸"的脉证,就首先应用炙甘草汤以复其血脉,故炙甘草汤也叫"复脉汤"。此方是益气通阳、滋阴补血、阴阳并调、气血双补的方剂,以炙甘草为主药,但必须重用,据证加减。袁老认为炙甘草虽重用至 30 g 左右,也无中满、浮肿之弊。

如辨证为心气虚,心悸,短气,动则尤甚,面白舌淡,脉缓弱无力而兼结代,可以用原方。若以气虚为主,可加大人参剂量,配合炙甘草为此方主药,也可加黄芪;若气阴两虚,见舌尖红,口干,脉细,心烦,眠差,以生地与炙甘草为主药,去生姜、桂枝;如现形寒肢冷,唇舌淡紫,脉微而结代等阳虚证者,则加附片,配合桂枝、人参为主药,原方去生地、阿胶、麦冬等滋阴药,以温通心阳而复脉;若心阳厥脱,证见大汗淋漓,脉微欲绝,四肢厥冷,面白,唇舌青紫,神志模糊,则本方不能适应,应改用回阳急救之剂,中西结合抢救。

冠心病虽以心绞痛为主证,但又见脉结代,心动悸,倦怠乏力,面白肢凉,舌质淡紫或淡白,脉多缓大弱而见结代。从临床辨证分析来看,心绞痛属于心血瘀阻。按心病辨证来看,属于心的实证,但若兼见脉结代,心动悸,倦怠乏力,面白肢凉,舌质淡,脉缓大弱的心气虚症状则属虚证。因此,又必须具体分析虚实的比例,方不致误。因心气虚为病之本,心血瘀阻为病之标,从标本辨证来看,属于本虚而标实。简而言之,即脉结代、心动悸表现出的心之虚损不可不管,气滞血瘀之心痛也不能置之不顾,必须虚实兼顾,标本共调。治宜益气复脉,通络祛瘀定痛。方用炙甘草汤、瓜蒌薤白半夏汤、通窍活血汤合方进行加减。

心悸较甚者加茯苓、枣仁、远志;兼痰者加二陈汤;风湿性心脏病致心气虚者,其主证为心悸,短气,动则气促,眩晕;或兼咳嗽浮肿,舌质淡,脉细弱甚或结代。有时又是以脉结代、心动悸为主要表现,此时宜以通心阳、补气血为主,兼用祛风除湿的药物。袁老用炙甘草汤去生地、阿胶、麦冬、火麻仁,加入茯苓、防己、秦艽、车前子;若兼阳虚再加附片;若兼心血虚加四物汤。

一般心动过缓或阵发性心动过速而脉律不齐者,袁老常根据心气虚、心血虚、心阴虚而用本方辨证加减。因本方既有温通心阳的药物,也有滋阴养血的药物,既有补气药,也有补血药。但炙甘草、人参终不改动。

[病案举隅]

◎病案一

杨××,女,49 岁。住院病人。初诊症见:心慌,心悸,气促,年久不愈,面晦黑,颧部瘀黯,头晕眼花,神疲乏力,纳差便溏,左胁下扪之有痞块,胸脘隐痛微满,关节疼痛,以双下肢较明显,唇微发绀,脉细弱结代,舌质紫有瘀点,苔薄白而腻。经某医院诊为"风心病(二尖瓣狭窄、闭锁不全,慢性心力衰竭)",平时服地高辛维持量。证属心悸,心阳不振,心气不足,兼见心脾两虚,痰瘀交阻,气血运行不畅。治宜温通心阳,复脉化饮,兼除风湿,拟炙甘草汤加减:

炙甘草 24 g	太子参 30 g	防己 15 g	茯苓 30 g
酸枣仁 15 g	桂枝 9 g	生白芍 15 g	远志肉 9 g
当归 10 g	紫丹参 18 g	川红花 3 g	泽泻 15 g
苡仁 20 g	晚蚕沙 9 g	木通 15 g	桑枝 30 g
黄芪 24 g	大枣 9 枚		

7 剂,水煎服,日 1 剂,分 3 次服用。

二诊:服上方后,心慌、心悸、胸部隐痛减轻,时觉口干,再守原方继服 7 剂。

三诊:心慌、心悸、胸满痛续减,头晕亦除,唯觉口干,关节痛。再守前方,加淮山药 15 g、秦艽 15 g、天花粉 10 g,10 剂,水煎服,日 1 剂,分 3 次服用。

四诊:服药后,夜寝亦安,饮食渐增,精神亦好,病情稳定。继以益气养血,活血通络善其后,拟方如下。

炙甘草 24 g	太子参 30 g	黄芪 24 g	茯苓 18 g
酸枣仁 15 g	桂枝 9 g	生白芍 12 g	紫丹参 18 g
当归 10 g	川红花 5 g	广郁金 12 g	瓜蒌 10 g
大红枣 9 枚	桑枝 30 g	秦艽 10 g	

10 剂,水煎服,日 1 剂,分 3 次服用。

按:心悸脉结代一证,不外乎胸阳痹阻、气失宣通、心气亏虚、血流不畅所致,而络脉瘀阻导致脉结代、心动悸则为辨证之重点。本例患者由于心脾两虚,痰瘀交阻,而致血流不畅,实属本虚标实。处方以炙甘草、桂枝为主,以温通心阳,补益心气。袁老又宗《金匮要略·痰饮咳嗽病脉证并治第十二》中"其人喘满,心下痞坚,面色黧黑……木防己汤主之"之意,以木防己汤为基础以消痰饮,散结气,并配以当归、白芍、丹参、红花活血化瘀(复脉与通脉合用)。又因湿蕴于里,用淡渗之茯苓、泽泻、苡仁之属以利湿(治标兼顾其本),加黄芪、红枣、枣仁、远志以益气宁心,配以桑枝、蚕沙、秦艽等除风湿,故诸证得以缓解。袁老再三指出,"应用炙甘草汤治疗心动悸脉结代诸证,炙甘草必须重用,方可奏效。"这实为经验之谈。

◎病案二

张××,男,47 岁。住院病人。发病已 8 年,多在感冒、劳累以及情绪紧张时出现阵发性心悸,心律不齐,多次住院治疗,均诊断为"室上性心动过速"。本次住院后,曾用抗心律失常药、镇静药等,治疗无效。特邀袁老会诊。症见:心悸短气,胸闷胸痛,动则心悸胸痛加剧,心烦自汗,失眠多梦,神疲乏力,头昏纳减,舌质紫并见瘀斑,舌体胖大,脉沉细,结代,重按无力。辨证为心悸,气阴两虚,气滞血瘀。气阴两虚为本,气滞血瘀为标。治宜益气滋阴,通阳复脉,活血化瘀,拟炙甘草汤加减:

炙甘草 18 g	桂枝 9 g	当归 10 g	生白芍 18 g
黄芪 15 g	川芎 10 g	瓜蒌壳 12 g	薤白 9 g
丹参 15 g	潞党参 15 g	茯苓 15 g	大枣 9 枚
法半夏 12 g	生姜 3 片		

6 剂,水煎服,日 1 剂,分 3 次服用。

二诊:服上方后,头昏减轻,胸闷、心悸情况好转,但仍感胸部隐隐作痛。畏寒而觉肢冷,舌质紫仍有瘀斑,舌体胖,脉沉迟弦而无力。效不更方,仍宗前法以益气滋阴,通阳复脉,活血化瘀。袁老辨证时指出,心阳虚症状突出,应以温通心阳为主,以炙甘草汤、小建中汤加减进治。

熟附片 6 g^{先煎}	潞党参 18 g	桂枝 12 g	当归 15 g
干姜 6 g	炙甘草 20 g	黄芪 18 g	五味子 10 g
丹参 24 g	白芍 15 g	元胡 10 g	川芎 10 g
红花 6 g	茯苓 30 g	细辛 3 g	

6 剂,水煎服,日 1 剂,分 3 次服用。

三诊:服上方后,诸证平复。查心电图,心律转齐。据患者自述,除偶尔因情绪不好,紧张失眠,出现心悸,且感胸闷胸痛外,其余均正常。为巩固疗效,防止病情复发,改服丸药。

生三七粉 150 g	瓜蒌壳 150 g	法半夏 100 g	丹参 150 g
红花 80 g	太子参 100 g	降香 60 g	赤芍 80 g
鸡血藤 100 g	郁金 80 g	元胡 50 g	

以上诸药共研细末,炼蜜为丸,每丸重 10 g,早晚各服 1 粒,2 个月为 1 个疗程,连服 2 个疗程。病情稳定,3 次复查心电图,心律转齐。

按:本例患者初诊时证见心悸短气,胸闷胸痛,活动后加重。心烦自汗,失眠多梦,神疲乏力,头昏,舌质紫有瘀斑,舌体胖,脉沉细结代,重按无力。辨证为气阴两虚,气滞血瘀。气阴两虚为本,气滞血瘀为标。治宜益气滋阴,通阳复脉,活血化瘀,选用炙甘草汤为主方进行加减。方中炙甘草、潞党参、黄芪、桂枝、生白芍、瓜蒌壳、法半夏、薤白、茯苓、生姜、大枣益气滋阴,通阳复脉,化痰宣痹;当归、川芎、红花、丹参活血化瘀。二诊时心悸、胸闷胸痛诸证稍瘥,而以心阳虚症状突出。袁老指出,中医治病,十分重视审证求因,审因论治,据证而辨。在立方用药上,应抓住主要病机,根据古方化裁,因此,以温通心阳为主,加用小建中汤配合炙甘草汤加减进治。上方去法半夏、瓜蒌壳并加附片、细辛,重用炙甘草、桂枝以温通心阳,复其血脉。俾心阳得通,心气能复,则心血充盈,阳气有所依附而心悸自愈,血脉复常。三诊时,病情已逐步减轻,故改用丸药以巩固疗效,缓缓图功。

三、中风证治说要

袁老认为中风的病因病机是肝风内动,以致气升、火升、痰升而出现的猝倒暴仆等证候,病因病机中,内风是决定的因素,外风仅是个别的诱发因素,以内风引起者为多见,与外风有关者则少见。治疗原则应以潜镇摄纳为主,并用熄风、化痰、通络、滋阴降火之剂,并特别告诫:不能再犯前人在治疗上外风内风混淆不清的错误,而混用祛除外风辛温发表之剂如小续命汤等。

袁家玑、李昌源

伤寒论

研究及内科经验选萃

(一)中风三阶段的治疗

袁老将中风分为中风轻证、中风重证(闭证、脱证)、中风后遗症三个阶段,临床据证而辨,然后遣方用药,疗效十分显著。

1. 中风轻证的治疗

袁老十分推崇张锡纯《医学衷中参西录》的镇肝熄风汤(代赭石、淮牛膝各30g,龙骨、牡蛎各15g,白芍、玄参、天冬各15g,川楝子、生麦芽、茵陈各6g,龟板15g,甘草4.5g),临证常以此方加减为治。若初起痰涎较多,舌苔垢腻,言謇语塞较重者,宜减玄参、天冬、龟板,加法半夏、胆南星、三蛇胆陈皮末、远志、竹沥等药,先以熄风镇逆化痰;若肝阳上亢、血压较高,多兼见头昏头痛目眩者,则加入钩藤、生石决明、决明子、夏枯草、菊花等,以加强镇肝熄风清热;若半身不遂等证,久未向愈,宜据证酌加通窍之品,如石菖蒲、桑枝、川芎、地龙、红花、鸡血藤等。

2. 中风重证(闭证、脱证)的治疗

闭证除阳闭用局方至宝丹、阴闭用苏合香丸以迅速开窍外,还可以应用其他开闭方法。如通关散搐鼻以取喷嚏,针刺水沟、合谷等穴,牙关紧闭不开者用乌梅擦牙,都是协助开闭的良法。若牙开声出,再进潜阳镇逆、熄风化痰的方药,可选用镇肝熄风汤、天麻钩藤饮、竹沥汤(如无生葛汁可以不用)、涤痰汤,三蛇胆陈皮末、天竺黄、川贝、远志等加减化裁。袁老认为本病痰瘀交阻,初期一般不宜先用滋阴腻滞之品,如阿胶、熟地、生地、制首乌、山萸肉、天冬、玄参等,以免加重痰浊瘀血之壅塞,诸药在病程后期再据证选用较好。

脱证比较危险,应中西医结合大力抢救,中药煎剂缓难救急。本证宜先益气固脱,首先煎服大剂参附汤以回阳救急,同时应用滋阴固脱之剂,如鸡子黄、山萸肉、阿胶、五味子、龙骨、牡蛎、龟板、鳖甲之属,或据证用地黄饮子加减,以滋养其阴,温补肾阳。治疗闭证的局方至宝丹、苏合香丸、通关散等,脱证均不可用。

3. 中风后遗症的治疗

中风后遗症多出现半身不遂、口眼歪斜、言謇语塞等证,多属风痰阻络,气滞血瘀,经络不通,气血失调。要注意痰瘀交阻这一病机,选用益气养血、熄风化痰、活血通络的方剂,如补阳还五汤、解语丹。要据证进行加减,尤其应注意化痰活瘀药物的运用,要坚持一段时间的药物治疗,才能取效,并配合使用针灸及头皮针以争取时间,提高疗效。

（二）中风的选方用药

袁老认为,中风除脱证应迅速回阳救急、益气滋阴以固脱外,开始即应以潜阳镇逆、熄风化痰为主,滋阴腻滞之品暂宜少用。潜阳镇逆之药也包括一些金石类药物,如龙骨、牡蛎、石决明、珍珠母、龙齿、龟板、鳖甲、磁石、代赭石、生铁落,均可随证选用。熄风也并非必须运用大剂滋阴腻滞之品,主要是清肝泄热以熄内风,如可用钩藤、天麻、生白芍、丹皮、桑叶、菊花,甚则可用龙胆泻肝汤、当归龙荟丸等以清泄肝热而熄肝风,并佐潜阳镇逆之不足。

此外,治疗中风病,化痰药物之运用甚为重要,因痰留隧络,每致蒙蔽清窍,窒塞喉关,而且痰与瘀每相结合,必须先予以开泄化痰,才有助于潜降熄风,竹沥、法半夏、陈皮、胆南星、天竺黄、川贝、石菖蒲、远志、枳实、竹茹、全瓜蒌、杏仁、三蛇胆陈皮末等均是中风化痰宣窍的常用药,可以据证加以选用,效果较好。袁老喜用竹沥,因其苦寒无毒,性滑而流利,走窍并逐痰,为治疗中风的要药,能使神志转清较快。本药宜早期服用,每次可兑服 20 ~ 30 mL,同时略兑入生姜汁数滴,最好兑入潜镇熄风化痰的汤剂中,日服 3 次。

本病上虚下实,若服潜镇熄风化痰之剂,痰浊已化,痰热已清,病情好转,而阴虚证候明显者,亦应滋补肝肾,养血宁心,可选用一贯煎、杞菊地黄丸等加减。养心安神药如酸枣仁、柏子仁、茯神、何首乌藤、丹参、浮小麦等,可用潜阳镇逆、熄风化痰的方药化裁配合应用。滋阴方剂属于培补调理,若初起肝阳上亢,痰浊壅盛,早用腻补,则流弊甚多。养心安神方药初起亦可据证酌情选用,与腻补之意迥然不同。活血化瘀药物的运用,在中风治疗中甚为重要,因为痰浊与瘀阻每每相结,阻滞经脉,妨碍早日恢复,可根据痰瘀两者相结合的情况,运用化痰活瘀的药物。尤其是在中风后遗有半身不遂、语言塞塞、口眼歪斜、精神障碍的情况下,应据证选用宣通经络、活血化瘀的药物,如地龙、当归尾、桃仁、红花、鸡血藤、川芎、三七等,临床多以熄风化痰、通络活血同用。

（三）常用验方举例

中风初起,血压尚高,神志未清,舌强言塞,口眼歪斜,半身不遂,痰涎壅盛,脉弦有力,舌红苔黄而垢腻,属肝阳上亢,内风上扰,痰浊中阻。治宜潜阳镇逆,熄风化痰,拟方如下:

生石决明 30 g^{打、先煎}	生牡蛎 30 g^{打、先煎}	代赭石 24 g^{打、先煎}	淮牛膝 30 g
生白芍 18 g	钩藤 15 g	法半夏 9 g	川贝母 9 g
胆南星 6 g	石菖蒲 6 g	决明子 30 g	黄芩 9 g
竹沥 30 g			

加生姜汁数滴，分 3 次兑入冲服。

若肝火上炎，烦躁不安，可加山栀炭、丹皮、桑叶、龙胆草、黄连、青黛；若痰涎多，可加天竺黄、远志、三蛇胆陈皮末；若呕逆，可加枳实、竹茹、陈皮；欲再加重潜阳镇逆作用，可用生铁落煎汤代水。此方服后如有效，可服至 10 多剂。

中风经治疗而神志已清，能自行饮食，后遗舌强言謇语塞，口眼歪斜，半身不遂，舌质红，舌边瘀紫，苔略黄，脉弦细，属风痰未化，脉络瘀阻，治宜潜阳熄风，化痰通络，拟方如下：

生石决明 30 g^{打、先煎}	生牡蛎 30 g^{打、先煎}	生白芍 30 g	淮牛膝 30 g
决明子 30 g	地龙 9 g	何首乌藤 30 g	鸡血藤 18 g
红花 6 g	丹参 18 g	法半夏 9 g	川贝母 6 g
茯苓 30 g	石菖蒲 6 g	竹沥 30 g	

上方据证加减，可服多剂，如药后上述症状减轻，尤其是半身不遂有所改善，则应坚持服药治疗。若血压已不高、气虚血瘀症状明显者，亦可用补阳还五汤，并注重功能锻炼。

［病案举隅］

◎病案一

张××，男，60 岁。1978 年 10 月 20 日初诊。素有高血压病史，血压 230/130 mmHg，突发左侧肢体麻木，口角流涎，无活动不利，眩晕耳鸣，头痛且胀，每因生气而增剧，面部潮红，急躁易怒，少寐多梦，口苦咽干，苔黄，脉弦数。辨证为肝肾阴虚、肝阳上亢之中风轻证。治宜平肝潜阳，熄风清火，拟方如下：

钩藤 10 g	白蒺藜 10 g	陈皮 9 g	淮牛膝 15 g
法半夏 12 g	牡蛎 30 g^{先煎}	代赭石 30 g^{先煎}	旋覆花 7 g
地龙 9 g	珍珠母 30 g^{先煎}	龙胆草 9 g	丹参 15 g
桃仁 6 g	泽泻 15 g	苡仁 15 g	茯苓 15 g
厚朴 9 g			

6 剂，水煎服，日 1 剂，分 3 次服用。

二诊:服药后左侧肢体麻木消失,血压稍降至 160/110 mmHg,眩晕稍减,但仍头痛,面赤火升,多言善怒,口角流涎,苔薄黄,脉弦数。肝阳上亢未熄,仍治以平肝潜阳,佐以熄风清火。上方去桃仁、苡仁、厚朴,加决明子 15 g,继服 6 剂。

三诊:服药后,血压下降至正常,140/90 mmHg,左侧肢体麻木及口角流涎消失,无头晕头痛,痊愈出院。随访观察 1 年,血压保持在 130～140/80～90 mmHg,取得较为满意的疗效。

◎病案二

王××,男,61 岁。1982 年 9 月 20 日初诊。素有高血压史,血压为 220/110 mmHg,刻下症见:眩晕,时感头痛如裂,尤以巅顶为甚,痰多,舌苔黄厚腻,舌质红,脉细弦滑。辨证为眩晕之痰火中阻,肝风上扰。治宜清火化痰,熄风平肝,拟方如下:

珍珠母 30 g^{先煎}	牡蛎 30 g^{先煎}	法半夏 12 g	陈皮 10 g
蝉蜕 5 g	钩藤 10 g	胆南星 6 g	刺蒺藜 10 g
地龙 10 g	淮牛膝 15 g	丹皮 10 g	泽泻 15 g
香白芷 9 g	茯苓 15 g	菊花 9 g	龙胆草 7 g
竹茹 6 g	枳实 9 g	黄芩 9 g	甘草 3 g

6 剂,水煎服,日 1 剂,分 3 次服用。

二诊:服药后血压略降为 200/100 mmHg,无言语塞涩及肢体不利,但诸证未减,再以清火化痰、熄风平肝为治,上方加蔓荆子 9 g、桃仁 6 g,6 剂煎服。

三诊:服药后血压下降至正常,偶感头昏及轻微头痛,痰量减少,舌淡红,舌苔厚腻,脉细弦滑。效不更方,守方继服 6 剂,以巩固疗效。

按:袁老认为,眩晕者一般以虚者居多,实者较少,阴虚则肝风内动,血少则脑失濡养,精亏则髓海不足,此乃"无虚不作眩",在治疗上当以治虚为主。实者则由于痰浊中阻,日久痰郁化火,此乃"无痰不作眩"。以上中风合并眩晕 2 例,一例因肝肾阴虚、肝阳上亢而致病;另一例则因痰火协肝风上扰而致病。由于病因不同,故治疗各异。在治疗法则中,属于肝肾阴虚、肝阳上亢者,常以平肝潜阳、熄风清火为治,方中钩藤平肝潜阳;黄芩清肝火;牛膝补肝肾。病案一以阴虚阳亢为主,故加入白蒺藜、珍珠母、牡蛎、代赭石、旋覆花、地龙镇肝熄风,育阴潜阳;再入龙胆草、泽泻、苡仁利湿清火。病案二以痰火中阻为主,故加入法半夏、胆南星、陈皮、竹茹、枳实、甘草燥湿化痰。袁老认为,在治疗眩晕病时,应分清是肝阳引起还是痰郁化火引起;在使用平肝清火药时,不应过于辛燥,以免化火伤阴;对老年病人,应注意滋阴而不呆滞,据证而辨,应佐以健脾和胃药。眩晕多伴有头痛,以内伤头痛为主。眩晕与头痛均有虚有实,若眩晕渐止,则头痛亦能渐愈。

◎病案三

周××,男,58岁。住院病人,1978年10月18日初诊。中风已8月有余,遗留口眼歪斜,左半身不遂,左手指蜷曲,左下肢无力,行动困难,喉中有痰,咯之不出,言语不清,心悸少寐,头昏目眩。舌质淡,苔黄而腻,脉弦滑。辨证为中风后遗症,痰浊中阻,风痰未化,肝阳上亢,脉络瘀阻。治宜化痰通络,潜阳熄风,拟方如下:

僵蚕9 g	白芷9 g	天竺黄9 g	枳壳9 g
陈皮10 g	法半夏9 g	茯苓12 g	荷梗9 g
络石藤10 g	郁金9 g	钩藤15 g	九节菖蒲9 g
木瓜12 g	地龙12 g	夏枯草30 g	

6剂,水煎服,日1剂,分3次服用。

二诊:服上方后,左手指蜷曲已略见松动,睡眠已有进步,心悸亦减,咯痰较爽,但仍觉神疲乏力,痰多。上方加黄芪15 g,继服6剂。

经治疗3月后,左半身不遂明显恢复,手指平伸已无困难,能握物,持杖可步行,最后改服补阳还五汤加减,以巩固疗效。

◎病案四

张××,男,59岁。反复头昏、头痛20多年,时感心慌、胸闷,血压最高达240/110 mmHg,诊断为"高血压、冠心病"。劳累后上述症状可加剧,并感两手指麻木,2月前因"冠心病"入院诊治,好转出院。5天前外出散步时,突感头昏、头痛,心慌胸闷,不能行走,由人背回,随即感左臂笨重,动作不灵,阵阵拘挛抽掣发麻,言语不利,口歪舌强,神志尚清,痰多,血压为170/110 mmHg,舌红苔薄黄,脉弦滑。此中风中经络,辨证为肝阳上亢,风痰流窜,痹阻经络。治宜平肝潜阳,熄风化痰通络,拟方如下:

生石决明30 g^{先煎}	钩藤18 g	淮牛膝18 g	生白芍18 g
茯苓15 g	决明子30 g	天竺黄10 g	陈皮10 g
石菖蒲6 g	白附子6 g	胆南星10 g	丝瓜络10 g
僵蚕10 g	全蝎5 g	远志9 g	

7剂,水煎服,日1剂,分3次服用。

二诊:血压仍有波动,口歪舌强,语言不利,左上肢发麻,活动不利,左寸口处有瘀斑,脉弦滑,苔薄腻。此属风痰挟肝阳上升,走窜经络,痰瘀交阻,脉络瘀滞。原方加地龙 12 g、川芎 10 g、丹参 24 g 以活血通络,继服 7 剂。

三诊:血压稳定在 130/90 mmHg 左右,左臂较前灵活,自觉心慌、心跳,纳差欲呕,苔白腻,脉弦滑。痰瘀交阻,脉络不利,仍从前法加减,加强行血通络之力,拟方如下。

钩藤 18 g	茯苓 15 g	决明子 30 g	石菖蒲 6 g
法半夏 12 g	天竺黄 10 g	胆南星 10 g	地龙 12 g
全蝎 5 g	僵蚕 10 g	鸡血藤 18 g	丹参 24 g
川芎 10 g	炙远志 9 g		

7 剂,水煎服,日 1 剂,分 3 次服用。

四诊:服药后,左侧肢体活动基本恢复,但时有流涎,晨起觉口腻,咯痰。原方加川贝 10 g,继服 10 剂。

五诊:病情大见好转,左侧肢体已能较为自如活动,唯觉神疲乏力,自汗纳差,属邪退正虚未复,宜增加益气养血之品扶正固本,虚实兼调,当可渐愈。原方去天竺黄、胆南星、全蝎、僵蚕,加黄芪 15 g、太子参 18 g、陈皮 10 g、佛手 10 g、白术 15 g、赤芍 12 g、当归 12 g、枳实 6 g、竹茹 6 g,继服 10 剂。

按:中风是以口眼歪斜,言謇语塞,半身不遂,甚至突然昏仆,不省人事为主证的一类疾病。袁老认为,中医杂病所指的中风主要是由于内风而引起,发病急骤,病情严重,犹如"暴风之疾速,矢石之中的"。中风的发生,与肝、肾、心、脾的关系较为密切,其中尤以肝为重要,在病理因素方面与虚、风、痰、火四者关系最为密切,本虚而标实。其中,"虚"主要是指肝肾阴虚而言,由于郁怒伤肝、肾精亏耗以及年老体衰而引起,亦可因气血亏虚、脉络瘀阻而引起口眼歪斜、半身不遂;"风"主要是指肝风,因肝肾亏虚,肝失濡养则肝风内动;"痰"指痰湿,因嗜酒及肥甘之味或肝旺失脾,以致脾失健运,聚湿生痰;"火"主要指心肝火旺,因将息失宜,或五志过极,以致肝肾阴虚而引起。当肝风挟痰浊或痰热为患时,即形成中风。在临床上痰瘀每每相结,阻滞经脉,加重病情。因此,痰瘀交阻这一病机不能忽视,治疗应两者兼顾,在熄风化痰的同时佐以活血化痰通络。本例患者风痰挟肝阳上升走窜经络,以致痰瘀交阻,脉络不利,故选用生石决明、牛膝、决明子、钩藤以平肝潜阳;地龙、全蝎、僵蚕搜剔络中之风;白附子去风痰而通络道;丹参、川芎、丝瓜络、鸡血藤活血化瘀通络;胆南星、天竺黄、石菖蒲、远志、茯苓、法半夏开窍化痰以助潜降熄风。

袁老在治疗中风时,依据痰瘀交阻之所在及痰瘀之孰重孰轻,灵活运用活血化瘀、化痰通络之法,配伍精当,多获良效。

四、救治消化系统出血的经验

消化系统出血为常见之证,其出血盛大者,常危及性命。袁老积60年经验,救治此疾,常挽危为安。消化系统出血量多势急者,急当治其标,以速速止血为首务。因血与气,相依相随,乃性命之根蒂,形神之依附。出血奔溢不止,将有气随血脱之虞,故古人有"存得一分血,便保得一分命"之说。而止血之要,首当明寒热虚实。大体而言,出血因火而动居多,实火者治以清泻;虚火者或滋阴清热,或引火归元;虚寒者当益气温阳以摄血;寒热交杂者当寒温并用。其二,当别外感与内伤。血为阴精,静谧而潜藏,外感六淫之邪或内伤七情,皆可动其血。外感者当逐邪宁络;内伤者则调其脏腑气血之盛衰,令血宁归经,出血自止。其三,当辨出血之部位。治病之法"高者抑之,下者举之",故吐血者,袁老常用大黄、牛膝、枳壳、沉香、赭石等泻降之品,引血下行;便血者,又常用升麻、柴胡、荷叶、防风、葛根、荆芥之类,开提升举,令血归经。其四,重视散剂及炭药的运用。"血见寒则凝,见黑即止",随证选用不同的炭药,如侧柏炭、小蓟炭、荆芥炭、地榆炭、炮姜炭等,具有较好的止血效果。一旦出血,瘀血则不可避免。袁老制三七乌及散(三七20 g,乌贼骨10 g,白及20 g,共研为末)吞服,使止中有破,涩中有散,逐瘀生新,收止血而不留瘀之效。总之,出血之因殊多,施治不可执一,唯切中病机,方可彀中。兹将随袁老诊治验案选介于下。

[病案举隅]

◎病案一:贲门撕裂伤大出血

云×,男,25岁。1992年1月5日入院治疗。患者素嗜酒辛,饮之无度,9天前致狂暴吐血,下血如注,曾一度休克。胃镜检查:贲门口6点至9点处有两条纵行裂伤,局部血管显露,活动期出血,未见溃疡及新生物。血小板计数及出凝血时间均属正常。经禁食、抢救休克及止血等治疗9天,总输血量达5000多 mL,血红蛋白(Hb)降至40 g/L。出血势增无减,中夹紫块,便血如水,病情危急,须做手术治疗。患者拒绝而求治于中医。刻下症见:精神紧张,面色苍白,眼周发黑,口泛血腥气,恶心欲吐,汗出心烦,口干喜冷饮,不能入睡,尿少色如浓茶,脉滑数、浮大有力、动数不宁,舌尖红少津,苔薄黄而干。急投大黄黄连泻心汤合四生丸加减:大黄、黄连、黄芩各 12 g,沸水浸渍 5 min 后,纱布过滤取汁;生地 12 g,丹皮 15 g,生荷叶 10 g、侧柏炭 15 g,煎汤过滤取汁,二药相合,待冷,少少频服,一夜将 500 mL 药液服完。

二诊:吐血已止,仍觉恶心,精神好转,侧卧时感觉心下微似牵引疼痛,昨夜便黑色血水 3 次,纯血不夹粪便,每次约 100 mL,脉浮大转小,脉率 60 次/min。患者胃火得降,病有转机,上方再进 1 剂。禁食、静卧、继续输血、输液。

三诊:吐血未作,未再便血,胃中略有不适,口干思冷饮,心烦眠差,小便黄少,舌质红,苔薄黄而干,脉细滑不数。火气已衰,胃津被耗,治宜甘寒滋润,清胃化瘀,养胃生津,宁络而防血复出,拟泻心汤合甘露饮加减。

大黄 10 g	黄连 10 g	山栀炭 10 g	枳壳 9 g
天冬 20 g	麦冬 20 g	生地 20 g	生白芍 20 g
石斛 10 g	天花粉 30 g		

3 剂,水煎服,日 1 剂,分 3 次服用,配三七乌及粉 10 g 吞服,每日 3 次。

四诊:精神好转,吐血、便血均未再作,口渴稍减,头昏睡眠欠佳,舌质尚红,苔薄,脉细滑不数,输血已停。辅查血常规示 Hb 60 g/L。转用养血清热、益胃生津之法。上方去大黄加枣仁 20 g,继服 6 剂。嘱可进温凉流汁饮食。继以养血益胃之法,并嘱慎食,调治月余。Hb 升至 90 g/L。随访 2 年余,饮食如故,未再复发。

按:患者酒辛无度,致胃火戕胃,火载血上,故吐血急暴,量多色鲜夹紫块。此实火所致,主以清热凉血,直折其火。因贲门口撕裂,病位较高,故以仲景泻心汤法。三黄沸水渍之,取清轻之气,不用重浊之味,合生地、丹皮、侧柏炭、荷叶,凉血止血,速折心下之火。其中大黄一味,苦寒降泻,如《血证论》所述"既是气药,亦是血药,止血而不留瘀,尤为妙药"。全方苦寒降下,火势挫败,血宁归经,而收奇效。后转养血清热,益胃生津,调理善后。本例血出急暴,幸药后脉转小滑不数。吐血止,虽下血未停,皆火势消退,火降血降之佳兆。

◎病案二:多发性胃溃疡吐血

付×,男,35 岁。1988 年 6 月 17 日初诊。患胃溃疡 8 年,常感胃中隐痛,如饥似热,不可言说,呃逆泛酸,饮食稍有不慎或情绪波动每致胃痛加剧。曾行胃镜检查示:胃底及小弯部可见多处溃疡,直径 0.3 ~ 0.8 cm、胃黏膜充血、出血点多而散在。近 3 个月来病渐加重,伴心烦懊侬,口干苦,夜卧不宁,溲黄便干。昨日胃病难忍,脘闷心烦,恶心汗出,突然暴吐鲜血,夹紫红血块,急诊入院。经西药止血、输液治疗后,吐血停止。今晨又暴吐盈盂,出血量约 2000 mL,头昏心烦,恶闻声响,烦躁易怒,口干苦,特请袁老诊治。患者体质尚可,面色略红,唇红尤甚,舌质红绛,苔薄黄而干,脉弦数。血压 70/50 mmHg,心率 92 次/min,Hb 60 g/L。辨证为呕血,证属肝火灼胃,火气上逆。治宜泻肝降逆,凉血止血,拟当归龙荟丸加减:

龙胆草 15 g	丹皮 15 g	山栀炭 15 g	黄连 10 g
大黄 10 g	白茅根 30 g	芦荟 20 g	生地 20 g
生白芍 20 g	代赭石 20 g	黄芩 20 g	淮牛膝 20 g
藕节炭 20 g	地榆炭 20 g		

1 剂,煎汤取汁,合三七乌及散 30 g、青黛 6 g、藕粉少许,调为稀糊状,待冷少少频服。

二诊:吐血未作,但时有恶心,舌质仍红,苔黄,脉弦数稍减,大便未行,小便黄少,余证同前。上方加竹茹 10 g,再服 2 剂。

三诊:吐血未作,恶心已除,仍神疲心烦,口干苦,咽痒干咳无痰,睡眠不安,清晨大便 1 次,黑如漆,溲黄量少,舌红苔黄减轻,脉弦数亦减。此肝火稍平,逆势顿挫之象。治宜柔肝泻肝,和胃降逆,宁血以御出血,拟方如下。

生地 20 g	生白芍 20 g	丹皮 15 g	黄芩 15 g
龙胆草 10 g	当归 10 g	杏仁 10 g	瓜蒌仁 10 g
枳壳 10 g	白茅根 10 g	地榆炭 10 g	尖贝粉 1 g^{吞服}

8 剂,水煎服,日 1 剂,分 3 次冲服三七乌及散 10 g。

四诊:吐血未作,咳嗽已止,精神好转,舌红苔黄减退,脉弦滑不数。转以丹栀逍遥散去白术、干姜、薄荷,加淮山药 15 g、花粉 20 g、枣仁 15 g、黄连 10 g。6 剂,水煎服,日 1 剂,分 3 次冲服三七乌及散 6 g。药毕,复查 Hb 升至 75 g/L。

按:本例为怒气伤肝,肝火横逆犯胃,火载血逆而暴吐鲜血。治宜酸苦,泻肝镇逆,凉血止血。因肝火横逆,非制以重剂,则难刹共势,故用当归龙荟丸加减。方中青黛、龙胆草、芦荟直折肝经实火,山栀炭、黄芩、黄连、大黄泻诸经之火;丹皮、白芍、生地凉肝清热,敛肝之气;赭石镇肝之逆;牛膝引血下行;白茅根、藕节炭、地榆炭凉血止血;三七乌及散止血散瘀生肌,合而泻肝凉血,降逆止血;竹茹清热和胃,加之其效更好。本例肝之郁火肆虐,切忌香燥疏肝之品,如香附、木香等,欲泻肝火,当养血柔肝、凉肝清火,故生地、生白芍、丹皮之用,尤为重要。

◎病案三:十二指肠溃疡便血

郭×,女,60 岁。1988 年 8 月 10 日初诊。患十二指肠溃疡已 10 多年。近 5 年反复便血,量时多时少,胃痛隐隐,腹中灼热,食少羸弱,神疲乏力,头昏眼花,心烦耳鸣,失眠心悸。5天来均下黑色稀便,日3~5次,精神不振,心悸而烦,不思饮食,舌嫩红少苔,脉沉细数。辨证为便血,证属阴虚火旺,阴络受损,阴火逼血下溢之证。治宜甘苦合化,养血滋阴,清热止血,拟黄连阿胶汤加减:

生白芍30 g	生地20 g	阿胶15 g^{烊化}	黄连10 g
山栀炭10 g	丹皮10 g	泽泻10 g	荆芥炭10 g
荷叶10 g	地榆炭15 g	侧柏炭15 g	

8剂,水煎服,日1剂,分3次冲服三七乌及散10 g。

二诊:大便次数减少,日1~2次,下血减少,色黑稍溏,精神尚差,已能入睡,心烦心悸略减,舌红苔薄黄,脉沉细。药见效机,上方继服8剂。

三诊:便血已止,精神饮食稍好,余证稍减,舌质仍红,少有薄苔,脉沉细。宜滋阴缓图其本,拟六味地黄丸加减。

生地15 g	淮山药15 g	山萸肉15 g	丹皮10 g
泽泻10 g	侧柏炭10 g	枸杞子10 g	黄连6 g
阿胶10 g^{烊化}	酸枣仁10 g	柏子仁10 g	

6剂,水煎服,日1剂,分3次冲服三七乌及散10 g。嘱药毕,服六味地黄丸1月。

按:本例久病,精血已亏,相火妄动,灼伤阴络,而致便血,且兼见耳鸣头昏,心烦失眠,口燥咽干,舌红少苔,脉细数等水亏火旺之象,治宜滋阴清热,补阴合阳,兼以止血。以生地、生白芍、阿胶补血养阴;黄连、山栀炭清热除烦;丹皮、地榆炭等凉血止血;三七乌及散止血散瘀以生肌;荷叶生津止血。阴亏难填,血止之后,当常服滋肾养阴丸剂,缓图治本,并重视饮食,慎养。

◎病案四:心衰伴痔血不止

刘×,女,79岁。1983年10月7日初诊。痔血时作时止数年,头昏,心悸,面浮肢肿,饮食不佳,Hb 50 g/L。曾诊断为"贫血性心脏病、心功能不全并内痔出血"。2周前痔疮再度出血,量多色暗。近日加剧,痔疮脱出,色浅红不鲜,淡红色血水渗漏不止,坠胀不适,无灼热疼痛。精神疲惫,面色晦暗,全身浮肿,心悸头昏,动则心慌,少气懒言,语声低微,不思饮食,四肢不温,小便短少,大便溏泻,口唇发绀,舌淡而紫,苔白水滑,脉沉细微。此阳气大虚之证。急投四逆加参汤以回阳固脱。白人参50 g,煎汤频频饮服。另拟方如下:

生附片7 g^{先煎去麻}	炮姜15 g	炙甘草10 g	生地10 g
白芍10 g	艾叶炭10 g	枳壳10 g	荷叶10 g
茯苓30 g	赤石脂10 g	阿胶10 g^{烊化}	

3剂,水煎服,日1剂,分3次服用。另用乌梅炭30g研粉,调蜂蜜外敷脱出之痔核部,每日2次。

二诊:3剂服后,痔血止,痔核缩小过半,手足转温,心悸浮肿稍减,小便增加,精神尚差,脉舌同前。阳气已有恢复,上方加焦白术10g、泽泻15g、车前子10g,继服8剂,外用药同前。

三诊:痔核回纳,浮肿心悸减轻,四肢温暖,精神渐好,唇绀减轻,舌淡瘀滞,苔白滑,脉沉细弱。阳气渐复,改用真武汤加益气养血之品调治。

按:衰老之体,长期失血,精气被夺,已致心肾阳衰,统摄无权,阳衰气陷,故痔核脱出而流血不止,血色浅,一派阳衰之象。急投四逆加参汤以回阳救逆。重用茯苓宁心利水;生地、白芍养血和营,且防附片躁动营血;赤石脂甘温质重,直入下焦血分,止血固下;艾叶炭引血归经;枳壳利气宽肠;荷叶升发清阳。合而使阳复血得其统,痔血遂止。

◎病案五:气虚胃出血

宋××,男,62岁。1981年1月31日初诊。胃病2年余,曾做放射线钡餐造影,诊断为"十二指肠球部溃疡",在某医院治疗2个月,症状有所改善而出院。但分别于半年前及1月前,病情复发,出现大便带血、全身无力、头昏等症,经入院治疗上述症状缓解后出院。刻下症见:胃脘痛,胸闷,气急、心慌,面目及下肢浮肿,纳少,神疲乏力,口唇及指甲色苍白,皮肤苍白,便色黑,舌质淡、苔薄白,脉滑大,重按无力。血压170/80 mmHg,辅查:血常规中 Hb 3.5 g/L,红细胞(RBC) 1.23×10^{12}/L。大便常规:色黑,隐血阳性。两次胃镜示:有多发出血点。辨证为胃脘痛并便血,气虚不能摄血,使血无所依而导致出血。治宜补气摄血,拟方如下:

白人参12g	生白芍18g	黄芪30g	地榆炭15g
仙鹤草15g	当归10g	白及粉15g	乌贼骨10g
生地18g	山栀炭10g	侧柏炭15g	丹参18g
阿胶10g[烊化]	炙甘草9g		

3剂,水煎服,日1剂,分3次冲服三七粉4.5g。

二诊:服上方后,出血已止,大便不黑,胃痛亦减,但仍感头昏,足软无力,纳少,心慌不宁,脉舌如前。为预防再次出血,再予原方继服3剂。

三诊:胃脘痛偶有小发,泛酸,但较过去明显减轻,胸闷已舒,气急心慌已平,胃纳亦增,浮肿消退,舌质红,苔黄腻,脉沉细弦,气虚渐复,脾胃运化渐旺,气机趋疏

通。治宜调理脾胃,理气止痛,拟方如下:

潞党参15 g	焦白术12 g	炮姜5 g	茯苓15 g
生白芍18 g	砂仁6 g^{后下}	黄连6 g	广木香9 g
陈皮9 g	法半夏9 g	佛手10 g	枳壳10 g
元胡10 g	炙甘草6 g	丹参15 g	

3剂,水煎服,日1剂。

服药后,患者痊愈出院,未见反复。

按:胃脘痛又称胃痛,以胃脘部经常发生疼痛为主证。临床辨证时,紧紧抓住胃痛之主要部位应在胃脘近心窝处,痛时可以牵连胁背,或兼见恶心、呕吐、泛酸、嘈杂、大便溏泻或秘结,甚至呕血、便血等症。本例患者素有胃痛史,但此次发病却以大便出血为主证。因气虚不能摄血,使血无所依而导致出血,唯有重用益气药,才能恢复统气摄血的功能,从而达到止血的目的。因此,袁老认为应补气摄血,重用白人参、黄芪;再配伍一些止血药,如地榆炭、仙鹤草、白及粉、山栀炭、侧柏炭、三七粉、阿胶等,以加强止血效果。由于辨证确切,用药严谨,服补气摄血方3剂后,胃出血即止。出血既止,又当以调理脾胃、理气止痛为主,此乃袁老一再提倡据证而辨的要旨。三诊时,胃脘痛偶有小发,泛酸,但较过去明显减轻,胸闷已舒,气急心慌已平,胃纳亦增,浮肿消退;舌质红,苔黄腻,脉沉细弦,此乃气机郁滞,脾胃运化不健,胃气失于和降,法以调理脾胃,理气止痛。方用潞党参、焦白术、茯苓、生白芍、法半夏、炙甘草等药调理脾胃;而以广木香、砂仁、陈皮、佛手、元胡、枳壳等药理气止痛。因为患者过去曾有胃出血的历史,故使用理气止痛药又当避免过于辛燥,以防胃出血再次发生。另外,由于脾胃运化不健,胃气失于和降,因此,不用滋养阴液及甘腻之品,以免过于呆滞,更伤脾胃。

五、加味乌贝及甘散治疗溃疡病

加味乌贝及甘散是治疗胃及十二指肠溃疡的自拟散药方剂,由三七粉30 g、乌贼骨30 g、川贝30 g、白及30 g、甘草30 g、黄连30 g、砂仁15 g、元胡30 g、川楝子30 g、佛手30 g、广木香18 g、生白芍45 g组成,共研为极细末,每日早、中、晚饭后各吞服3 g,经常服用可获较满意的疗效。

胃及十二指肠溃疡,常因长期饮食不节或精神刺激损伤脾胃而致。本病的发生、病机虽在胃肠,但与肝、脾有十分密切的关系,由于肝失疏泄或肝火犯胃,致肝胃不和,胃气郁滞,失于通降,或由于长期饮食不节,或禀赋不足致脾失健运,胃失和降,又久病可损伤脉络,故临床常见脘痛、泛酸、呕吐、黑便、呕血等症状。由于肝旺犯胃,气郁化火,久之致肝胃阴液耗伤,脾虚胃弱,化源不足,日久伤阴耗气,气血俱损,故而迁延日久,发作频繁,缠绵难愈。临床用调理肝脾、调理脾胃之汤剂,常能缓解症状,但远期疗效不理想,易复发,且汤药难以坚持长期服用,故以柔肝和胃、调气活血为法拟制本方。又因初病在经,久病入络,病程较长,非短时所能治愈,只能缓攻徐图,以期根治,故而运用散剂,便于常服、久服,以促进溃疡愈合。

本方以三七粉为主药,《本草纲目》谓三七能"止血散血定痛……亦主吐血衄血下血"。乌贼骨收敛制酸、止痛、止血,川贝化痰,散结消肿,与乌贼骨配伍,有很好的制酸止痛作用;白及收敛止血,消肿生肌;生白芍、甘草酸甘化阴,柔肝缓急止痛;黄连清热燥湿;川楝子、元胡行气活血止痛;佛手、广木香行气止痛;砂仁理气健胃。合而既能柔肝和胃、理气活血,又能制酸止痛、止血生肌。用后,症状能较快得到缓解,但溃疡未必能愈合,如不继续服药治疗,促进溃疡愈合,则多有复发,所以应连续服用本散3个月或半年以上,疗效才能巩固,多年来使用本散治愈的病例不少,兹举两例介绍于下。

[病案举隅]

◎病案一

某女,18岁,脘痛2年余,1973年7月10日来诊。自述脘痛阵作,入夜加重,辗转难眠,上腹及两胁胀满,时有反酸,嗳气频频,苔薄白,脉弦。经医院钡餐检查,十二指肠球部见10 mm×13 mm龛影,诊断为十二指肠球部溃疡。嘱其服用加味乌贝及甘散加制香附18 g,每日早、中、晚饭后服3 g,坚持服用3月,诸症好转。钡餐复查,十二指肠球部龛影消失,痊愈至今已40余年未复发。

◎病案二

宋×,女,43岁。1978年10月23日来诊。述胃痛11年,隐隐作痛,以夜间尤甚,嗳气反酸,食少便溏,短气乏力,怕冷汗多,头昏心慌,面色不华,脉细弱,舌淡紫,边有齿痕。行钡餐检查示"胃及十二指肠溃疡",于加味乌贝及甘散中加入上肉桂6 g、潞党参30 g,服法如前。继服半年后,诸症痊愈。

按:病案一属肝胃不和,气滞较甚,故于本散中加入制香附,以增强疏肝理气、和胃止痛之力。病案二主要是脾胃虚寒,肝胃不和,故于本散中加入上肉桂、潞党参,以增强温阳益气、健脾和胃之力。针对患者不同情况,适当加减药物并坚持服药,是取得稳定疗效的关键。

六、治疗癫狂的经验

袁老认为,癫狂病因之内伤外感,证候之虚实寒热,医者在临床时不可不辨。但平素见证,癫狂一病,初起年内,痰火实证居多,虚证则少。而癫狂实证病机,不越"痰火"二字。若因惊恐始病,惊则气乱,气乱则神出舍空,气逆则动火生痰,舍空而痰火侵入心包,神不得归,发病而为癫狂;若因暴怒始病,怒则直犯肝胆,肝气胆火横逆,触动脾胃,痰即由生,痰火上扰包络,发病亦为癫狂;若因忧思伤脾,脾失健运,湿痰由生,痰郁化热,上扰神明,发病轻则善忘错语,重则歌笑无常而成癫狂;若因温热疾病,热犯阴阳,动土生痰,痰热上逆,内郁心包,神昏谵妄,久久不已,亦能转为癫狂;若因肝肾之阴素有积热,热动生痰生风,此更属癫狂之根;若妇女月事正行,又因心肝火炽,动火生痰,心肝之火挟痰入血室而为癫狂;若因酒醉,酒性火热,更能助火生痰,痰火内扰神明,神明不安而为癫狂;若为虚证,当以阴虚见证为多,因阴虚阳亢,肝阳化风,逆行于胃,肝风胃热聚积成痰,肝火痰涎内蒙心窍,发为癫狂。

总而言之,癫狂发病之脏腑,重点在心、肝、脾、胃四经,癫狂发病的病机尤应着眼于痰、火。

临证中,袁老常用《问斋医案》中"灵犀通圣丸"化裁与汤剂配合对因痰火而致癫狂的患者进行治疗,并收到很好的疗效。

《问斋医案》乃清同治年间江苏丹徒蒋宝素撰。蒋氏擅治痰火类病,"灵犀通圣丸"即为蒋氏创方之一。本方制方之妙,在生铁落、桃花瓣、蚕蜕纸三味。生铁落辛平无毒,善治癫狂,《素问·病能论》即有"病怒狂者……使之服以生铁落为饮"之说;桃花瓣苦平无毒,善利二便及宿水痰饮,消积滞而治癫狂。李时珍在《本草纲目·桃条》中说:"……偶得桃花利痰饮滞血之功,与张仲景治积热发狂用承气汤、蓄血发狂用桃仁承气汤之意相同。"蚕蜕纸甘平无毒,治癫狂其功独擅,李时珍在《本草纲目·蚕条》附方中说:"凡发狂欲走,或自高贵称神,或悲泣呻吟……以蚕纸烧灰,酒水任下方寸匕,亦治风癫。"由此观之,生铁落、桃花瓣、蚕蜕纸三味为治癫狂要药,有清、下、消、镇之功,对痰火类癫狂用之极为熨帖,袁老阅历深切,用此方治痰火癫狂可谓殊有卓见,现附案于后。

[病案举隅]

耿××,男,33 岁,工人。1979 年 1 月 6 日初诊。病情由其兄代诉。患者因工作调动未遂,又因夫妇不睦,情志抑郁不遂而突然发病。初为嬉笑无常,继而胡言怒骂,不分亲疏,渐至扬手踯足,善走妄动,爬墙上屋,不畏险阻,脱衣解裤,不顾羞耻,时却呆静,半晌不语,或数日不食,精神如故,歌舞不休,言语不绝。平日懒理生活,不洗脸脚,发长衣破,自以为美,如是者已 3 月。在某医院诊为"精神分裂症"。口吐白沫,喜饮冷浆。舌红干、苔黄腻,脉滑数有力。脉证合参,辨证为癫狂,证属痰火为患,其证属阳狂之候,拟方如下:

灵犀角 1.5 g^{磨粉冲服}	白苦参 9 g	天冬 12 g	牙皂角 9 g
桃仁 9 g	生大黄 6 g	黄连 6 g	僵蚕 9 g
元明粉 6 g^{冲服}	生石膏 30 g^{先煎}	白知母 12 g	龙胆草 9 g
芦荟 9 g	制南星 6 g	枯白矾 6 g	雷丸 9 g
生铁落 30 g	青礞石 24 g	朱砂 3 g	雄黄 1 g

上方水煎服时,兑入竹沥 20 滴、琥珀 4.5 g 分次冲服。

6 剂后控制症状,守方继服至 20 剂,告愈上班工作,随访 3 年,未再复发。

按:袁老将丸剂改汤剂使用,原方桃花瓣因受采药季节限制,不易得而改用桃仁代之;蚕蜕纸亦因贵州蚕少不易得而改用僵蚕代之。方中取灵犀角、黄连、天冬、竹沥、胆草、苦参、制南星、僵蚕以清涤心肝窍络之风火蒙痰;取生大黄、元明粉、芦荟、石膏、知母、桃仁以直折阳明实火;而下热痰、惊痰,取枯白矾、青礞石、牙皂角、雷丸以消宿久之顽痰;取生铁落、雄黄及朱砂以镇静安神而坠浊痰。

癫狂一病,病因较为复杂,祖国医学文献也有不少记载,但总的归纳起来,不外精神刺激,如七情,先天遗传,子在母腹、母受大惊,令子发病;后天疾病如伤寒、温热病等;妇女特异月事,经水适来,热入血室等;中毒,如酒精、毒蕈、药物中毒等。尽管病因种种不一,但袁老能紧紧抓住痰火这个病机,以至得心应手。

七、糖尿病治疗六法

(一)益气养阴、健脾助运法

处方:

黄芪20 g	潞党参15 g	生地15 g	淮山药15 g
黄连6 g	枸杞子10 g	麦冬15 g	石斛10 g
焦术10 g	苡仁15 g	茯苓15 g	丹参10 g
陈皮7 g	甘草5 g		

适应证:面色萎黄,倦怠乏力,短气自汗,口渴思饮,小便频多,脉沉细弱,病程较久之气阴两虚者。

[病案举隅]

范××,男,62 岁。1982 年 6 月 15 日初诊。患糖尿病已 5 年多,初感口渴心烦,善饥多食,每餐进食三四百克米饭尚嫌不足,半日饮水 2.3 kg,尿多频数,月余体重便减少4.5 kg,到某医院就诊,服降糖灵(盐酸苯乙双胍)等西药未见明显效果,症状时轻时重,久延不愈。刻下症见:口渴多饮,小便频多,饮食现已不多,纳谷不香,短气自汗,腿软乏力,易感冒,消瘦。舌质淡红,脉沉细弱。辅查:尿糖(+++~++++),血糖波动在 12.8~14.5 mmol/L。辨证为消渴,属气阴两虚,脾失健运。故宜健脾助运,资其化源,养阴益气清热并举,给予上方 6 剂,水煎服,日 1 剂。

二诊:药后诸症减轻,尿糖降至++,口渴,尚感眠差,于上方中加入枣仁18 g、天花粉15 g,继服6 剂。

三诊:口渴减轻,饮食好转,每餐食100 g,精神好转,日餐量在400 g 以内,行走有力,自汗大为减少,尿频尿急减轻,脉细弱。上方继服 3 月余,诸症大为好转。复查空腹血糖8.5 mmol/L,尿糖(+~++)。继予此方每周 3 剂,继服 3 月以巩固疗效,并嘱注意控制饮食,忌酒及甜食。

(二)益胃生津、清热润燥法

处方:

生地18 g	北沙参15 g	麦冬15 g	玉竹10 g
黄连10 g	天花粉30 g	知母10 g	葛根20 g
乌梅10 g	生石膏30 g^{先煎}	枸杞18 g	淮牛膝18 g

适应证:口干舌燥,烦渴欲饮,消谷善饥,小便频数,舌红苔黄,脉滑数,病程较短之肺胃津伤燥热者。

[病案举隅]

章××,男,48岁。1985年10月3日初诊。诉1月来口渴而苦,喜饮凉茶,多食易饮,心烦易怒,明显消瘦,小便多而尿急难忍,大便干燥,舌尖红,苔薄黄,脉滑数。检查:血糖13.2 mmol/L,尿糖(++++)。此肺胃阴伤燥热,以养阴清热法治之,上方加桑白皮18 g、熟大黄6 g,6剂。

二诊:口干减轻,口苦消除,饮食略减,大便已调,上方去熟大黄,继服30余剂,诸症消除,体重复原。复查空腹血糖7.2 mmol/L,尿糖(-)。

(三)益气养阴、化痰宣痹法

处方:

潞党参18 g	黄芪20 g	淮山药15 g	生地15 g
瓜蒌壳15 g	桂枝10 g	法半夏7 g	陈皮10 g
茯苓15 g	丹参18 g	川芎10 g	石斛15 g
天花粉15 g	炙甘草7 g	三七粉5 g^{分次吞服}	

适应证:口干食少,短气自汗,胸闷、心悸之糖尿病,并发冠心病者。

[病案举隅]

高××,女,74岁。1979年3月10日来诊。自诉患糖尿病已8年,空腹血糖15.6 mmol/L左右,尿糖(+++~++++)。病初口渴饮冷,心烦易怒,夜尿频数,饮食一般,人渐消瘦。服降糖灵(盐酸苯乙双胍)等药物,病情曾一度控制。近2年来,口干思饮,胸闷自汗,有时感心前区隐隐作痛,食饮不香,倦怠乏力,面色萎黄,舌质淡紫,苔白滑,脉细弱而偶有间歇。检查:空腹血糖 15 mmol/L,尿糖(＋＋＋)。心电图示心肌供血不足,左束支不完全性传导阻滞。予上方服用 3 月,胸闷心痛消失,精神饮食好转,心律整齐。复查空腹血糖 10 mmol/L,尿糖(＋)。嘱继续服用本方,以巩固疗效。

(四)补肾养阴、清热明目法

处方:

生地 15 g	熟地 15 g	淮山药 15 g	女贞子 10 g
石斛 15 g	旱莲草 10 g	丹皮 10 g	天花粉 15 g
菊花 10 g	枸杞 10 g	川芎 10 g	青葙子 10 g
红花 10 g	密蒙花 10 g		

适应证:糖尿病合并视网膜病变或白内障者。

[病案举隅]

李××,女,58 岁。1980 年 3 月 6 日来诊。自诉已患糖尿病 5 年,血糖高时可达 16.7 mmol/L,尿糖(＋＋＋＋)。一直未控制饮食及坚持治疗。近月来头昏眼花,视物模糊,就诊医院诊断为"糖尿病合并早期白内障"。刻下症见:头昏口干,眠差梦多,两眼干涩发痒,视物不清,舌质嫩红,少苔,脉沉细数。予上方加枣仁 15 g,6 剂后睡眠改善,去枣仁,继服 30 余剂,诸症消除,感两眼舒适,视物较前清晰。复查血糖 11.1 mmol/L,尿糖 ＋＋。于上方加入三七粉 3 g,每日分 2 次冲服,继服年余,血糖、尿糖已接近正常,视物清楚。述眼科复查结果:白内障较 1 年前减轻。

(五)益气养阴、温肾扶阳法

处方:

黄芪 30 g	黄精 30 g	熟地 15 g	淮山药 15 g
麦冬 15 g	炮附片 10 g^{先煎}	上桂 6 g^{后下}	五味子 10 g
焦术 10 g	菟丝子 10 g	覆盆子 15 g	石斛 10 g
益母草 15 g			

适应证:糖尿病气阴两虚、肾阳不足者。

[病案举隅]

范××,男,24 岁。1987 年 11 月 20 日来诊,自诉患糖尿病 10 多年,现觉头晕无力,神倦食少,浮肿,下肢为著,尿频尿急,淋漓不尽,畏寒自汗,易于感冒,面色不华,舌胖而淡,苔白,脉沉细。辅查:空腹血糖 14.9 mmol/L,尿糖(+ + + +),尿蛋白(+ + +),颗粒管型 0 ~ 1/HP。服上方 18 剂后诸症减轻,血糖降至 11 mmol/L,尿血(- ~ + +),尿蛋白(+),药见效机,嘱常服缓图。

(六)凉血清热、解毒通络法

处方:

生地 20 g	丹皮 10 g	赤芍 15 g	苡仁 15 g
草薢 15 g	黄连 10 g	黄柏 20 g	红花 10 g
蒲公英 15 g	紫草 10 g	广木香 7 g	半枝莲 15 g
牛膝 15 g			

适应证:糖尿病并发下肢红肿感染者。

[病案举隅]

黄×,女,60 岁。1978 年 7 月 20 日来诊。自诉患糖尿病 5 年余,且素患癣疾,5 天前足趾溃烂,有脓性分泌物,2 日后迅速延及双足红肿至踝部,瘙痒灼热,触之疼痛,曾用足癣药水外搽,均无效果。心烦、口干,舌质红,脉细数。予上方 6 剂,3 剂煎汤外洗及湿敷。5 日后下肢红肿消退,足趾溃烂好转,继用 3 剂外洗并湿敷,溃烂告愈。转用养阴清热法,图治糖尿病,拟下方常服:

生地 15 g	麦冬 15 g	山萸黄 10 g	淮山药 15 g
丹皮 10 g	泽泻 15 g	天花粉 20 g	黄连 6 g
北沙参 15 g	知母 10 g	丹参 15 g	红花 10 g
女贞子 10 g	旱莲草 10 g	牡蛎 24 g先煎	

八、漫话痰瘀交阻

袁老常说,疾病发生后,邪正对比关系决定着疾病发展的方向。若邪气盛正气衰,则病趋恶化;正气盛邪气衰,则病势减轻,可臻痊愈。因此,对正虚者当以扶正为主,自不待言;而对邪实者,如属痰瘀为患,临证治疗应首重祛痰行瘀。

袁老认为,痰之生成首责正气不足、脏腑失调,其中肺、脾、肾、三焦四者关系最为重要。四者中又以脾气为主,如果脾气运化失司,下能尽散水精上归于肺,以敷布全身内外,濡养百脉,则肺气不能下降,三焦失于通调,气亦不能下交于肾,肾气不能正常蒸化水液,水液停滞中焦,泛溢表里,即可积液为饮,煎熬成痰。若感暑、湿、寒、热之邪,或饮食不节,起居失宜,情志抑郁,致脏腑运化失司,影响气机升降出入,或营卫气血运行不畅,亦能致水谷精微不得敷布,津液停积而生痰。总之,气虚气滞、寒热失常是形成痰饮的主要原因。

袁老指出瘀是重要的致病因素,瘀的概念有二,一为瘀滞不行的血液,一为血液运行不畅。其中:包括溢出经脉外而积存于组织间隙的血液,或因血液运行受阻而滞留于经脉以内以及淤积于器官内的血液。但血液运行正常与否,关键还在于气。"气为血帅",气行则血行,气滞则血瘀,气虚则不能推动血液运行亦可致瘀,故气对血的影响最大,气虚气滞均能导致血瘀。由此可见,气机阻滞不仅生痰,而且也导致血瘀。因此,痰瘀常可相互影响、相互转化,互为因果。痰瘀凝聚必阻碍气血运行,气血不畅必脏腑功能失调,痰瘀交阻愈甚则气机愈加郁滞,反之亦然。

痰瘀交阻有脉证可辨,临床常见而色晦暗,目眶黯黑,疼痛多以闷痛为主(闷多为痰,痛多为瘀),舌体多胖,青紫有瘀斑,苔白腻,脉多弦滑或细涩结代。此外,可根据痰瘀交阻之部位不同,而有不同的临床表现。如痰瘀交阻于心,可见胸痹闷痛、心悸;阻滞于肺则咳喘咯痰;上扰于头可见眩晕昏冒,甚而出现中风证候;阻于经络可见肢体麻木或半身不遂。另外,现代医学所指的很多心血管、中枢神经系统的疾患,按照中医辨证,多与痰瘀交阻有关。临证必须针对现证及病程进行全面分析,审察瘀阻之所在及其轻重,随证施治。或以治痰为主,或以治瘀为先,但应两者兼顾。若单用化痰则瘀不去,纯用祛瘀则痰不化,必须痰瘀同治,治痰不忘瘀,治瘀须顾痰,采用化痰活瘀通络兼顾之法,进行辨证论治,才能分化痰瘀交阻之势,逐步取得治疗效果。

第七章　名案介绍

一、冠心病案

[病案举隅]

杨××,男,54 岁,工人。1977 年 1 月 26 日初诊。自述心悸、心绞痛已半年余,曾于 1976 年 9 月 11 日在某医院做心电图检查:交界性期前收缩,室性差异性传导,室性期前收缩,Ⅰ、Ⅱ、2VF 之 ST 下降 0.1 mV。血脂检查:总胆固醇为 12.8 mmol/dL,三酰甘油 7.94 mmol/dL,诊断为"冠心病",具体治疗不详。现仍感心累、心痛阵作,胸闷气憋,动辄气促,行走困难,自汗多,面浮而苍白,形体虚胖,舌淡胖嫩,苔白滑,脉来三五不调,结代频频。辨为心悸,证属气阴两虚,治以补心益气,温通心阳,兼以活血、化痰通络之法治疗,用炙甘草汤加减,拟方如下:

炙甘草 12 g	茯苓 30 g	潞党参 15 g	桂枝 9 g
郁金 10 g	泽泻 15 g	法半夏 12 g	丹参 15 g
薤白 9 g	川芎 9 g	广木香 9 g	红花 6 g
当归 9 g	远志 6 g	三七粉 1.5 g 早晚分吞	

二诊:服前方 35 剂后,诸证明显好转,结代脉已显著减少,胸闷气憋大为减轻。原方加佛手 9 g、淮山药 15 g、陈皮 6 g,继服 15 剂。

三诊:服前方后,症状进一步改善,偶感心累、心痛,胸闷气憋不明显,可缓慢行走 20 分钟左右,面色仍晄白,形体偏胖,舌淡胖嫩,苔白滑,脉偶有结代。效果明显,仍以养心化痰、活血通络之方,拟方如下。

炙甘草 18 g	潞党参 15 g	薤白 15 g	茯苓 30 g
瓜蒌壳 18 g	桂枝 9 g	法半夏 10 g	丹参 18 g
广木香 9 g	远志 9 g	当归 9 g	红花 6 g
赤芍 9 g	川芎 9 g	郁金 9 g	

后以此方为基础随证加减,心悸、脉结代症状反复时,加大炙甘草、潞党参、桂枝的用量,再加入太子参,以增强益气通阳复脉的作用;血压高,肝阳上亢则加决明子、淮牛膝、牡蛎以平肝潜阳;血脂高以茵陈、山楂泡水常服。经治 1 年余,共服 396剂,坚持每日分次服用三七粉,并嘱其少食膏脂厚味饮食,患者一直未再服用西药,可经常散步、打太极拳锻炼,结代脉也逐渐消失,诸证悉平,精神转佳,面色红润,舌转正常。随访 5 年,患者身体健壮,能从事体力劳动,1982 年 5 月 21 日复查心电图结果:窦性心律,电轴无偏移(+45°),正常心电图。复查:总胆固醇 6.7 mmol/L。

按:患者年岁较大,形体虚胖,心阳心气不足,运血无力,血行不畅,致气机壅塞,痰浊瘀血乘其胸阳之位,舌质胖淡,袁老以益气通阳复脉,兼以化痰活血通络为法,用炙甘草汤加减进治,因心阳心气不足为病之本,故去生地、麦冬、阿胶、麻仁,重用炙甘草,以通经脉,利血气,复其血脉;配桂枝、党参、茯苓益气通阳,协炙甘草复脉,共为主药;瓜蒌壳、薤白滑利通阳,开胸中结气;法半夏、远志化痰开窍;当归、川芎、郁金、红花、三七活血;广木香行气、泽泻利湿,配伍适宜,故能振其心气与心阳,宣其阴邪之痹阻,故投药见效。冰冻三尺,非一日之寒。此后,据证加减,总以益气通阳为主,兼以化痰行气活血为治,渐次加重炙甘草、党参、桂枝的用量,进剂三百有余,兼调摄有方,活动知度,遂使心气渐复,胸阳振奋,气机宣发,有如光照万物,阴霾四散,痼疾得愈。

二、中风(脑血栓)案

[病案举隅]

姚×,女,64 岁,1973 年 4 月 18 日初诊。家属代诉。一天前下午因家务劳累,感左上肢及左下肢发麻,肢体沉重,进行性加重,数小时后,左侧身体活动不便,左手足无力,神志尚清。入夜思睡,神志朦胧,喉间痰鸣,时有鼾声,呼之能应,语言不清,左半身不遂,大便未行,小便黄少,颜面潮红,左侧鼻唇沟变浅,伸舌不利,舌质红,苔黄厚,脉弦滑而数。治宜潜阳镇逆,熄风化痰,拟方如下:

生石决明 30 g^{先煎}	生牡蛎 30 g^{先煎}	代赭石 24 g^{先煎}	淮牛膝 30 g
生白芍 18 g	钩藤 15 g	法半夏 10 g	川贝 9 g
胆南星 9 g	石菖蒲 6 g	决明子 30 g	黄芩 9 g
竹沥 60 mL			

加生姜数滴,频频喂服,3剂。

二诊:1973年4月21日。药后神志稍清,语言略好,余症如前,大便数日未行,于上方加入生大黄7 g(后下),2剂。

三诊:1973年4月24日。服上方后大便得下,病情未再加重,上方去大黄;继以竹沥加生姜汁服用,继服6剂。

四诊:1973年4月30日。服药后,患者神志语言清楚,舌质红渐次减轻,黄苔化薄,但左侧肢体仍不能活动,麻木,感觉欠佳,有时觉痛,内风渐平,舌质偏红,苔较前减薄,尚属黄厚而腻,脉弦而滑。于潜阳熄风中增入滋阴清热、化痰通络之品,拟方如下:

生石决明30 g先煎	牡蛎30 g先煎	生白芍20 g	钩藤15 g
淮牛膝18 g	生地15 g	川贝10 g	法半夏10 g
枸杞10 g	石菖蒲6 g	鸡血藤18 g	桑枝21 g
元胡10 g	夏枯草10 g		

竹沥60 mL分次加入服用,6剂,水煎服。

五诊:1973年5月10日。服药后,患者病情进一步改善,神志语言清楚,心烦眠差,口干不欲饮,诉左侧上下肢疼痛,麻木。舌质红,苔退,脉细弦,已不数。以滋阴清热、化痰通络法治之,杞菊地黄汤加减。

枸杞10 g	菊花10 g	生地18 g	赤芍9 g
白芍9 g	丹皮10 g	桑寄生15 g	淮牛膝15 g
川贝10 g	法半夏10 g	牡蛎24 g先煎	丹参15 g
枣仁15 g	山栀炭10 g	地龙10 g	鸡血藤18 g
元胡10 g			

6剂,水煎服。

此后,在上方基础上据证加减,并嘱功能锻炼,左侧肢体逐步活动,经治半年痊愈,思维行动如常,随访9年未再复发,健康尤恙。

按:患者为阴虚痰热之体,年老,气血失调,阴亏于下,阳亢于上,又因长期吸烟,痰热内蕴,因其劳累,引动肝风,风火交煽,致气血逆乱,气血痰火并于上,神明被蒙,风痰痹阻经脉,故而引起神志不清,半身不遂。中风初起,以潜镇摄纳,平肝熄风为主治,生石决明、生牡蛎、代赭石重镇潜阳,平肝熄风;钩藤、决明子熄风散热;痰因火动,故以黄芩苦寒降火,淮牛膝引血下行,折其亢盛之风阳;生白芍入肝,敛肝之液,收肝之气,柔肝熄风,使气不妄行;法半夏、川贝、胆南星、石菖蒲及竹沥通窍除痰,使气下行,合而有镇肝熄风、降火除痰之功。药后风势渐平,增入生大黄,导热下行,风火潜藏,故神志语言清晰。服药11剂后,风火之势已退,阴虚痰热显露,故减少潜阳熄风之品,增入滋阴清热、化痰通络药物以复肝肾之阴、清热平肝、化痰通络,标本兼顾。风火平熄后,改用滋补肝肾、清热宁神、化痰通络法殿后,病情逐渐好转,调治半年而愈,思维敏捷,左侧上下肢活动复常。本证阴虚痰热,故初中风时滋阴腻滞之品不宜,以免壅塞气机,反使痰火恋滞,难以降泄,待肝风平熄后,才转滋阴清热、化痰通络法,杞菊地黄汤加减,增加化痰活瘀通络之品以标本同治,治法有序,方药中的,半年后痊愈。

三、柴胡桂姜汤验案

[病案举隅]

◎病案一:放疗后遗味觉缺乏症

黄×,男,54岁,1990年4月6日初诊,因患扁桃体癌,手术摘除后行放射治疗(简称"放疗"),术后味觉缺乏,食不知味,冷热不辨,口中无唾液分泌,干渴引饮,随身必携带水壶,不断饮之以润口腔。颈部两侧放疗处皮肤发黑,周围红肿,耳鸣如笛,耳心跳痛,两太阳穴处胀痛,心中烦甚,大便干秘,小便清利,舌质淡而舌边有瘀斑,满布白苔,黏腻而厚,脉弦滑。证属少阳风火上干,水饮上蔽清窍,治宜清泻少阳郁火,化饮以开窍闭,拟柴胡桂姜汤加味:

柴胡20 g	黄芩10 g	龙胆草10 g	桂枝10 g
干姜10 g	天花粉40 g	牡蛎20 g^{先煎}	藿香10 g^{后下}
佩兰15 g	砂仁10 g^{后下}	当归10 g	菖蒲10 g
红花10 g	炙甘草9 g		

6剂,水煎服。

二诊:药后耳鸣及耳心跳痛消除,心烦减轻,大便已调,腻苔退薄,余症同前,上方去龙胆草,继服6剂。

三诊:口中味觉有所恢复,食入已有冷热感觉,口渴依旧,舌质尚淡,苔腻大减,脉弦缓,药见效机。前方去佩兰,加黄芪15 g、茯苓15 g、焦术10 g,续进12剂。继服24剂,味觉完全恢复,口渴有所减轻。

按:本案味觉缺乏,系放疗杀伤味觉细胞所致,似与柴胡桂姜汤无涉,但耳鸣及耳心跳痛、颈两侧皮肤红肿,皆少阳经之分野,乃少阳胆火循经上扰之征。食不知味,口渴无度,又审得舌质淡,舌边有瘀斑,苔白厚腻,脉弦滑,为浊瘀闭塞口窍使然,故用仲景柴胡桂姜汤治之,用龙胆草助柴胡、黄芩清泄少阳风火;藿香、佩兰、菖蒲、砂仁芳化醒脾,助桂枝、干姜温化水饮;牡蛎、天花粉泄水散结,生津止渴;当归、红花活血开窍。三诊湿化后又增入黄芪、茯苓、焦术,以益气健脾,养血助正,促使湿浊消散,药服20余剂,少阳郁热得除,浊瘀得以宣化,窍闭开通,故味觉复常。

◎ 病案二:特发性震颤

钱×,男,56岁,1988年10月16日初诊。素体脾胃虚弱,长期心绪不悦,郁郁寡欢,食少神疲。1年前感右手颤抖,时作时止,不能自控,持物劳作尚不受影响,未加重视。历时半年,手颤渐次加重,且愈加注意或情绪紧张时颤抖愈发严重,工作或睡眠时手抖可停止。并觉双下肢沉重,行走时抬腿不高,稍遇不平则易跌倒。多次经神经科检查及脑电图、脑血流图检查,均示正常,诊断为"特发性震颤"。用安坦(盐酸苯海索)、左旋多巴、维生素治疗未效。半月前冒风受雨,恶寒头痛,周身酸楚,脘痛连胁,满闷不适,恶心欲吐,口泛清涎,心烦口苦,腹胀便溏,小便短少,下肢浮肿,右手颤抖加剧,写字持物均有不便,双侧大腿中段有15 cm宽的带状麻木,沉重无力,行走时双下肢强硬,举步困难,跨步不大,颤抖欲倒。半年来,中西医多方施治,毫无寸效,遂请袁老诊治。见其神志清楚,淡漠寡言,面色不华,舌质淡,苔白滑,中厚腻,脉沉弦而缓。证属邪郁少阳,枢机不运,三焦气化失司,水气内停,治宜运转少阳枢机,温阳化气行水,拟柴胡桂姜汤合苓桂术甘汤、真武汤合方加减:

柴胡 20 g	黄芩 10 g	桂枝 10 g	焦术 10 g
茯苓 20 g	干姜 10 g	制附片 10 g[先煎]	牡蛎 24 g
生姜 20 g	川朴 10 g	桑枝 20 g	木通 10 g
藿香 10 g[后下]	砂仁 10 g[打、后下]	党参 15 g	

二诊:服药6剂后脘痛及两胁闷胀得除,泛涎欲呕亦止,饮食增加,大便已调,小便量增,下肢浮肿减轻,唯颤抖如前,白苔稍减,前方去黄芩,再进6剂。

三诊:诸症悉减,下肢行走力量有增,颤抖、强硬、麻木均有好转,已不再跌倒,苔转薄白,水气渐化,方中加入黄芪20 g、当归10 g、川芎10 g、木瓜10 g、鸡血藤20 g,减生姜,服药4个月,手足颤抖麻木渐至平息,精神饮食好转,随访6年未再复发。

按:颤抖麻木之证,多属肝风内动、气血不荣所致。但本案颤抖,为时1年,迭进平肝熄风、祛风化痰诸方不效,考虑与患者素体虚弱,心绪不悦,已致肝木侮土,脾运失健，水饮内停。此次复感外邪郁于少阳，引动宿饮。袁老指出，其辨证眼目，在于脘胁闷胀，脉沉弦而缓，《金匮要略》曰"脉得诸沉者，当责有水"，脉弦缓乃寒饮之征，水气上攻则头痛头眩，停于中则脘胁闷胀，侮于脾则腹胀便溏，停于下则小便不利，壅遏于肌肤筋脉，闭阻经气，致营卫行涩，经络痹阻，则麻木肿胀，肢节作困，颤抖强硬，故予柴胡桂姜汤合苓桂术甘汤、真武汤合方加减，意在疏解少阳郁滞，运转枢机，温化水饮，用柴胡、黄芩以转运少阳之枢；干姜、附片、桂枝温化水饮；茯苓、焦术健脾利水；牡蛎消胸胁之满以泄水气；桑枝、木通、鸡血藤通窍利水，开关利节，活络逐邪；藿香、砂仁醒脾化湿；党参、黄芪、当归益气养血；生姜和胃散水；川朴理气消胀，助湿气消散。诸药合而使少阳枢机运转，三焦水道通调，水气得以温化蠲除，经气流畅，颤抖麻木得愈。

四、风温治验

袁老关于温病与伤寒之间具有承前启后关系的这一认识，充分反映在临床治疗的立方用药上，因而素以治疗温病见长。现将他治疗产后风温的病案介绍如下。

［病案举隅］

曹××，女，38岁，已婚。因阴道出血不止而昏倒，1973年10月7日急诊入院，诊断为"宫外孕"。于1973年10月10日上午行"左侧输卵管卵巢切除术及右侧输卵管部分切除术"，手术过程顺利。并使用青霉素预防感染。术后腹胀，自觉略有发热。术后第三天（1973年10月13日）晚忽发心慌气喘，呼吸困难，呈半坐卧位。查体：体温39℃，脉搏120次/min，呼吸60次/min，呼吸短促，鼻翼翕动，口唇及指甲发绀，舌质红，苔白。颈软，右下背部叩诊呈浊音，可闻及明显的支气管管样呼吸音及湿性啰音，左下肺可闻及少许湿性啰音。心律齐，心尖区可闻及Ⅱ级收缩期吹风样杂音，无舒张期杂音。腹胀，肠鸣音活跃。血常规示：Hb 8.5 g/L，RBC 3.03×10^{12}/L，白细胞（WBC）13.8×10^9/L，中性粒细胞（N）81%，淋巴细胞（L）19%。X线检查示：右肺下叶大片状密度增加之阴影。正位片显示边缘模糊；侧位片显示上界边缘清楚，余边缘模糊，膈肌外形及肋膈角消失，左肺基底部亦有密度增加之模糊阴影，边界不清，左肺第一肋间有条状陈旧性结核病灶。

内科急会诊，诊断为"右下大叶肺炎"，给予庆大霉素、卡那霉素及氯霉素、红霉素交替使用,并经静脉滴注氢化可的松等处理,病情曾一度好转。但从 1973 年 10 月 21 日起,体温又升高(38～39.4 ℃),患者自觉胸闷痛、呼吸困难,咳嗽咯痰,一般情况极差。1973 年 10 月 24 日邀请袁老会诊后停用一切西药。

初诊:患者体温 39.4 ℃,呼吸 46 次/min,脉搏 145 次/min,胸闷痛,呼吸不适,舌质红,略有白苔,口苦,面色黄淡,脉虚数无力,欠匀整。袁老辨证为术后体虚,加受新感,为风温热邪入气分,气阴两伤,邪势留恋。治疗应邪正兼顾,用养阴益气、清宣肺热法以扶正祛邪。选用白虎加人参汤合千金苇茎汤加减,拟方如下。

红参 9 g	生石膏 24 g^{先煎}	知母 6 g	桔梗 6 g
枇杷叶 6 g	杏仁 12 g	前胡 9 g	瓜蒌壳 15 g
连翘 9 g	茯苓 15 g	鱼腥草 30 g	白前 9 g
法半夏 9 g	冬瓜仁 15 g	苇根 21 g	甘草 3 g
苡仁 15 g			

2 剂,水煎服。

二诊:服上方 2 剂后,体温下降至 37.6 ℃,脉搏 86 次/min。脉象转滑而柔和。诉胸痛减轻,右侧胸胁感闷胀不适,眠后多汗,动则气稍促,已能转侧,稍有咳嗽。原方加减如下。

红参 9 g	生石膏 30 g^{先煎}	川贝母 9 g	前胡 9 g
佛手 9 g	蒲公英 15 g	白前 15 g	冬瓜仁 18 g
杏仁泥 15 g	桔梗 6 g	枇杷叶 9 g	瓜蒌壳 15 g
连翘 15 g	炒厚朴 9 g	鱼腥草 30 g	芦根 30 g
茯苓 15 g	苡仁 15 g	甘草 3 g	

3 剂,水煎服。

三诊:服药后,复查血常规,Hb 10.5 g/L,RBC 3.28×10^{12}/L,WBC 7.5×10^9/L,N 76%,L 24%。热已退(体温 37.2 ℃),病状明显减轻。已能进食,胸部稍闷,偶有虚热、倦怠乏力、便秘,舌质舌苔正常,脉细弱。由于阴虚气弱,宜养阴清热,扶正以清余邪,拟方如下。

太子参 15 g	沙参 15 g	玉竹 9 g	瓜蒌壳 15 g
前胡 15 g	芦根 18 g	炒桔梗 4.5 g	黄芩 9 g
连翘 12 g	炒枳壳 6 g	苡仁 15 g	茯苓 15 g
枇杷叶 9 g	杏仁 9 g	麦冬 15 g	火麻仁 15 g
鱼腥草 30 g	生地 15 g	地骨皮 9 g	郁李仁 9 g
百合 18 g	冬瓜仁 15 g	生甘草 9 g	

4剂,水煎服。

四诊:1973年11月14日。热已退尽,舌质干瘦,略有黄苔,脉弦滑。肺之邪热已退,气阴两虚,正虚未复,尚觉倦怠乏力,右侧卧时右肋偶感不适,大便正常,饮食增加,仍宜清化余邪。

太子参18 g	沙参15 g	连翘9 g	天花粉9 g
玄参18 g	百合18 g	瓜蒌壳15 g	生地15 g
淮山药15 g	炒桔梗4.5 g	苡仁18 g	竹茹6 g
冬瓜仁24 g	芦根30 g	黄芩6 g	炒枳壳4.5 g
法半夏4.5 g	甘草4 g	鱼腥草30 g	火麻仁15 g

5剂,水煎服。

五诊:复查X线示,右下肺病变已基本吸收,但肋膈角仍显示模糊,膈肌位置上升,左下肺病变已吸收,肋膈角显示清晰。观察13日,患者治愈出院。

按:患者为宫外孕手术后并发大叶性肺炎,此病属于祖国医学的"肺热喘咳",临床上一般按"风温"辨证论治。根据病人的发病经过和当时脉证,袁老辨证属产后风温,气阴两虚,正虚邪热内陷,流连不解。治宜益气养阴,清宣肺热。选用白虎加人参汤合千金苇茎汤加减,清补并用,以扶正祛邪。用红参以益气扶正,白虎汤合千金苇茎汤清热宣肺,化痰平喘。

关于白虎加人参汤的临床应用,袁老的经验是:凡温病热入气分,气分热盛出现高热、汗出、口渴或邪热壅肺,咳喘口渴而气阴两伤,津液不足,均可应用。因患者体虚多汗,脉象虚数,故虽属于热邪壅肺,但也不宜使用麻杏石甘汤。因麻黄虽平喘,但可发汗。使用千金苇茎汤及宣肺化痰清热之剂治之,以适应当时的病机变化,自然能收到热退正复的效果。

患者流产3次,此次又行"宫外孕手术",术后第三天并发大叶性肺炎,机体抵抗力较差,属正虚邪实,虚实夹杂。袁老根据温病卫、气、营、血辨证的规律及产后风温的治疗特点,以扶正祛邪并重,除选用上述方剂外,还增用前胡、白前、杏仁、枇杷叶、桔梗、法半夏、茯苓、瓜蒌壳以宣肺清热化痰,连翘、鱼腥草以清热解毒。患者第三次复诊时,属阴虚余热未尽,改以益气养阴为主,佐以清宣肺热,用太子参、沙参、玉竹、麦冬、生地、百合、玄参、天花粉、连翘、桔梗、法半夏等,以善后调理。由于辨证治疗恰当,所以收到很好的疗效。

五、痿躄案

[病案举隅]

◎病案一

赵××,女,46岁。1987年10月3日初诊。患者由人背着来诊,自诉双下肢无力颤抖,不能行走已半年,平素急躁,遇事多思善怒,1年前因工作不利,致心情郁闷不安,口干而苦,呃逆频频,呃声响亮,尿意频数,渐感双下肢发抖,逐步加重,不能自控,半年前终致不能站立行走。纳食偏少,腹痛气胀,大便不爽,进食油腻之品,易于腹泻,一日2~3次,似排之不尽。精神紧张,无明显消瘦,扶之站立则双下肢颤抖剧烈,肌肉松弛。舌红润,苔薄白,脉细弦。经西医多种检查,均示正常,拟疏肝和胃、调畅气机之法,以四逆散加味进治。

柴胡 10 g	生白芍 15 g	枳实 10 g打	佛手 9 g
当归 10 g	川芎 10 g	广木香 9 g	青皮 10 g
陈皮 10 g	淮山药 10 g	山栀炭 7 g	枣仁 15 g
丹参 15 g	炙甘草 10 g		

6剂,水煎服。

二诊:1987年10月12日。药后呃逆减少,腹痛腹胀大为减轻,余症均有好转,但身痛楚,痛处不定,腿足不利,颤抖似有所减,心情急躁时,腿颤如前。月经不调,脉弦细,续以疏郁和气血为治。上方去青皮、陈皮、山栀炭、枣仁,加制香附10 g、淮牛膝15 g、桑枝20 g、太子参15 g,6剂,水煎服。

三诊:1987年10月24日。服前方6剂后感症状改善,继服6剂,感两腿较前有力,可站立扶墙行走,双下肢颤抖减轻,饮食睡眠好转。时耳鸣,脑内嗡嗡作响,头痛,双眼有时充血,眼胀不适,舌平,脉弦细滑。拟柔肝疏郁,佐以凉肝熄风,潜镇之法,拟方如下。

柴胡 10 g	生白芍 15 g	枳实 10 g^打	太子参 15 g

柴胡 10 g　　　生白芍 15 g　　　枳实 10 g^打　　　太子参 15 g

钧藤 10 g　　　丹皮 10 g　　　菊花 10 g　　　白蒺藜 10 g

淮牛膝 15 g　　佛手 10 g　　　桑枝 21 g　　　牡蛎 30 g^{先煎}

丹参 18 g　　　炙草 6 g

10 剂,水煎服。

四诊:1987 年 11 月 5 日。药后诸症继续好转,逐渐能自己行走,双腿有力,已不颤抖,唯在情志激愤时颤抖发硬,但程度较前大为减轻,腿脚不利仍有发生,肝郁诸症大为好转。偶有呃逆,消化欠佳,食油腻食品,间或有腹泻,上方续调,再进6 剂。

此后,总以四逆散或逍遥散据证略为加减,历时半年而愈,患者能操持家务与工作,但情绪波动时,呃逆、眼红、尿频、腿颤尚有发生,嘱其遇事泰然,情志舒畅,以免郁闷而百病由生。

按:痿躄一证,指肢体筋脉弛缓,手足痿软无力,不能行动而言,危害极大。其致病原因大抵可因外感邪气所致,或是风寒,或是湿热之邪,侵犯筋脉、肌肉,致弛缓无力;抑或是外感温热邪毒,侵犯筋脉肌肉,亦可致痿;温病耗伤肺胃之阴,致不能输布津液,濡养筋脉而发病;因内伤所致者,多见于久病体虚,肝肾亏虚,精血不足,肌肉、筋脉失于濡养而致。多以清热生津,养肺益胃,或滋养肝肾,或清热化湿为治。而本案,袁老认为患者乃因郁证所致,盖郁证表现复杂,此虽下肢颤抖,痿软无力,但纵观全证及发病过程,乃是情思不畅、肝气郁结所致,郁怒伤肝,诸症亦起。正如《鲦溪医论选》引沈明生曰,"凡木郁之病,风之属也。其脏应肝胆,其经在胁肋,其主在筋爪,其伤在脾胃,在血分,其性喜调畅,故在表者当疏其经,在里者当疏其脏,但使气得通行。"又曰"血郁者,四肢无力"。肝藏血、主筋,故肝气郁结,则血郁滞,气血郁滞,则筋脉失荣,故见下肢颤抖,痿软不用;久郁不解,则肝胃气血不调之证;腹痛腹胀,呃逆食少,腹泻乏力,脉弦而细,诸症迭起。故先以四逆散疏肝理气,畅达木郁,继之进退于逍遥散,疏肝健脾,调气养血,佐以通行血脉之品,痿躄告愈。

◎ **病案二**

郭××,女,19 岁。于 1973 年 11 月 11 日初诊。因 3 年来走路不稳、言语不清而来求治。患者于 1970 年开始发现两下肢行动无力,痿软麻木,走路如醉酒状,讲话不清,舌头发硬,全身无力,以后病势逐渐发展,久经中西医治疗未效。家族史中，父母均健在，患者的姐姐于 10 岁时出现走路不稳，行动无力，常摔跤，逐渐发展到语言障碍，视力逐渐减退，后因呼吸麻痹而于 15 岁时辞世。其 2 个弟弟、1 个妹妹亦于十几岁发病，病证同上。刻下症见：双下肢痿软无力，举足困难，步行徐缓，言语含糊不清，腰痛，畏寒喜温，视力减退，面色苍白，神疲倦怠，口淡食少，舌质淡，苔薄白，脉右手细弱，左手略弦滑。袁老辨证为痿躄，病属肝肾两虚，气血不足，筋脉肌肉失其濡养所致。治以滋补肝肾，补气养血，佐以通络，搜风养筋，以冀控制病势的发展，拟方如下：

生白芍 30 g	熟地 15 g	狗脊片 15 g	汉防己 9 g
桂枝 9 g	鸡血藤 18 g	枸杞 15 g	当归 9 g
潞党参 15 g	续断 15 g	地龙 9 g	淮牛膝 15 g
红花 4.5 g	黄芪 15 g	土茯苓 15 g	草薢 15 g
川芎 9 g	广木香 4.5 g	炙甘草 9 g	百合 18 g
土鳖虫 6 g			

6 剂，水煎服。

二诊：1973 年 12 月 24 日。服上方 12 剂后，感觉精神较佳，双下肢知觉稍有恢复，有时感觉疼痛，但痿软无力同前，头部稍感疼痛，舌质淡，脉弦细，其证仍如前述，拟原方加减。

生白芍 30 g	黑附子 4.5 g^{先煎}	潞党参 30 g	黄芪 15 g
淮牛膝 15 g	狗脊片 20 g	桂枝 12 g	土鳖虫 6 g
枸杞 15 g	当归 15 g	汉防己 15 g	巴戟天 9 g
地龙 9 g	土茯苓 30 g	淫羊藿 18 g	熟地 18 g
草薢 30 g	川红花 6 g	川芎 9 g	续断 18 g
炙甘草 24 g	陈皮 9 g	鸡血藤胶 18 g	

日 1 剂，连服 1 月。

三诊：1974 年 2 月 10 日。经连服上方月余后，病情有所好转，双下肢畏寒感减轻，行步稍稳，整个冬季，未因两腿痿软无力而摔跤，言语已稍见清晰，但因近患感冒，畏冷及腿软有所加重，未觉发热，时有腹泻，适值经期。舌质淡，脉右手细弱，左手稍带弦滑。治宜阴阳两补，气血双调，熄风通络。以温补肾阳为主，用金刚丸、地黄饮子合方加减。

黑附子 15 g^{先煎}	肉桂 9 g	枸杞 15 g	五味子 9 g
熟地 18 g	菟丝子 15 g	淫羊藿 24 g	当归 15 g
潞党参 30 g	生白芍 24 g	川芎 6 g	土鳖虫 9 g
狗脊片 21 g	地龙 9 g	广木香 9 g	制首乌 30 g
红花 9 g	鹿角霜 9 g	炙甘草 24 g	续断 21 g
鸡血藤胶 18 g	陈皮 9 g	秦艽 9 g	

6剂,水煎服。

四诊:1974年3月15日。怕冷又有减轻,语言较前清楚,腿部稍有力,面部转红润,舌质较前稍红,脉仍细弱。但服上方后,时有腹泻现象,余无特殊变化,病情基本稳定,症状有所改善,故仍以上方加减。

黑附子 18 g^{先煎}	当归 15 g	鸡血藤胶 15 g	肉桂 9 g
地龙 9 g	土鳖虫 9 g	肉苁蓉 15 g	草薢 18 g
生白芍 15 g	鹿角霜 9 g	黄芪 24 g	枸杞 15 g
菟丝子 15 g	秦艽 9 g	潞党参 24 g	巴戟天 9 g
淮山药 15 g	狗脊 15 g	淫羊藿 24 g	熟地 15 g
制首乌 24 g	广木香 6 g	红花 9 g	茯苓 15 g
续断 18 g	焦术 12 g	炙甘草 24 g	

6剂,水煎服。

五诊:1974年4月10日。精神转佳,怕冷进一步减轻,行走感觉稍稳。服药前无脚汗,现两脚有汗,已无腹泻现象,舌质由淡转红,脉由细弱转为有力。病情稳定,行走稍有进步。治法仍以温运滋阴、养血通络、温补肾阳为主,嘱其平时注意饮食营养和适当锻炼,以增强体质,巩固疗效。

黑附子 24 g^{先煎}	肉桂 9 g	鸡血藤胶 15 g	黄芪 24 g
熟地 15 g	桑寄生 15 g	潞党参 24 g	当归 15 g
五味子 15 g	焦白术 15 g	续断 18 g	巴戟天 9 g
枸杞子 15 g	红花 9 g	淫羊藿 30 g	土鳖虫 9 g
草薢 21 g	肉苁蓉 15 g	制首乌 24 g	秦艽 9 g
狗脊 15 g	鹿角霜 9 g	淮山药 16 g	广木香 9 g
炙甘草 24 g			

6剂,水煎服。

嗣后,对患者曾做过多次随访,病情稳定,没有大的反复。

按:本案患者曾经某医院神经科检查,确诊为"家族性痉挛性截瘫"。现代医学认为本病为家族遗传性变性疾病,该病的主要病理性改变是胸腰段脊髓两侧的皮质脊髓束的髓鞘及轴突的病变,并伴明显的胶质增生。本病发病缓慢,开始为两下肢的肌张力增高,呈痉挛性步态,病人举足困难,步行徐缓,常为不全性截瘫,如果病变继续发展至晚期,可出现言语含糊不清、吞咽困难、眼球震颤、视神经萎缩、共济失调、眼肌麻痹等。目前,对本病尚无有效的治疗方法。

袁老认为,本病按中医辨证论治应诊为"痿躄"。《素问·痿论》有皮痿、脉痿、肉痿、筋痿、骨痿之称。论其病机,由于皮毛虚弱,肌肉不仁,血脉空虚,筋虚干燥,骨枯髓减,逐步成为痿躄。袁老认为,五痿不能机械划分,应根据具体临床证候而辨。该患者初诊时,发病已3年,主要症状除两下肢行动无力、痿软麻木、走路如醉酒状、讲话不清、舌头发硬、全身乏力外,尚有腰痛、畏寒、面色白、视力减退等一系列肝肾两虚,气血不足,以肾阳虚为主的证候。故选方用药时,从肝肾两脏入手,贯穿着以温补肾阳为中心的治疗方案,用金刚丸、地黄饮子合方加减,重用黑附子。袁老在方中用黑附子的经验是:用量由小到大,并久煎,该患者黑附子用量由4.5 g增加到24 g,服药数十剂,并未发现中毒现象。相反,肾阳虚症状有所改善。病初畏寒重,两下肢冰冷,需穿两双袜子并加盖厚被才能入睡,经治疗后,怕冷明显减轻,并有脚汗。袁老认为,甘草炙之则气温,能补益气血,用量宜大才有效。该患者炙甘草用量大至24 g,未见浮肿。

患者通过半年的治疗,临床症状减轻,病情稳定,随访8年未复发,取得较为满意的效果,说明该例以温补肾阳为主辨证治疗是有效的。

六、当归四逆汤治疗无脉案

[病案举隅]

张××,男,45岁。患者居住于高寒地区,25年前渐感心慌、气促伴双下肢关节疼痛,曾因劳累突然昏迷不省人事,经西医按脑血栓治疗而好转出院。10天前突感上肢疼痛难忍,尤以肘关节以下为甚。两手掌颜色变紫,脉搏消失,经××医院诊断为"风心病""双上肢动脉栓塞",未经特殊治疗,右上肢麻木胀痛渐渐消失,皮色、皮温正常。现觉心慌气促，气短乏力，咳嗽痰多，肢软，头昏头闷，胀痛，左手臂、手指麻木疼痛，冷感，尤以关节部位为甚，遇寒则加剧，纳差少寐，小便黄少，舌质红，苔薄黄腻，左脉细涩欲绝，时有时无，右脉细滑。辨证为阳虚内寒，气血不足，寒湿中阻，血脉不利。治宜养血温经通脉，拟当归四逆汤加减：

当归 15 g   桂枝 12 g   生白芍 25 g   木通 15 g

细辛 3 g   丹参 24 g   防己 15 g   黄芪 24 g

地龙 15 g   红花 6 g   苡仁 24 g   桑枝 30 g

秦艽 10 g   淮山药 15 g   茯苓 18 g   炙甘草 9 g

大红枣 9 枚

10 剂，水煎服。

二诊：诸症减轻，左脉沉细微稍迟，右脉细小弦，手足仍感冷，前臂紧痛，头昏，头胀，痰多。用当归四逆汤既见效机，仍以原方加减。原方去淮山药，加钩藤 15 g、川芎 15 g、元胡 10 g，加重丹参、桂枝、细辛、红花之量，10 剂，水煎服。

三诊：左手脉细弱，右手脉细弦，血压 100/70 mmHg，诸症减轻，继服上方 10 剂，以巩固疗效。

按：无脉证多由气血不足、寒凝、血脉瘀滞所致。本例患者因处居高寒，身体虚弱，卫外之阳不固，为风寒湿邪所侵，流走经络关节，气血运行不畅，阻滞不通而为痹证。阳气衰微，气血两虚，气滞血瘀，故见头昏胀痛，心慌气促，气短乏力，肢软；寒凝血脉，脉络痹阻，则见左手臂手指麻木疼痛，青紫冷感，且左脉细涩欲绝，时而无脉。辨证属阳虚内寒，气血不足，寒湿中阻，血脉不利，故手足厥冷而脉细欲绝，甚至无脉。

在治疗上，袁老指出，无脉一证，治疗不能只注重活血化瘀而忽视温经通络。诊治时不拘于舌质红苔黄腻，而舍证从脉，抓住左手臂手指麻木疼痛、手足厥冷青紫、脉细涩欲绝、时有时无等证，认为证属寒凝血脉，脉络痹阻。治以养血通络，温经散寒，选用当归四逆汤为主方，黄芪、大红枣、淮山药益气扶正固本，推动血行；丹参、红花、地龙活血通络；防己、秦艽、桑枝祛风胜湿。诸药共用，使血液借助阳药推动以鼓动心搏，推进脉管之血行，而获相得益彰之效。

二诊时，患者前臂紧痛，手足厥冷，头昏胀痛，故在原方中加钩藤平肝熄风；川芎、元胡活血行气止痛；加重丹参、桂枝、细辛、红花之量，以增强温经散寒活血之功，故收到很好的疗效。

七、休息痢验案（连理汤及丸方缓图法）

[病案举隅]

彭××，女，67岁。1977年7月20日初诊。患者10余年来下痢时发时止，日久不愈。1976年8月起，大便夹血，外裹黏液，每日2～3次，便行不畅，腹部疼痛，腹胀尤甚，饮食减少，神疲乏力，下肢浮肿，舌苔薄腻微黄，舌质淡，脉沉细弦。辨证为休息痢，正虚邪恋，病久脾胃虚弱，湿热留滞所致。治宜健脾温中，清热化湿，佐以调气和营，拟连理汤加味：

黄连6 g	潞党参10 g	炮姜6 g	生白芍30 g
焦白术8 g	茯苓15 g	白头翁18 g	地榆炭18 g
乌梅6枚	广木香5 g	炙甘草9 g	当归12 g
三七粉1 g 分2次吞服			

6剂，水煎服。

二诊：服药后，腹痛消失，但仍感腹胀，大便每日2～3次，便溏，有黏液及脓血，大便时有肛门坠胀感。苔薄腻微黄，舌质淡，脉沉细弦。袁老认为，患者发病时间长，脾胃虚弱，湿热未清，虚中夹实，必须标本兼顾来治疗，此时再服汤药效果不佳，改服丸药，以缓缓图功，拟方如下。

三七粉30 g	乌贼骨24 g	白及粉30 g	生白芍50 g
浙贝母30 g	广木香20 g	黄连20 g	地榆炭30 g
炙甘草20 g	丹参30 g	黄柏20 g	阿胶30 g 烊化

以上诸药研细末，炼蜜为丸，每丸重9 g。早晚各服1丸，温开水送下。服丸药方2个疗程后停药，至今未复发。

按：本例患者病史10余年，曾在某医院检查和治疗，诊断为"慢性痢疾""非特异性溃疡性结肠炎"。因病久正虚，湿热留滞，故下痢时发时止，日久不愈。脾胃虚弱，故饮食减少，神疲乏力，大便每日2～3次，腹胀尤甚。湿热留滞不去，故感受外邪或饮食不当而复发，便下脓血黏液甚多，便行不畅，腹部疼痛。苔薄腻微黄，舌质淡，脉沉细弦，是体虚湿邪未尽之象。袁老认为，此病属休息痢，即《素问·通评虚实论》篇中称为肠澼者。该病患病时久，脾虚弱明显，但湿热之邪未清，虚中夹实，治疗时必须标本兼顾。法以健脾温中，清热化湿，佐以调气和营，方用连理汤加味。方中潞党参、炮姜、焦白术、茯苓、炙甘草健脾温中；黄连、白头翁清热化湿；广木香理气；当归、地榆炭、白芍、三七粉和营止痢；乌梅、炙甘草酸甘化阴。服药后腹痛消失，但仍感腹胀，大便每日 2～3 次，便溏有黏液及脓血等症状。袁老认为，鉴于患者脾胃虚弱，过去服药甚多，肠胃不能吸收，因此改服丸药，缓缓图治，可以逐步取得疗效。丸药方中，三七、丹参、白芍、阿胶、炙甘草活血止痢；乌贼骨、白及粉收涩固脱；黄连、黄柏、地榆炭清热化湿；广木香、浙贝母理气散结。丸药方由活血健脾、清热、化湿、理气、固涩、止痢等药物组成，做到补而不腻，收涩而不呆滞，故服丸药后，收到明显的疗效。

八、舌裂验案

[病案举隅]

陈×，女，24 岁。1979 年 8 月 20 日初诊。患者半年前无明显诱因出现舌裂，进刺激性食物即感疼痛，纳谷不香，形体消瘦，进而逐渐感觉上腹部隐痛不适，食后尤甚，伴嗳气，无泛酸及恶心呕吐，同时出现皮下出血，曾在某医院检查无异常发现，经西药治疗无显效而来求治。刻下症见：面色萎黄，胃脘隐痛，饱胀不适，食后两胁尤痛，神疲乏力，嗳气纳差，口干唇燥不欲饮，五心烦热，大便干燥，舌红胖大，有纵裂 2 条及微裂数条，脉弦细。辨证属脾胃不和证。患者素体脾气虚弱，脾不健运，故纳差，神疲乏力，面色萎黄。脾虚肝乘，故胃脘隐痛饱胀不适，痛连两胁，胃失和降则嗳气，脾运失司不能化生精微，兼之肝郁日久化火灼伤胃阴，则见口干唇燥，不欲饮水，五心烦热，大便干燥，脾虚不能统摄血液，则血不归经而溢于血管之外。舌红胖大，有裂纹，均为脾虚肝郁、胃阴不足之候。证属脾气虚弱，肝郁乘土，胃阴不足。治宜健脾益气，滋养胃阴，酸甘化阴，拟方如下：

太子参 18 g	焦白术 10 g	丹参 18 g	生白芍 10 g
茯苓 18 g	玄参 10 g	北沙参 15 g	大生地 15 g
麦冬 15 g	佛手 10 g	火麻仁 18 g	谷芽 10 g
石斛 12 g	木瓜 10 g	乌梅 5 枚	

5 剂，水煎服。

二诊：1979 年 8 月 26 日。服上方后饮食增加，自觉口干不欲饮之象消减，进酸性食物刺激感亦减。舌质红，舌体胖大有裂纹，苔薄白，脉细。守原方再进 7 剂。

三诊:1979 年 9 月 4 日。舌裂已有改善,舌边横裂纹已消失,舌中纵裂纹有减轻、变浅。口干烦热,皮下出血点均已减轻,饮食增加,精神好转,偶感胃脘胀痛。收效甚良,原方加广木香 6 g,继服 7 剂。

四诊:1979 年 9 月 11 日。舌纵裂纹继续减轻、变浅,诸症渐瘥,唯感腹微胀,大便次数多,脉弦细,肝气横逆,累及脾胃。治宜疏肝理气,滋养胃阴,拟方如下。

太子参 18 g	生白芍 15 g	丹参 18 g	广木香 7 g
广陈皮 7 g	枳实 10 g	天花粉 5 g	川楝子 10 g
石斛 10 g	佛手 10 g	山楂肉 15 g	乌梅 3 枚
麦冬 18 g	防风 3 g	谷芽 15 g	甘草 6 g

7 剂,水煎服。

五诊:1979 年 9 月 18 日。舌裂基本愈合,仅有浅表之裂痕。守方继服 6 剂。

按:舌裂一证,多属血虚而胃阴不足。本例患者素体脾胃虚弱,兼之肝郁化火,灼伤胃阴,故出现舌裂。袁老辨证后提出以酸甘化阴、滋养胃阴为主,方用太子参、白术、茯苓益气健脾;生地、玄参、麦冬、沙参及石斛养阴清热生津;乌梅、木瓜配滋养胃阴的甘寒之品甘草等酸甘化阴而生津;丹参、白芍活血止痛;佛手理气解郁;谷芽和胃健脾;火麻仁润肠通便而泄热。由于辨证处方切合病情,故服药后即获良效。但因胃脘胀痛未瘥,并有便溏,考虑因木克脾土,肝气不舒,脾胃运化功能未见恢复,故四诊时改用防风、陈皮、白芍以抑肝扶脾,调和气机;又加用川楝子、广木香、枳实及佛手疏肝理气止痛;白芍、乌梅、山楂及甘草等药配合,共奏酸甘化阴之功;天花粉清热生津助养阴之力。在治法上,本例做到疏肝理气而不伤正,健脾滋阴而不呆滞。袁老常用益胃汤配伍疏肝理气之药治疗舌裂、口疮等属于胃阴不足兼见肝郁气滞的疾病。以上说明,只要辨证条理分明,选方用药抓住胃阴亏损这个主要矛盾,则可取得较好的疗效。

九、铁叫子如圣汤治疗金破不鸣(声带小结)案

[病案举隅]

李××,女,39 岁。1978 年 5 月初诊。刻下症见:咽干,咽部异物感,声嘶,烦热口臭,咳嗽不畅,头昏少眠 3 月余,饮食、二便正常。舌质红,苔黄,脉细而滑。西医诊为"声带小结"。内服抗生素,并做理疗 2 个疗程,效果不显著。西医曾动员手

术切除,患者心存疑虑而转请袁老治疗。查体:双声带轻度充血,左声带前中1/3交界处有一灰白色较坚实之声带结节,约 1 mm×1 mm。袁老辨证为肺肾阴虚,金破不鸣。治宜滋养肺阴,宣肺开音,拟铁叫子如圣汤加味:

生诃子 5 g	煨诃子 5 g	生地 6 g	熟地 6 g
生桔梗 5 g	炒桔梗 5 g	生甘草 2 g	炙甘草 2 g
北沙参 12 g	马勃 10 g^{包煎}	木蝴蝶 10 g	当归 6 g
赤芍 10 g	蝉衣 6 g		

6 剂,水煎服。

二诊:服上方后,症状明显减轻,守原方再进 6 剂。

声音恢复正常,经复查,声带小结消失。

按:《伤寒论辑义》曰,"治咽喉郁结,声音不闻,用安提举效方,于桔梗汤内加诃子各等分,生熟地并各半,……又名铁叫子如圣汤。"《灵枢·忧恚无言》说,"肺为音所自出,而肾为之根,以肺通会厌而肾脉挟舌本也。"肺为金,肾为水,金水相生,滋肾治其根,宣肺开其门,声音自然可以恢复。方中诃子、地黄、桔梗、甘草均生熟各半,生用能清肺开音而利咽喉,熟用滋补肺肾之阴,加上当归、赤芍、蝉衣可活血祛瘀。至于用药剂量,可以根据病情适当加减进治。此外,用此方辨证治疗声带息肉、急性咽炎引起的声音嘶哑,效果亦较满意。

第八章 验方介绍

一、冠心通络舒郁丸

适应证:冠心病平时调治。

处方:

三七粉 150 g	太子参 150 g	瓜蒌壳 150 g	薤白 100 g
法半夏 100 g	枳实 80 g	佛手 60 g	丹参 150 g
郁金 80 g	元胡 80 g		

上方选用上好之品,如法为末,炼蜜为丸,每丸重 9 g,早、晚各服 1 丸,3 个月为 1 个疗程。可服用多个疗程。

二、复脉定痛方

适应证:冠心病脉律不齐,胸闷心痛,动辄心悸,倦怠乏力,面白肢凉,舌质淡紫。

处方:

炙甘草 15 g	潞党参 18 g	桂枝 9 g	瓜蒌壳 15 g
薤白 10 g	丹参 15 g	川芎 10 g	红花 7 g
法半夏 10 g	枳实 10 g	广木香 9 g	

水煎,日服 1 剂,分 3 次温服。

三、潜镇熄风化痰方

适应证:中风初起,神志不清,舌强言謇,口眼歪斜,半身不遂,痰涎壅盛。

处方:

生石决明 30 g^{先煎}　　牡蛎 30 g^{先煎}　　代赭石 24 g^{先煎}　　淮牛膝 30 g

生白芍 18 g　　钩藤 15 g^{后下}　　法半夏 10 g　　川贝 9 g

胆南星 9 g　　石菖蒲 6 g　　决明子 30 g　　黄芩 9 g

竹沥 60 mL

水煎后加入生姜汁数滴,分 3 次冲服。

四、加减藿朴夏苓汤

适应证:暑湿泄泻(急性肠胃炎),暴注水泻,胸脘痞闷,恶心呕吐,恶寒发热,头重身困,面黄纳呆,小便黄少,苔白脉濡。

处方:

藿香 10 g^{后下}　　厚朴 10 g　　法半夏 10 g　　黄连 10 g

葛根 12 g　　杏仁 9 g^打　　苡仁 15 g　　车前仁 10 g

竹茹 10 g　　苍术 10 g　　广木香 7 g　　白蔻 6 g^{后下}

淡豆豉 10 g

水煎服,日服 1 剂,分 3 次温服。

五、崩中止血方

适应证:妇女崩中漏下,功能性子宫出血(气不摄血,冲任不固)。

处方:

潞党参 18 g	黄芪 18 g	续断 15 g	桑寄生 15 g
乌贼骨 10 g	棕榈炭 10 g	生白芍 10 g	菟丝子 10 g
仙鹤草 15 g	制香附 6 g	焦白术 10 g	煅牡蛎 24 g^先煎

水煎服,日服 1 剂,加入阿胶 15 g 烊化,分 3 次温服。

六、小儿虫积腹痛方

适应证:小儿虫积腹痛。

处方:

乌梅 15 g	黄连 9 g	槟榔片 10 g	苦楝根皮 15 g
蜀椒 3 g	细辛 3 g	生白芍 10 g	广木香 9 g
生大黄 6 g			

水煎,顿服。

使君子,每岁 2 粒,总量不超过 20 粒,炒香,分早、晚 2 次服用。

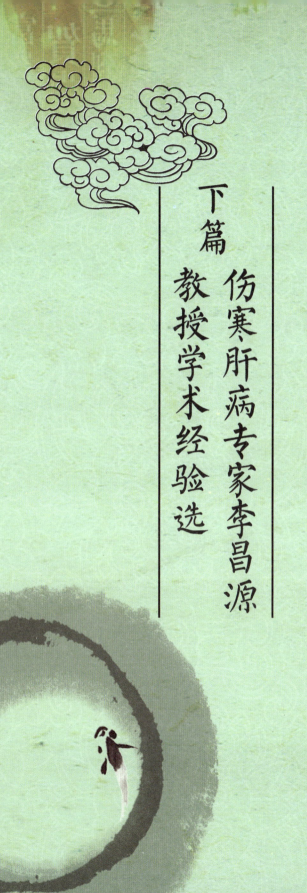

下篇　伤寒肝病专家李昌源

教授学术经验选

第一章　李昌源教授生平及学术经验简介

李昌源,1916 年生,重庆市铜梁区人。自幼随叔父学医,尽得其传,1933 年跟师学医四载,1937 年考入成都国医馆,1941 年悬壶重庆。其后在贵州毕节开业行医,1951 年进入医院工作。1958 年调入贵州省中医研究所从事临床及理论研究,1965 年贵阳中医学院建立后调入该院从事教学和临床工作。历任贵阳中医学院伤寒教研室主任、教授,院学术委员会委员,中华全国中医学会贵州分会理事,贵州省职称评审委员会委员,大连仲景学术编辑委员会委员、南阳仲景国医学院顾问等职。主要撰有《〈伤寒论〉源于内经之我见》《〈伤寒论〉研究方法初探》《急性传染性肝炎的临床研究》《肝硬化腹水的辨证论治》《重证肝炎的辨证论治》《风心病辨证论治体会》等 30 多篇论文,发表于相关杂志或辑入《肝病治疗学》《全国名医名方》《名医名方录》《南方医话》中,其中《急性传染性肝炎辨证论治》曾获 1964 年贵州省科技成果三等奖,《重证肝炎的辨证论治》获 1987 年贵阳市科技成果二等奖。

李老在长达 50 余年的临床及教学、科研工作中,潜心钻研经典医籍,博采众长。1959 年、1960 年分别进入全国伤寒师资进修班及全国内科师资班深造,对《伤寒论》卓有研究,知《伤寒论》源流。他认为从《黄帝内经》《难经》到温病学的发展,《伤寒论》起着承前启后的作用,病因病机是辨证论治的关键,是辨证求因的纲领,审因论治的准则,力主据证而辨的思想,摒弃计日传经之说。尚柯琴之论,力主辨证论治,理法方药贯穿一线,研究《伤寒论》之方证、演化及治法、方药。悟仲景心法,参今之西学,变通运用于外感、杂病的治疗,疗效颇著,扩展了经方的使用范围。临证擅治外感热病及内科杂病,对急性、慢性病毒性甲型、乙型肝炎,肝硬化,胆道系统感染与结石等病的治疗疗效卓著,经验尤为宝贵。如将《伤寒论》方五苓散加清热解毒之品用于治疗急性传染性肝炎,理中汤与五苓散合方治疗属脾阳虚的肝硬化腹水,茵陈蒿汤合调胃承气汤化裁治疗湿热蕴结所致的晚期肝硬化腹水,栀子柏皮汤合犀角地黄汤合方化裁治疗重症肝炎等,均取得满意效果。此外,李老总结长期临床实践经验,自拟软肝化瘀汤、臌胀消水丹用于治疗肝硬化,退黄三草汤、强力肝得宁片用于治疗急性、慢性病毒性肝炎等,经临床验证,都有较好的疗效。李老治学严谨、诲人不倦,教学效果卓然,曾为卫生部主办的成都、上海等地中医师资班编写《伤寒论讲义》《中医内科学讲义》等教材,10 年间共指导过硕士研究生 8 名,传授学徒 12 名,其中不少人已成为中医教学、临床和科研工作的骨干。

笔者随李老学习深受教益,兹将李老经验及学习体会选要做如下总结与介绍,虽仅反映皮毛一鳞,但指导临床,为临证所借鉴颇具意义。

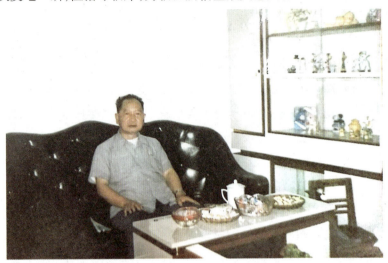

1993 年,李昌源教授在家中留影

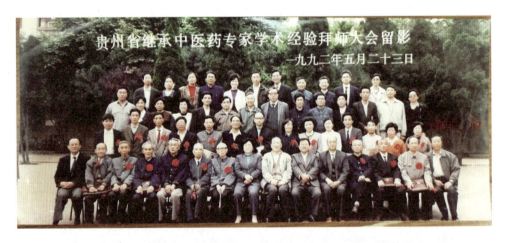

1992 年,首批全国老中医药专家学术经验继承工作(贵州省)拜师大会留影(李昌源教授为前排右起第 2 人,袁金声为第二排右起第 2 人,周道红为第二排右起第 3 人,徐学义为第二排左起第 2 人)

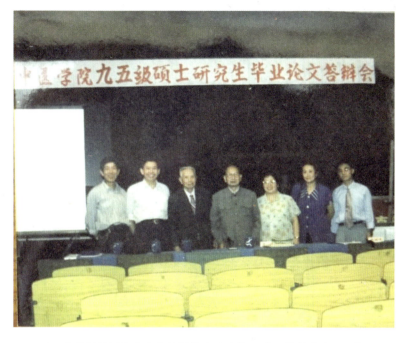

1996 年,李昌源教授在袁金声教授伤寒硕士毕业论文答辩会留影(李昌源教授为右起第 4 人,袁金声为右起第 3 人)

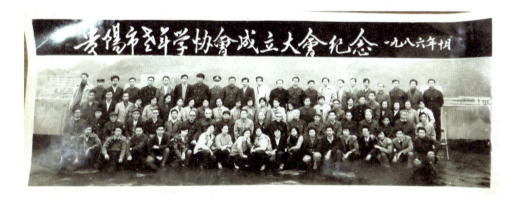

1986 年,李昌源教授在贵阳市老年学协会成立大会上留影

第二章 《伤寒论》治学特色

李老驰骋中医药界五十余载，从事伤寒论教学30年，广览诸说，深研细琢，力主用辨证论治的方法去研究《伤寒论》，潜心领悟仲景心法，探明其中奥旨，尤重临床实践，以仲师六经辨证论治，理法方药一线贯通之法指导临床，擅用经方变通以疗诸疾，扩大了经方的运用范围，疗效卓著。李老《伤寒论》治学主要有如下三个特点。

一、细读深研，索奥探微明经义

(一)溯源穷流，互参明理

李老治学严谨，对《伤寒论》的研究十分深入，不仅精研条文，且溯其源流，明其沿革，相互参考，以探明仲景心法之堂奥，对《伤寒论》的渊源、发展及贡献均做了深入研究。

1. 源于《黄帝内经》，发展《黄帝内经》

对于《伤寒论》与《黄帝内经》的关系，李老认为《伤寒论》源于《黄帝内经》，并且发展了《黄帝内经》。他指出："仲景在伤寒论序中曰'勤求古训，博采众方，撰用素问、九卷、八十一难、阴阳大论、胎胪药录并平脉辨证'便为仲素著书之宗旨，《伤寒论》是在《黄帝内经》等中医理论的基础上，结合仲景自己及广大人民与疾病做斗争的经验，加以提炼和升华，从而创立了六经辨证论治体系。"在《伤寒论》与《黄帝内经》的关系上，李老认为主要有以下五点：

其一，《伤寒论》继承并发展了六经分证的基本理论，《伤寒论》之六经辨证是在《素问·热论》六经分证的基础上发展起来的。《素问·热论》指出："人之伤于寒也,则为病热""今夫热病者,皆伤寒之类也"。并讨论了热病的发生发展、六经分证、治疗原则、预后和禁忌等。《素问·热论》之六经是以足经经脉循行为生理病理基础,没有论及脏腑的生理功能和病理变化;在病位上多局限于经脉循行部位的见证;在病性上只论述热证、实证、阳证,未言及寒证、虚证、阴证。正如高士宗所说:"此论经脉之热病也""此云巨阳、阳明、少阳等,乃人身三阳三阴之经脉也"。可知,《素问·热论》所述的六经只是热病分证的纲领而已,《伤寒论》继承了《素问·热论》六经分证的基本理论,并创造性地发展为理法方药齐备的六经辨证体系。《伤寒论》的六经,不仅是以经络,更重要的是以经络、脏腑、气血、气化的生理功能与病理变化为基础,综合归纳了外感疾病错综复杂的证候表现,揭示其病因、病机、病位、病性、阴阳消长、邪正盛衰、病势进退等特点,扩大了《素问·热论》的范围,在六经病证的各篇中,以论述外感疾病为主,又通过兼夹证、变证、类似证而兼论杂病。在外感病中,以论述狭义伤寒为主,又论及温病和其他六淫之邪所致之病证,大大发展了《素问·热论》六经分证的内涵。如《素问·热论》曰"伤寒一日,巨阳受之,故头项痛,腰脊强",仅述太阳经络受邪之循经表现。而《伤寒论》之太阳病篇,阐述了太阳受病的中风、伤寒、温病、太阳表证兼咳、兼身痛、兼内热、兼水饮等兼证,同时还论述了疾病发展或失治、误治所造成的阳虚、阴虚、实热……不同的变证,并述及与之鉴别的太阳病类似证,其中有不少病证属杂病。由此可见,《伤寒论》六经病证是在《素问·热论》六经分证的基础上发展起来的,并大大地扩展了《素问·热论》六经分证的内涵,不论从广度还是深度上都有了很大发展。

其二,《伤寒论》从实际出发分析病证的传变。李老十分重视《伤寒论》第16条所述"观其脉证,知犯何逆,随证治之"的辨证论治原则,认为"只有通过'观'(分析、归纳客观脉证),才能'知'(抓住病因病机本质),才能'治'(针对病机,有的放矢)",这种从疾病的客观征象出发,判断疾病发生及其演化,从而确定治法方药的方法,是客观的、符合实际的方法,从而否定了《素问·热论》中"日传一经"之说。对疾病传变的演化、预后的估计,据证而辨,亦否定了《素问·热论》所言之"七日巨阳病衰""八日阳明病衰""其两感于寒而病者,必不免于死"等机械的观点。如《伤寒论》第5条:"伤寒二三日,阳明少阳证不见者,为不传也。"又如第301条:"少阴病,始得之,反发热,脉沉者,麻黄附子细辛汤主之。"均说明《伤寒论》是以临床实际为认识疾病的根据,而不拘泥于日数或主观的臆断,故而《伤寒论》对疾病的认识在《黄帝内经》的基础上又前进了一步。

其三,李老认为《伤寒论》使随经分治的法则系统化。《素问·热论》指出:"治之各通其藏脉,病日衰已矣。其未满三日者,可汗而已;其满三日者,可泄而已。"在治疗上提出了随经分治和汗泄两法。《伤寒论》在此基础上阐述了各经之病变有其主要治疗法则及具体方药，且据兼夹、变证等不同情况，亦立相应之治法、方药，加减变化，不单为汗、泄两法，涉及汗、吐、下、和、温、清、消、补八法及针刺、艾灸诸法，使各经的治法更为系统化，较《素问·热论》有很大发展。此外，由于病证的复杂性，如合病、并病、虚实、阴阳错杂等诸多情况，《伤寒论》的表里治则先后缓急，正是在《素问·标本病传论》"间者并行，甚者独行"的原则指导下应用的法则，是据病之先后，势之缓急，予以先表后里，或先里后表，或表里同治之法，具体用八法相兼而治。如痞证之"表解乃可攻痞"，太少合病之"温里宜四逆汤，解表宜桂枝汤"，表里同治之葛根芩连汤等，均是在《黄帝内经》治则指导下的具体运用之例。

其四，李老认为《伤寒论》是以胃气为本的思想具体化。《黄帝内经》十分重视胃气在疾病的发生、发展、预后判断中的作用，《素问·五脏别论》云"五脏六腑之气味皆出于胃"，《平人气象论》又云"胃者平人之常气也，人无胃气曰逆，逆者死"，人以胃气为本，胃气存则生，胃气亡则死。《伤寒论》禀《黄帝内经》之旨，无论在诊断上、预后的判断，疾病的发生、发展及治疗、用药、善后调摄诸方面都很重视顾护胃气。因胃为后天之本，营卫气血生化之源，只有胃气充盛，才能卫外而方可为固，才不易受外邪所伤害，犹如柯氏所云："胃不特为六经之出路，而实为三阴之外蔽矣。胃阳盛，则寒邪自解；胃阳虚，则寒邪深入阴经而为患；胃阳亡，则水浆不入而死。"故《伤寒论》第150条明确指出"无犯胃气"的治疗原则；方中多用炙甘草甘温补脾益气，调和诸药以顾护胃气；吐、下、清、泻等易伤脾胃之法均有其严格的适应证及禁忌证，且强调中病即止，勿令过剂；攻逐水饮的十枣汤，用枣汤送服甘遂，乃攻逐中顾护脾胃之例。药后调摄，如"糜粥自养""津伤口渴者""少少与饮之，令胃气和则愈"等，均使《黄帝内经》胃气为本的思想在运用于理法方药治病的过程中得以体现，得以发展。

其五，李老认为《伤寒论》使病后调理完善化。《素问·热论》阐述了余热未尽、因食而复的问题，曰其病机乃"热甚而强食之、病已衰而热有所藏"，其治则为"视其虚实，调其逆从"，并指出"病热少愈，食肉则复，多食则遗"的禁忌。《伤寒论》继承《黄帝内经》之旨，特立"辨阴阳易差后劳复病脉证并治"篇专论病后津气未复，余邪未尽，当重视调摄，宜安养避风，节食敛欲，以防因劳因食疾病复作，且具体立条，分析津气耗损的轻重，余邪留扰的部位，明辨病机、治法、方药，如余热留扰胸膈的枳实栀子汤证；大病瘥后，脾虚未复之"喜睡，久不了了"，与理中丸温中健脾而化寒饮；病后气津两伤，气逆欲呕的竹叶石膏汤证等，均较《素问·热论》具体得多，全面得多。

居于如上观点,李老认为《伤寒论》无疑是渊源于《黄帝内经》的,并继承了《黄帝内经》基本理论的合理内核,摒弃其不符实际的部分,另一方面,又通过理论和实践相结合的途径,加以提高发展,从而创立了六经辨证体系,开辟了祖国医学辨证论治的先河。

2. 旁及《金匮要略》,下参《温病学》

李老认为从《黄帝内经》《难经》《伤寒论》《温病学》的发展来看,《伤寒论》起着承上启下的重要作用。因此,我们对《伤寒论》的学习和研究,必须上联《黄帝内经》《难经》,旁及其姊妹篇《金匮要略》,下参《温病学》,才能做到探源涉流,体会到仲景心法之妙。这是李老探索仲景心法的经验之谈。仲景《伤寒杂病论》含十六卷,包括《伤寒论》与《金匮要略》两个部分,前者主要论外感,后者主要论杂病。《金匮要略》中不少的条文、证候、治法、用方与《伤寒论》完全一致,有的条文虽在文字上有出入,但两者对勘,则可起到相互补充、互参明理之作用,可有助于探明病机、证候、治法、方药。如《金匮要略》"痰饮咳嗽病脉证治第十二"中第23条、第35条均言小青龙汤宜之,或主之,与《伤寒论》的第38条、第39条小青龙汤证条文互参,则彰明其外寒里饮,壅遏肺气的病机,证候上除干呕发热而咳等症外,还可见溢饮肢肿疼重,无汗,或咳逆倚息,不得卧之证。又如《金匮要略》"腹满寒疝宿食病脉证治第十"中第12条"按之心下满痛者,此为实也,当下之,宜大柴胡汤",与《伤寒论》中大柴胡汤条文互参,则少阳郁滞,阳明热结,胆胃积滞,壅塞不通之机更为明确,其证候不仅为按之心下满痛,尚可出现呕不止,郁郁微烦,心下急,往来寒热之症。《伤寒论》中大柴胡汤中无大黄,而《金匮要略》中大柴胡汤中有大黄,结合病机来看,《伤寒论》中大柴胡汤以有大黄为妥。由此可见,《伤寒论》《金匮要略》均出于仲景所撰,同一方证,互参则使病机、证候、治法、方药更为明确。

李老还指出,明清时期形成的《温病学》,是在《伤寒论》六经辨证的基础上创立了卫气营血及三焦辨证,使外感病的治疗又前进了一步,很多方剂多采用了《伤寒论》方,如栀子豉汤、黄芩汤、白虎汤、大承气汤、麻杏石甘汤、黄连阿胶汤。吴鞠通的《温病条辨》,阳明温病的五承气汤,便由《伤寒论》的调胃承气汤变化而来。治疗下焦温病动风的加减复脉汤,一甲复脉汤、二甲复脉汤、三甲复脉汤,大定风珠等,均由《伤寒论》的炙甘草汤变化而来,故《温病学》实可羽翼伤寒,使外感疾病的治疗更臻全面,伤寒与温病,两者一脉相承,互参则有助于仲景心法的理解。李老的这种上联下及的互参学习法,是指导我们学习古典医籍的良法,如此,可触类旁通,理明法彰。

（二）广览从善，六经识奥

《伤寒论》的六经实质问题，自古以来著家各抒己见，议论纷纭。李老认为，《伤寒论》的六经，既是辨证的纲领，又是论治的准绳，是《伤寒论》的核心，故而对六经实质的研究十分重视。通过对六经实质的探讨，一则可探索仲景《伤寒论》之奥义，二则可指导临床。历代医家从不同角度去探讨，如脏腑、经络、气化、部位学说等，阐述甚多，莫衷一是。然诸多见解，对探明六经之实质可谓见仁见智，互有发挥，但又各有其片面性，故李老主张广览诸学，取其精华，应将脏腑、经络、气化、部位等诸多学说有机地结合起来，才能正确地理解六经的本质。李老认为《伤寒论》的六经不仅是经络，更重要的是以经络所属脏腑、气血的生理功能和病理变化为物质基础，根据其气化特点、阴阳消长和邪正盛衰，综合归纳了外感疾病错综复杂的证候表现，揭示其病性所属、病位所在、病情轻重、病势进退等本质特点。这一认识，对于学习《伤寒论》，临证运用六经辨证的原则是极有裨益的。正如柯氏在《伤寒论翼》中所述，"仲景之六经，是经界之经，非经络之经""于诸病之表里阴阳，分为六经，今各得所司"，从病证的角度去认识六经，则利于明其义而善其用。

（三）辨证论治，为其精髓

《伤寒论》是我国第一部理论方药，比较完善，是理论联系实际的古典医学著作。李老认为辨证论治为该书的精髓，故每一章节均以"辨××病脉证并治"为标题，即当辨出病、脉、证，而理法方药则为辨证论治的具体运用。

1.《伤寒论》辨证论治的三个规律

（1）以六经为辨证论治的纲领。《伤寒论》的六经为太阳、阳明、少阳、太阴、少阴、厥阴，每一经的病证均有其特定的表现，有其主证、兼夹、演化等表现，反映了每一经病证的病位、病性，从而指导了立法、方药。根据临床患者的脉证表现，发病过程，四诊合参，则可对疾病属于某经、病性、兼变等做出判断，即是辨证过程，从而依证立法处方，指导了治则，故而六经为辨证的纲领与论治之准则。

（2）以八纲八法为辨证论治的基本方法。《伤寒论》的六经辨证论治无不贯穿着八纲八法，其中以阴阳为辨证论治的总纲；表里是辨别病位深浅和疾病发展趋势的纲领，寒热是辨别疾病性质的纲领，虚实是辨别邪正盛衰的纲领。论治中，各经有其主证及不同的兼变情况，据证而立相应的治法，则汗、吐、下、和、温、清、补、消八法应用俱在其中。八纲八法当有机地结合，其原则是病情单一者，以一法治之，病情兼杂者，则几法兼施。

（3）以邪正盛衰、阴阳消长为辨病势发展的依据。它们的传变规律，主要表现在疾病的传经、合病、并病、直中、两感、变证、坏病等演化方面，这种病情的演变，是以正气强弱、邪气盛衰、治疗当否为条件的。

2. 以辩证法思想为指导

李老认为，《伤寒论》历1700多年而不衰，就是因为仲景在朴素的辩证法思想指导下创立了辨证论治体系，将各种客观证候上升到理性来认识。由此可见，李老研究《伤寒论》辨证论治，是以辩证法思想为指导去进行探讨的，主要有以下方面：

（1）正与邪。正与邪是贯穿在疾病全过程中的一对基本矛盾，邪为条件，正为肌体的抵抗力，它包括卫外力和自和力两方面，是发病与否的重要条件。疾病的发生不仅表现在邪与正斗争方面，还表现在卫外力和自和力协调关系的破坏上。李老指出，《伤寒论》辨证上重视正气的作用，治疗上重视扶阳气，存津液，此为桂枝汤、理中汤、四逆汤等方在论中占有重要地位的原因。

（2）标与本。《伤寒论》很重视标、本的分析，主要表现在辨识疾病之本质，当透过标象，摒除假象而识其本质。治疗上以"治病求本"为其宗旨，并阐述了标本缓急的治疗法则。

（3）阴与阳。《黄帝内经》中阐明阴与阳在生理上是"阴平阳秘"，病理上是"阴阳失调"，《伤寒论》则体现在三阳证"邪气盛则实"，正邪斗争呈亢奋状态。三阴证，"精气夺则虚"，正邪斗争呈衰减状态。三阳证、三阴证在一定条件下又可相互转化。论中在病因、辨证、疾病阴阳消长等诸多方面，不同含义上都体现了阴、阳的辩证。

（4）常与变。常，指一般规律，变，指特殊变化，每一病证，在脉证、治法上均有一定规律，此为常，如太阳伤寒之头痛、恶寒、脉浮紧、无汗，用开腠发汗之麻黄汤治疗，为其常，一旦病证出现了异常之象，或传变不循一般规律而发生异常变化，均不可以常法应其变，当随机应变以变法，故常、变在辨证、治法及疾病发展的演变中，是一个十分重要而常用的辨证方法。辨证论治正是以常中有变、变中有常而论治大千世界中万变之疾的。

《伤寒论》中辩证法思想的内容很多，除上述之外，如共性与个性、现象与本质、对立与统一、运动与静止等，都是值得我们深入研究的。

3.《伤寒论》治则探讨

李老认为"谨守病机""治病必求其本"是《伤寒论》治疗的中心环节，如"扶正固本""保胃气""存津液"等均为治则上的具体体现。寒邪易于伤人阳气，故《伤寒论》治疗中十分重视阳气的顾护，有不少扶阳的方剂，如理中汤、四逆汤、桂枝甘草汤等。即使在驱邪的方剂中，亦十分重视顾护阳气，如麻黄汤之炙甘草，桂枝汤之枣、草，十枣汤之大枣等，不胜枚举。《伤寒论》中不单重视扶阳气，同时亦重视保胃气，存津液。论中还有很多治则，如表里合病之缓急先后、阴阳两虚之治法、攻下法之宜忌……无处不重视紧扣病机，施之以相应的治法。且各种治疗法则均有其严格的适应证、禁例、加减法、注意事项，《伤寒论》号称 113 方，397 法，实则方中有法，法中有方，法外亦有法，这对我们深入学习《伤寒论》的治疗与方法，是大有启迪的。

二、学宗柯琴，方证类分治分经

（一）类证类方，分经论治

《伤寒论》自东汉成书以来，西晋王叔和整理编次之后，为历代医家所推崇，注疏编纂者众多，记载不下数百家，可谓代有贤人，虽观点各异，议论纷纭，不论从何种角度去研究，均为我们学习《伤寒论》提供了良好的借鉴。李老治伤寒学，尤重六经辨证论治的理论研究与临证运用，主张广览诸说，择善而从，尤其推崇清柯琴的"证因类聚，方随附之"的以方类证研究方法，他认为柯氏的"以证为主，故汇集六经诸论，各以类从"，将论中各篇之病证依方证归类，各立主证主方，又归纳其变化及加减诸法，有助于我们学习《伤寒论》时纲目清楚，对每一方证的证候、主治、方药及演变、治法、加减法一目了然，使《伤寒论》便于学习，便于运用，临床实用价值颇大。此外，李老对徐灵胎的类证及类方变化运用，尤在泾的以治法为纲，探讨各经主证及兼、变治法，陈念祖的按各经分经证、腑证、变证等分经论治法，均深入研究，十分重视方证、病在何经、兼变演化情况、因证立法、方随证附的辨证论治方法。李老临证时广用经方，灵活运用辨证论治法则，故能得心应手，切机而效。

（二）深研方证，彰明理法

李老十分重视《伤寒论》方证的研究，因为它可以反映疾病在某一阶段的正邪斗争情况,如病因、病位、病机、病性,进一步提示了疾病的治则、方药选择、药后的反应、预后的推测等。且同一方证可散在数条中阐述,笔法纵横、详略不同,或互文见意、比类相形、省文、倒装、举宾略主、举方略证等,李老在《〈伤寒论〉研究方法初探》一文中提出将同一方证的许多条文前后连贯,脉证合参,于"无"字处深专原文,找出问题,寻求规律,以方测证,以证测方,以现证测原证,全面了解方证的脉证表现。用推理法,根据证候疾病的规律,推理出脉、证、诊断、治疗、病机变化、病情演变、判断预后等,如《伤寒论》第 259 条曰"伤寒发汗已,身目为黄,所以然者,以寒湿在里不解故也,以为不可下也,于寒湿中求之",主要提出了身黄之证及寒湿郁阻的病机,但细品原文,可推断出寒湿发黄的脉、证及温阳化湿的治疗及茵陈术附汤一类的方剂。如此推理是根据疾病的证治规律所判断出来的,论中例子很多。类证比较法,将类似的证候归纳、比较分析,判断其病机及证候的不同之处,如厥阴篇厥逆的辨证,均有四肢厥逆一证,但伴见证候不同,脉象各异,其病机不同,有热厥、寒厥、血虚寒凝致厥等。李老对疑似证的分析比较提出了很多鉴别法,如对举鉴别法、除外鉴别法、试探鉴别法、反证鉴别法、互参鉴别法等,从而辨疑似证的区别。对方剂的研究,李老从类方比较,揭示彼此之间的病机联系,掌握其特点,同中求异,从而对类方的组成、主治证有明确的认识。如柴胡汤类,小柴胡汤、柴胡桂枝干姜汤、大柴胡汤、柴胡桂枝汤、柴胡加龙骨牡蛎汤,虽是一类方剂,但加减不同,则主治迥别。此外,从方剂的加减、药量的变化、方后语的探究,更明确了方证的变化及药后反应、预后等情况。这些都是从不同角度研究《伤寒论》方论,类比中深入地掌握方证的成因、预后判断,可以说方证的研究是辨证施治、理法方药的集中体现,掌握方证的上述规律,则能在临证时运用自如,得心应手。

三、外感杂病,经方变通广运用

对《伤寒论》的研究,李老尤其重视临床实践运用,认为《伤寒论》以外感疾病为主,但又通过变证、兼夹证、类似证的辨治而兼论杂病。在外感疾病中,《伤寒论》重点阐述了狭义伤寒的辨证论治,但涉及其他邪气致病的内容。故《伤寒论》辨证论治的内容十分宽广,不能仅限于外感热病的治疗,犹如柯氏在《伤寒论翼·全论大法第一》中所曰:"六经之为病,不是六经之伤寒,乃是六经分司诸病之提纲。"又云:"盖伤寒之外皆杂病,病名多端,不可以数计,故立六经而分司之,伤寒之中,最多杂病,内外夹杂,虚实互呈,故将伤寒杂病合而参之,正以合中见泾渭之清浊,此扼要法也。"说明掌握伤寒论六经辨证论治之理论与法则,可将伤寒方广泛地运用于外感热病及内伤杂病的治疗,贵在遵其原则,变通活用。李老善用经方之法,集诸贤之长,经方、时方、草药及当今西学,融会贯通,广用于外感、内伤、疑难重证,尤其是肝胆病的治疗,取得了卓著的临床疗效,在今病疑难杂证的诊治中扩大了经方的运用范围,尤为宝贵,兹将李老广用经方的学术思想与经验,试书于下,仅为学生的体会,能示李老经验之鳞爪,乃万幸之事,不妥之处,祈望同道赐教。

(一)理法方药一线连贯

前述仲景《伤寒论》之精髓乃辨证论治,而理法方药正是辨证论治的具体体现,可以说是诊治疾病的思维纲要。李老审疾问病,施治处方中重视下列步骤。

1. 抓主证,析兼夹

主证,通常说是患者最痛苦的症状,一般情况下是脏腑经络、气血生化、邪正斗争、阴阳盛衰等病理变化在临床上的客观而最突出的表现,是引导医生辨证与治疗的要点。而兼夹诸症的分析、判断则有助于对疾病的辨证,故抓住主证,明析兼夹,就为治病首当重视的关键,此言其常。但这有假伪之象,又当透过现象,明其本质,正如《伤寒论》第11条所言之真寒假热、真热假寒之例,不论外感内伤疾病,均当一隅反三,不为假象所蒙。一般前者易明,后者难辨,经验、细心就至为重要。如李老曾治一女性患者郭×,54岁,以夜寐手足灼热为其主诉,但又审得半月前腹泻后每觉腹胀纳差,厌油嗳气,遇风则枕部头痛,痛甚则恶心欲吐,倦怠思睡,夜寐手足心灼热难适,被褥全不可着,无盗汗出,下肢轻度浮肿,午后为甚,小便短少而不黄,大便正常,精神欠佳,形丰而面色欠红润;舌淡,苔黄腻,脉沉细,肝功能、B超、胃肠钡餐等检查均未见异常。就入夜手足心热一症,酷似阴虚内热之征,但所兼见的其他症状,乃一派脾虚湿胜之征,若为阴虚内热,可入夜难寐,舌红少苔,脉细数,而患者倦怠嗜睡,舌淡、脉沉无力,一派脾虚气弱之表现,唯见手足心热,此属气虚发热,非可作阴虚而断。李老以李东垣益气健脾、甘温除热之补中益气汤加味,数剂则手足心热除,后继以补脾益气法善后。说明除主证外,兼见诸证的审查,帮助我们从"证"入手可判明主证病机。

2. 辨病性,明病机

李老诊病中,十分重视疾病的阴阳、虚实、寒热、表里属性及病机的判断,它是诊断疾病的重要部分,因为病性及病机直接指导治疗法则的确定。

3. 据证候,立治法

据证立法,众所周知为中医治病的法则,但在一些疑难重证,复杂证候中,李老能取舍有度,抓住其中主要的症状进行辨证,针对主要病机治疗,酌情照顾兼症,其他症状亦可迎刃而解。如李老治疗副睾炎一案,刘×,男,36岁,主诉为小腹引阴茎疼痛半年余。小腹胀痛,痛引阴茎及睾丸,伴腰痛乏力,晨醒汗出,阴部冷湿,有时阳事不举,倦怠乏力,头昏失眠,脉弦细,舌淡,舌苔黄白相兼而厚腻,这些均是与主症有关的伴见症状。其他兼夹之症颇多,面部烘热,脘腹胀满,灼热嗳气,大便秘结,干如羊粪,小便微黄,两胁疼痛。B超结论:胆囊炎;肝功能异常:谷丙转氨酶(ALT)200 U,麝香草酚浊度试验(TTT)11U,总胆红素(TBIL)37μmol/L,直接胆红素(DBIL)20 μmol/L,乙型肝炎抗原抗体检测(HBCAb)(+);胃镜检查意见:胆汁返流性胃炎。来诊时,病况尚重,急性病容,低头闭目,面色微带苍白,舌质淡,苔黄白相兼而厚腻,脉沉细。经查,本例患者有前列腺炎、副睾炎、慢性胆囊炎、胆汁返流性胃炎、慢性迁延性乙型肝炎,证候表现极为复杂,诊治非常棘手,但李老在纷繁的症状中抓住足冷,阳事不举,茎中疼痛,阴部湿冷,舌淡,舌苔虽黄白相兼,但偏白而厚腻,皆因脾肾阳虚,水湿不化所致,湿浊上犯,则舌苔白厚腻,湿浊犯下,障碍气机,厥阴肝经经气不利,故小腹牵扯茎中疼痛、阴部冷湿。而近因外感,头痛两颞为著,故先以小柴胡汤加芳化之品解其外,后转用金匮肾气丸加巴戟、淫羊藿温肾助阳,苍术、川朴、法半夏、苡仁燥湿理气和胃,阳气一振,阴霾四散。9剂后小腹胀痛、阴部症状均得以很大改善,足转温暖,顽固之腻苔得退,脘痛减轻,食欲增加。由此笔者体会到于纷杂的证候中当善于抓住其中主要症状,辨证分析,方可取得好的疗效。辨证与论治的重点是准确的辨证。

4. 选方药,度增损

李老在选方中,只要是符合经方治疗范畴的,喜用经方加减。揣度方药加减时,除针对主症治疗外,还应重视体质、旧病、药物的相互协同、制约,特效药物的选择等因素。既重原则,又当灵活。

5. 遵服法,重调摄

伤寒方中很重视方剂的服法及药后调摄,立有方后语及"阴阳易差后劳复篇",现代虽有些不能如法,但对一些重要的煎服法,如大承气汤的大黄后下、芒硝兑服,大黄黄连泻心汤的麻沸汤渍之须臾,十枣汤之枣汤送服等尤具临床意义。李老用方每遵法服用,累收治效。药后的起居饮食宜忌,都一一嘱咐病人,十分重视。

6. 审病势,断顺逆

这是对疾病发展趋势及预后的判断。李老认为,邪正斗争,阴阳消长,疾病的性质、用药当否都直接关系到疾病的预后,其中尤其应重视病、证的区别,每一种病,都有其自身发展的规律,对一些难重病的预后,当心中了然,医患双方均当重视。如同为肝郁血瘀证,若是慢性肝炎,显然预后较好,若是肝癌,则预后险恶。

上述六点,可以说是《伤寒论》理法方药一线连贯的具体思维程序,是辨证论治的具体体现,这种程序,可以帮助我们全面地认识辨治疾病。

(二)病证合辨,今病分型

辨病与辨证,可以说是中医学理论的核心之一,为中医治病的特色。"病",是"人体在病因作用和正虚邪凑的条件下,体内出现具有一定发展规律的正邪交争、阴阳失调的全部演变过程,具体表现为若干特定的症状和各阶段相应的证候";而"证",是"机体在疾病发展过程中的某一阶段的病理概括,由于它包括病变的部位、原因、性质以及邪正关系,反映出疾病发展过程中某一阶段的病理变化的本质,因而'证'更全面、更深刻、更正确地揭示了疾病的本质"。李老认为在《伤寒论》中,每篇均以"辨××病脉证并治"为题,表明了仲师对辨病辨证的重视,如太阳病,由于邪正斗争等不同情况,又有桂枝汤证、麻黄汤证、蓄水证、蓄血证之不同;阳明病亦有白虎汤证、承气汤证等。居于论中这一理论的指导,李老临床主张病证合辨、今病分型的辨治方法,不论对外感疾病,还是内伤杂病均可运用。在病证合辨的运用中,主要有三个特点。

1. 辨病

可了解整个疾病的特性、演化,可以帮助指导对"证"的治疗及预后的判断。辨病分析,中西医均可运用。如肝炎病,可有肝郁气滞型、瘀血阻滞型等,虽同为一病,由于证型不同,治法各异,前者当疏肝解郁,后者当活血化瘀。但从病出发,肝炎病毒之邪侵犯肝脏的病机则一,均当加入大青叶、白花蛇舌草、蒲公英之类解毒之品。这就是在辨病指导下的同一疾病,不同证型治疗中当遵循的共同规律,只不过在疾病的不同阶段,治则偏重不同,如乙型肝炎治疗三步法,初期偏重清热解毒,中期偏重健脾疏肝,后期偏重活血化瘀。反之,同一证候,由于病异,治法及预后均不相同。如同为脾肾阳虚、肝郁血瘀证,若是慢性肝炎,则宜温补脾肾、疏肝解郁、活血化瘀,加清热解毒之品治之,一般预后较好;而若为肝癌,宜温补脾肾、疏肝化瘀,则加用抗癌消症之品,如莪术、牡蛎、鳖甲、白英等,预后多不良。这就说明辨病对辨证治疗具有动态的、全局性的指导意义。

2. 专方专药在病证合辨中的运用

某些方、药对某种疾病具有特定的疗效,一旦辨病明确,不论何证,都可用之。

如李老常用的四白散,北沙参、白及、百部、百合加萆草花、猫爪草,对于结核病有特殊疗效,据现代药理研究有明显的抑制结核杆菌的功效,故不论是肺肾阴虚证,还是痰核郁结证,均在分型证治的基础上加用之。又如治疗肝胆结石的金钱草、海金沙、鸡内金、郁金,各型均可加入,例子很多。

3. 中西医结合,进行辨病治疗

由于时代的进步,西医学很多诊断的特殊检验,对某些疾病的确诊发挥了重要作用,如无症状型乙型肝炎、隐匿型冠心病、糖尿病、心律不齐、高黏度血症、脑供血不足等,西医的乙型肝炎病毒标志物(HBVM)、检查心电图及血糖、尿糖测定等特殊指标的检测对诊断辨病具有重要意义。对临床无任何症状可寻,难以辨证的这类情况,李老据西医检查明确诊断,按中医病机进行辨病治疗。如无症状型乙型肝炎,常用益气健脾、疏肝解郁、清热解毒法治疗;若病程长,身体素质较差者,予补脾益肾、清热解毒、活血化瘀法治疗。随着社会的发展,中医融入西医和现代科技知识,对现今的难杂病证,李老在辨病辨证中汇入了新的内容,较之《伤寒论》对病、证的认识和治疗已大为进步。

(三)经方时方,圆机并用

经方指汉代以前的医学著作中的方剂,一般而言指仲景伤寒、金匮方。时方系汉代以后的方剂,在经方基础上有很大发展,更能切合病机及疾病的变化。李老在临证中常经方与时方合用加减,取得良好的治效。笔者从中体会到合方加减,可更好地起到圆机、互补的作用,可较全面地照顾病情,如李老常用的瓜蒌薤白半夏汤合桃红四物汤或合炙甘草汤,宣痹通阳、活血化瘀,或宣痹通阳、气阴两补,养心复脉并举治疗冠心病;葛根芩连汤合血府逐瘀汤合方加减,清热、活瘀并用治复发性口腔溃疡;苓桂术甘汤合四物汤加龙骨、牡蛎、天麻、钩藤,化饮、养血、熄风并举,治疗眩晕;四逆散合四君子合方加减,疏肝、健脾并举治疗肝郁脾虚型慢性肝炎;四逆汤合生脉饮合方加减治疗脑震荡后遗症气阴两虚、瘀血阻滞;当归补血汤合少腹逐瘀汤合方加减治疗剖宫产术后肠粘连;茵陈五苓散合逍遥散合方加减治疗脾虚肝郁、气结水停型肝硬化腹水等,均体现了李老诸方合用、圆机活法的学术思想。

(四)顾护脾胃,疗疾之要

前已述及,李老认为《伤寒论》重视保胃气,并在理、法、方、药上使保胃气、护胃津的理论更加具体化。在治法、方药配伍、药后调护方面均重视脾胃之气,李老遵循仲师之法,临证不论治外感,还是内伤疾病,均十分重视顾护脾胃,以不伤胃气为原则。

1. 顾护脾胃的原因

脾胃同居中州,互为表里,为气血生化之源,脏腑经络之根。《素问》云:"饮入于胃,游溢精气,上输于脾,脾气散精,上归于肺,通调水道,下输膀胱,水精四布,五经并行。"饮食的这种生化过程,赖脾胃之气以进行,水谷精微又充养脏腑经络,四肢百骸,故《黄帝内经》云"五脏六腑皆禀气于胃",脾主中州,主灌四旁,为"后天之本"之义,脾胃之气旺,外则充营卫,卫外固,御外邪而不受病,内则安五脏,气血和,正气旺,而阴平阳秘,脏腑气平。由此可见,脾胃功能的正常,对生理、病理来说,都是极为重要的,对抗御病邪,修复机体都具有重要意义。历代医家都很重视脾胃,如李东垣云"善治病者,唯在调理脾胃",叶天士《临证指南医案》亦云:"有胃气则生,无胃气则死,此百病之大纲也。故诸病若能食者,势虽重而尚可挽救;不能食者,势虽轻而必致延剧。"临证亦见脾胃之气不衰者,其抗御病邪、修复机体的能力较强,在治疗中,预后显然较好。这就是李老注重脾胃的理论基础。

2. 重治脾胃方法

一是重视调治脾胃的阴阳盛衰和邪正虚实。《伤寒论》中很重视扶阳气与保胃津的治疗,如太阴篇的理中汤丸、阳明中寒之吴茱萸汤就是扶阳散寒(脾胃之阳)之方。而阳明之白虎汤、承气汤急下诸证,麻子仁丸等又阐述了保胃津的治法,在这些治疗法则的启示下,李老非常重视调治脾胃之阴阳偏盛。叶天士认为:"太阴湿土,得阳始运;阳明燥土,得阴自安。"既重视扶脾阳,又重视保胃津的治法,故而李老对脾胃虚寒证,尤其重视温运脾阳,常用理中汤加味,扶阳助运,而对脾胃气虚者常用四君子汤加味,以益气健脾;中气下陷时又主以李东垣补中益气汤,益气升阳;胃阴不足者喜用一贯煎加石斛、花粉等,滋养胃阴,甘寒清热;脾阴不足者,常予麻子仁丸加养血之品当归、芍药之类以柔润养阴。脾以升为健,胃以降为顺,故治脾阳不振,下利,或出血或气虚眩晕者,常于温补脾阳中加入升麻、柴胡、葛根之类,助阳气升发。而胃气不降时,别其所因,常加入木香、陈皮、佛手、香橼等顺气之品。"阳明居中主土,万物所归""胃为之市",五味皆入,胃无物不受,无物不入,最易受到饮食、外邪所伤,故李老治疗脾胃病食滞者以消导为法,神曲、麦芽、山楂为常用之品;因于寒邪犯胃者,祛风散寒,桂枝汤、吴茱萸汤加减;因于热者,清热和胃,白虎汤、葛根芩连汤可选用;因于湿热者,又别其湿、热之偏盛,于平胃散、胃苓汤或甘露消毒丹加减,清热利温,以达邪去正安之目的。此外,虚实夹杂、外感内伤兼发者亦屡见不鲜,又当别其盛衰,正不甚虚者,攻逐其邪,正虚邪陷者,扶正祛邪,兼而治之。总之,当仔细辨证,灵活运用。

二是用药中顾护脾胃。如攻邪应中病即止,不使攻之太过损伤脾胃。苦寒清热、甘温滞气、阴柔滋腻等均有碍胃气;香燥过之,耗气伤阴等,用药时均应注意勿使过之,或兼制其弊。如胃阴不足又兼见气滞作胀者,李老就不用枳实、厚朴、木香等香窜走散之品,以免耗气伤阴,而用佛手、香橼,行气而不伤正;用生、熟地时,加入木香防其滋腻碍胃;自制攻逐水饮的臌胀消水丹以枣汤送服,均是顾护胃气之例。

三是重视实脾,以防脾胃受到克贼。如肝病易致疏泄失常而木横侮土,伤胃,即所谓“见肝之病,知肝传脾”;肾病可致土虚;肺气虚可致脾气虚;胆、肠道病变更能直接影响脾胃功能,如胆囊炎、腹泻或便秘均可致胃气上逆,呕吐不食。故李老治肝、胆、肺、肾的疾病时,非常重视顾护脾胃,常选用陈皮、砂仁、焦三仙(焦麦芽、焦神曲、焦山楂,全书同)或石斛、花粉等品。

四是重视药后饮食、起居、摄养及情绪调畅。这些因素可直接影响脾胃功能,故每于诊后嘱咐患者,以防因食、因劳及情志因素重伤脾胃。

总之,脾胃为后天之本、生化之源,犹如李中梓所言:“胃气犹兵家之饷道也,饷道一绝,万众立散。”李东垣说:“内伤脾胃,百病由生。”治病中当时时顾护脾胃之气,脾胃健,化源足,则可助正以祛邪,充养精气,助其修复病损,有助于药物的吸收,故古人曰“保得一分胃气,便有一分生机”,治病、用药、善后均当重视。

(五)肝病探法,经方新用

李老在肝胆病治疗中,恒多《伤寒论》治肝法的运用。如小柴胡汤的疏解少阳郁滞,四逆散的疏肝解郁,治湿热发黄三方,治寒湿发黄的“于寒湿中求之”,吴茱萸汤的暖肝温胃法,大柴胡汤的清泄通腑法,乌梅丸的寒温并用法,十枣汤的攻逐水饮法,四逆汤的温补脾肾法,抵当汤治蓄血发黄等。结合分消湿热法、活血化瘀法、清热解毒法、内外合治法等,多有发挥,临证斡旋,疗效颇著(治法详见于后)。

(六)活血化瘀,善用虫药

活血化瘀法及虫类药物的运用是李老在临证中常用之法,只要有瘀血之证或瘀血之机,均在辨证论治的基础上广用活血化瘀法。肝病、杂病及一些外感疾病,尤其是久病痼疾、疑难重证治疗中,辨证用之,显示了良好疗效。

1. 承古训、汇今学,扩展其用

李老对瘀血的认识和活血化瘀法的运用,既重视中医的基本理论,又结合现代医学有关血液流变学的知识,对瘀血证的认识前进了一步,扩大了活血化瘀法及其药物的使用范围,取得了很好的疗效。

《素问·调经论》"寒独留,则血凝泣,凝则脉不通"的记载,《伤寒论》更有理法方药具备的太阳蓄血证(桃核承气汤证、抵当汤证、抵当丸证),阳明蓄血证。少阳热入血室证,言"此为热入血室,其血必结";并言刺期门,随其实而泻之之治法;厥阴血虚寒凝之当归四逆汤证等,都是阐述瘀血的证治,用水蛭、虻虫等虫类药物和针刺之法。《金匮要略》更有"血痹虚劳病脉证并治"之大黄䗪虫丸、"惊悸吐衄下血胸满瘀血病脉证治""妇人病脉证治"等很多阐述瘀血之证治,如:"病人胸满,唇痿舌青,口燥,但欲漱水不欲咽,无寒热,脉微大来迟,腹不满,其人言我满,为有瘀血。"又云:"病者如热状、烦满,口干燥而渴,其脉反无热,此为阴状,是瘀血也,当下之。"唐荣川《血证论·卷五瘀血篇》更指出:"凡系离经之血,与荣养周身之血,已暌绝而不合。"对瘀血的种种表现做了阐述,王清任立逐瘀活血、补气活血之方,对瘀血证均十分重视。李老认为,瘀血不单指离经之血,其在经之血流不畅,郁滞行涩,亦属常见的瘀血之证,由于瘀血阻滞的部位不同,气血流行不利,障碍营气的敷布,故表现的征象犹多,如肤黑,羸瘦,肤如熏黄,两目黯晦,脱发,燥痒,口干但欲漱水不欲咽,疼痛,痛如锥针、痛处不移,胸闷胸满,少腹急结,肌肤甲错,发热症积,舌质青紫、瘀斑,脉涩、结代、大而来迟、沉而隐见,种种征象,难一一列举,西医学之微循环障碍、高脂血症,血黏度增高、血液流变异常、血肿、囊肿、癌、瘤、脏器的肿大,肝功能黄疸指数(Ⅱ)、TTT、麝香草酚絮状试验(TFT)居高不下,白蛋白(ALB)与球蛋白(GLB)的比值(白球比,A/G)倒置等。李老认为这些与瘀血阻滞有一定的关系,辨证论治中加入活血化瘀之品,往往可取得较好的疗效。五脏六腑之病,只要有瘀滞的征象,均可运用活瘀之法,正如《血证论》所言:"既有瘀血,便有瘀血之证,医者按证治之,无庸畏阻。"

2. 针对成瘀之因,审因定治

瘀血形成原因较多,以正气而言。可有气血阴阳的虚损,如气虚无力以运血则瘀;阳虚,阳气鼓动血行不力,兼之阳虚则阴寒凝涩,亦可致瘀;阴虚,内热消灼,血流不畅,亦为之瘀;血虚,脉道不滑利可成瘀。从邪气来看,寒、热、水、湿、痰、疫毒均可致血脉流行受阻而生瘀血,王清任言:"血受寒则凝结成块,血受热则蒸熬成块。"故治疗中,不可单用活血化瘀之品,应伏其所因,李老常于温阳、益气、养阴、散寒、清热、祛风、化痰、润燥、利湿、逐水、软坚等的治法中辨用活血化瘀之方剂或药物,常用桃红四物汤、血府逐瘀汤、丹参、郁金、三七、姜黄、鸡血藤等,随宜选用。如治疗肝胆病常于各型辨治中加入活血化瘀之品,王×眩晕治用苓桂术甘汤合四物汤加龙牡;黄×口疮用血府逐瘀汤合葛根芩连汤加减;治疗瘾疹在温经散寒中加入活血之品;邓×术后肠粘连在补气养血中加入少腹逐瘀汤;戴×红斑狼疮治疗中滋肾养肝并用利湿活瘀法等,均是辨证运用活血化瘀法之例证。

3. 活血化瘀当配调气之品

由于气、血的关系十分密切,气为血帅,血为气母,气行则血行,气滞则血滞,血赖气以行,反之气亦赖血以载,血瘀亦致气滞,如《血证论》中阐述气血关系时言:"一阴一阳,相互维系,而况运血者即是气,守气者即是血。"可见气虚、气滞,推动无力,或邪阻脉中,阻碍气血运行,均可致瘀血形成,瘀血一旦形成,又可阻碍气机,两者相互影响,故李老用活血化瘀法时重视调气,气虚者重视补脾肺之气,气滞者加用理气之品 。如用补阳还五汤治疗中风后遗症气虚血瘀型;治眩晕、活血时,每加广木香、陈皮、枳壳等行气之药,以助运血。

4. 调气活血,当重脏腑功能的燮理

人体是一个全身协调的整体,无论是脏腑、阴阳、气血均以平为贵,若失去平衡,可导致瘀血的产生,其中尤以心、肝、脾三脏关系最为密切。李老治瘀血之证,重视脏腑功能的协调,调理气血阴阳之平衡,《血证论》云:"血生于心火,而下藏于肝,气生于肾水,而上主于肺,共间运上下者,脾也。水火二脏,皆系先天,人之初胎,以先天生后天,人之既育,以后天生先天,故水火两藏,全赖于脾,食气入胃,脾经化汁,上奉心火,心火得之,变化而赤,是之谓血,故治血者,必治脾为主。"又因脾居中州,主灌四旁,升清降浊,斡旋气机,又曰"治气,亦宜以脾为主",脾主运化,脾统血,均与血有关。心主血脉,化生血液,运行血液,肝主藏血,又主疏泄。王冰曰:"肝藏血,心行之,人动则血运诸经,人静则血归于脏。"《血证论》亦云:"肝属木,木气冲和条达,不致遏郁,则血脉得畅。"说明养心调肝对畅旺血行有很重要的作用。六腑亦是如此,六腑以通为用,腑气通畅,则气畅血和,瘀血自然易去。如临床上李老常用的益气健脾、活血化瘀,疏肝理气、活血化瘀,温通心阳、活血化瘀,通腑泄热、活血化瘀等都体现了李老在治疗瘀血阻滞时,很重视脏腑、气血、阴阳的平衡,尤重心、肝、脾、肾的调理。

5. 善用虫药,搜剔顽瘀

李老对痼疾久瘀,如肝病、风证、症积、顽痹,于活血化瘀法中常加入虫类药物,因这些顽疾,邪气久羁,病根深固,一般的活血化瘀药攻之难以致效,故常加入虫类药物,取其入络搜剔之力强,或有噬血之功,以除顽瘀。《临证指南医案》有"治坚垒,佐以辛香,用虫蚁之品,在于搜剔络中混处之邪"的记载,李老用虫类及动物类药物,一方面取其走串、钻透、噬血、搜剔、化瘀力强,另一方面,据现代研究的功用,临证参酌而用,常用蜈蚣、全蝎、水蛭、虻虫、地龙、蜂房、蚂蚁、九香虫、僵蚕、蝉蜕、土鳖虫、乌梢蛇、白花蛇、守宫、海马、蛤蚧等。运用虫药,有两个特点:一是于辨证论治中加入虫药,虫药一般不单独运用。二是服法,有的入汤剂煎服,如地龙、土鳖虫、九香虫、僵蚕、蝉蜕;有的研粉吞服,如蜈蚣、全蝎、水蛭、虻虫、白花蛇、守宫,此类药物,研粉吞服疗效较好,长期运用,未见毒副作用;有的入酒中泡服,如海马、乌梢蛇。全蝎长于熄风定痉、解毒,《本草从新》谓全蝎能"治诸风掉眩、惊痫搐掣,口眼歪斜……厥阴风木之病",《本草纲目》谓蜈蚣能治"小儿惊痫,风搐,脐风口噤,丹毒,秃疮,瘰疬,便毒,痔漏……蛇伤"。现代药理研究证实,全蝎有抗惊厥、镇静、降血压、镇痛作用,蜈蚣含组织胺样物质和溶血蛋白质,能抗惊厥、降血压,李老常用蜈蚣2~3条、全蝎3~6g(为末吞服)配伍治疗中风后遗症、头风、乙型肝炎、面神经麻痹、顽固性荨麻疹等。又如水蛭,功专破血逐瘀,散症通经,《神农本草经》谓"逐恶血、瘀血",《神农本草经百种录》谓"水蛭最喜食人之血而性又迟缓,迟缓则生血不伤,善入则坚积易破,借其力以攻积久之滞,自有利而无害也"。现代药理研究认为,水蛭含有一种组织胺样物质,还含有肝素、抗血栓素,有抗凝血、扩张血管、改善血液循环、促进吸收之功能。虻虫能破血祛瘀、散结消症,《本草崇原》谓"虻虫吮血之虫,性又善动,故主逐瘀血积血,通利血脉九窍",作用峻烈。《伤寒论》抵当汤中,虻虫熬服,李老开处方中长期用研粉吞服,破血逐瘀力强而未见毒副作用。此外,用守宫研粉吞服,除用其活血逐瘀外,还用于止痉,缓解支气管痉挛而治咳嗽、哮喘。

李老承《伤寒论》中活血化瘀的学术思想及后世医家经验,结合现代药理研究,不论在外感还是在内伤中广泛应用活血化瘀法,尤其是用治现今难治疾病,取得了可喜疗效,大大地扩展了其运用范围。

(七)标本缓急,治之有序

标本,对疾病的诊断与治疗均具有十分重要的意义,由于标本主次不同,故治疗亦有先后缓急之别。李老在辨证中十分重视分析标本,明辨主次,以指导治疗法则的确立。

1. 分析标本,明辨主次

李老指出明析标本主次,是辨证时首先应当明确的问题,这是分析疾病错综复杂的矛盾,抓住主要矛盾,从而指导治疗的先后缓急,并治、独治的前提。

"标和本是一个相对概念,有多种含义,可用以说明病变过程中各种矛盾的主次关系,如从邪正双方来说,正气是本,邪气是标;从病因与症状来说,病因是本,症状是标;从疾病先后来说,旧病、原发病是本,新病、继发病是标。""以身论之,外为标,内为本;气为标,血为本;阳为标,阴为本;六腑属阳为标,五脏属阴为本。以病论之,先受病为本,后传变为标。"诸多的标本现象均能帮助我们认识疾病,分析矛盾的主次,其中李老尤其重视现象与本质这一对标本的辨证,所谓现象,是疾病表现出来的症状,所谓本质,指疾病的根本原因,即产生临床证候的病因病机。

现象为标,病因为本,但由于疾病的证候表现复杂,要弄清本质,必须细致地收集四诊资料,全面分析,方可明其本质。正如《景岳全书》云:"病有标本者,本为病之源,标为病之变。病本唯一,隐而难明;病变甚多,显而易见。故今之治病者,多有不知本末而唯据目前,则为斯道之大病。"说明透过现象,识其本质,针对疾病本质施治的重要性。此外,在辨证中,还当识别疾病在某一阶段的主要矛盾,当发展地、动态地进行分析,有时疾病之本为主要矛盾,但有时标象亦可升为主要矛盾,分析矛盾之主次,针对主要矛盾而治,决定了先后缓急治疗原则的确定。如李老在治疗肝硬化时,若腹胀食差,疲乏无力,少气懒言,四肢不温,口不渴,大便稀溏,尿少而白,舌淡嫩,苔白滑,脉沉迟无力者,是以脾肾阳虚为本,故治当以温补脾肾为主;如若出现盛大腹水,脐心凸起,甚至呼吸困难,腹膨隆胀急,大小便不利,此时腹水虽为标征,但已升为主要矛盾,可阻碍气血运行,故治当以消水为急。主要矛盾的确立,对治疗有重要意义,正如《素问·标本病传论》所言:"知标本者,万举万当,不知标本,是谓妄行。"

2. 治病求本,急则治标,缓则治本,标本兼顾

这是李老治病中遵循的法则。标本治则的缓急先后,《素问·标本病传论》"谨察间甚,以意调之,间者并行,甚者独行",《伤寒论》有表里治则的先后缓急,先表后里为其常;里虚、里实为急时,又当先里后表;表里均不甚急者,则表里同治。这些法则,无论对外感,还是内伤,或两者兼之,均当明疾病的标本主次、发病的先后微甚、病势的轻重缓急而定夺。一般说来,标本兼顾是最常用之法,须审标本之分两、缓急,以定治本、治标的分寸,是三分治本、七分治标,还是七分治本、三分治标,当细审明察。急则治标,是用于标证危急之时,可先治其标,后治其本。如上述严重腹水的治疗,则是急则治标,甚者独行之例。缓则治其本,是病情不甚急者,可求本治之。

针对疾病标本主次不同,治虽有缓急先后之别,但李老治疗中不论是急则治

标,或标本兼顾,仍以"治病求本"最为重要,因为标证的治疗,有利于本证的治疗。如前述肝硬化严重腹水的治疗,急当治标,先攻其水,可促进气血流行,有利于肝脾肾功能的恢复,其攻邪即寓有扶正之意。《景岳全书》谓:"先热而后生中满者治其标,先病而后生中满者治其标,先中满者后生烦心者治其本;大小不利治其标;小大利治其本;先小大不利而后生病者,治其本。由此观之,则诸病皆当治本,而唯中满与小大不利两证,当治标耳! 盖中满而上焦不通,小大不利而下焦不通,此不得不为治标,以开通道路,而为升降之所由。是则虽曰治标,而实亦所以治本也。"由此可以认为,李老治病的先后缓急,是以治病求本、急则治标、标本兼顾为其原则的。

(八)同病异治,异病同治

"同病异治,异病同治"法则在《伤寒论》中多有体现,如吴茱萸汤之三凡,是为异病同治之例。而同为黄疸,有茵陈蒿汤、栀子柏皮汤、麻黄连翘赤小豆汤、茵陈术附汤之别,是为同病异治之例。此法重在辨证,明其病机,异病而证同者,其治法同;同病而证异者,则治法异。如李老治便秘一证,由于致秘之机不同,治有攻下燥实者,有养阴润燥活血者,有温阳助运者,此同病而异治也。又如痰热蕴肺之支气管炎、痰热内郁之胃脘痛,李老均用小陷胸汤加味治之,此为异病同治之例。

上述八点体会,是李老在《伤寒论》辨证论治思想指导下,对很多治疗法则的具体运用,其中有继承,有发挥,一隅反三,指导了外感及杂病的治疗,为我们学习及运用《伤寒论》之法与方,扩大其运用范围,很有指导意义。

第三章　肝胆病治验述要及体会

　　肝胆病系多发病与常见病,严重地威胁着人们的健康与生命,其中尤以病毒性肝炎危害最大。当前,病毒性肝炎正在我国及世界蔓延,其传染性大,发病率高,极大地威胁着人类健康,目前发现的有甲型、乙型、丙型、丁型、戊型肝炎,其传染途径除甲型肝炎明确因饮食污染引起外,其余各型的传染途径,已知通过血源、性交、母婴传染外,其他传染途径尚不完全清楚,西药亦无特殊治疗方法,这就给中医药防治该病提出了艰巨任务,发挥中医中药的优势,结合现代西医的研究,寻找杀灭各型肝炎病毒,修复肝脏及机体功能的治疗方法及药物、剂型改革、预防等一系列问题,给我们提出了新的研究方向。同时,寻求中医中药治疗肝胆结石、感染及肝硬化、肝癌等多发病,或棘手或严重威胁生命的难重病症,亦为人们所重视。李老集50多年诊治肝胆病的宝贵经验及卓著疗效,正展示了中国医药学的威力,对我们探索肝胆病的治疗具有极大的指导意义。兹将李老诊治肝胆病的主要经验及学习体会,概要介绍如下。

一、几种肝胆病辨治经验概要

(一)病毒性肝炎

1.病因病机

　　病毒性肝炎因病毒类型不同而有甲型、乙型、丙型、丁型、戊型之分,按病程不同,又有急性、慢性之别。其发病原理、病理变化、临床经过和转归各不相同,病情复杂,治疗颇为棘手。李老认为传染性肝炎是现代医学病名,但祖国医学文献中,亦有不少类似的证候记载。如《素问·平人气象论》说:"溺黄赤、安卧者,黄疸,已食如饥者胃疸,目黄者,曰黄疸。"《黄帝内经·灵枢·论疾诊尺》曰:"身痛面色微黄,齿垢黄,爪甲黄,黄疸也。"前者指出阳黄,后者指出急黄的主要特征。至于急性无黄疸型肝炎,可散见于内科杂病"胁痛门""虚痨门"等。

急性黄疸型肝炎,多由外感六淫或饮食不慎所致,《黄帝内经》曰"湿热相交,民病多疸"。《巢氏病源》:"脾胃有热、骨气郁蒸,因为热毒所加,故猝然发黄。"《医学纲目》:"外感伤寒,劳役形体,饮食失常,中滞变寒,发生黄疸。"由此说明阳黄、阴黄、急黄的病因主要是"湿"和"热"。

本病的病理变化多与肝胆脾胃有关,肝主疏泄,性喜条达;脾主运化,喜燥恶湿,若湿邪蕴脾,脾失健运,导致肝气不舒,郁久化热,湿热蒸胆,胆液不循常道,溢于肌肤而成黄疸。或脾胃素虚,寒湿中阴,脾阳失运,邪不从阳化,发为阴黄。《临证指南医案》云:"阳黄之作,湿从火化,瘀热在里,胆热液泄,与胃之浊气共并,上不得越,下不得泄,熏蒸遏郁,浸于肺,则身目俱黄……"又云:"阴黄之作,湿从寒化,脾阳不能化湿,胆液为湿所阻,渍于脾,浸淫于肌肉,溢于肌肤,色如熏黄。"从此看出,叶氏对本病的认识极为可贵。至于急性无黄疸型肝炎,体征上虽无黄疸表现,但所见之症多系内伤,肝脾因情志不遂,郁怒伤肝,肝失疏泄,则成肝郁气滞;若脾失健运,湿邪阻滞,导致肝失条达,又可形成脾湿肝郁;或湿郁化热,热盛伤阴,而成肝肾阴虚;或肝郁化火,热伤脉络,而致气滞血瘀,肝脾肿大,总之急性无黄疸型肝炎,常可致肝脾功能失调,或肝肾、脾肾阴阳失调。

2.辨证分型

1)急性病毒性肝炎

(1)急性黄疸型肝炎:本病多属急性甲型肝炎,患者以学龄儿童为多。临床表现以湿热黄疸(阳黄)为主。根据湿与热各占比重的多寡,可分为热重湿轻型、湿重热轻型和湿热并重型三种类型。

热重湿轻型:患者证见目、身鲜黄,发热烦躁,胁腹胀痛,口苦咽干,溲如柏汁。大便秘结,舌质红,苔黄腻,脉弦数或滑数,多因热蒸湿郁、肝胆失疏所致。治宜清热泻火,利湿退黄,拟用栀子柏皮汤或茵陈蒿汤加味(茵陈、栀子、大黄、黄柏、黄芩、车前草、板蓝根、大青叶、天青地白、败酱草、金钱草)。方中天青地白为菊科植物日本鼠曲草的全草,味甘淡、性微寒,入肝、脾、肺、小肠四经,清热解毒,利尿祛湿,车前草以鲜品为佳。本型辨证要点在身黄胁痛、发热口苦、小便短赤、苔黄腻、脉弦数或滑数。

湿重热轻型:证见身目微黄,胸闷纳呆,胁痛腹胀,呕恶厌食,倦怠乏力,口淡不渴或口渴不欲饮,腹胀矢气,小便黄或小便不利,大便稀、舌苔厚腻微黄,脉弦细濡或濡缓,多因湿郁化热、阻遏脾胃所致。本型辨证要点在身黄不甚、小便不利、胁痛腹胀、呕恶厌食、苔腻脉濡。治宜利湿清热或燥湿醒脾,佐以芳香化浊。用茵陈胃苓汤或茵陈五苓散(茵陈、苍术、厚朴、猪苓、泽泻、藿香、生车前草、大青叶、板蓝根)加佩兰、白豆蔻、陈皮。桂枝虽有辛温助热之忧,但为通阳化气行水的关键药物,虽有热象不可轻易舍弃,佐黄芩制之即可。

湿热并重型:证见目身尽黄,其色鲜明,发热口渴,心烦懊憹,胁痛腹满,呕恶厌食,小便黄少,大便秘结。舌质红,苔黄腻,脉弦数或滑数。皆因湿遏热伏,蕴蒸肝胆所致。治宜泻热解毒,利湿通便,使湿热从二便排出,用茵陈蒿汤加鲜车前草、鲜酢浆草、鲜天青地白、郁金,或甘露消毒丹加减(茵陈、山栀、泽泻、猪苓、茯苓、碧玉散、黄芩、胆草、板蓝根、大青叶、生车前草)。本型辨证要点在身黄、发热均重,懊憹腹胀,便秘尿赤,舌红苔黄腻,脉弦数或滑数。方中茵陈、鲜车前草、鲜酢浆草、鲜天青地白均宜重用,以奏泻热解毒、利湿退黄之功。若热入血分、舌绛衄血者,可加丹皮、赤芍以凉血止血。值得注意的是,湿为阴邪,遇寒则凝,遇热则化,最易损伤脾阳,阻遏气机,故待热势减退之后就要及时减用苦寒清泻药物,加用健脾理气之品。若过用苦寒,再损脾阳,势必从阴化寒,可演变成慢性迁延性病变。

[病案举隅]

急性黄疸型肝炎多因湿热郁阻,肝胆疏泄失常,胆汁泛溢所致,李老以清热解毒、利湿退黄为法,自拟退黄三草汤治疗急性黄疸型肝炎,甲型、乙型慢性迁延性肝炎急发作。方由鲜车前草 10 株、天青地白草 20 g、酢浆草 20 g、茵陈 20 g、白花蛇舌草 20 g、大青叶 20 g、板蓝根 20 g、郁金 20 g 组成。鲜车前草、天青地白草、酢浆草入肝脾,清热利湿凉血,为主药,辅以茵陈、白花蛇舌草除湿清热退黄,大青叶、板蓝根清热解毒凉血,佐以郁金行气解郁化瘀。诸药合用,以收清热解毒除湿、疏肝利胆退黄之功。本方退黄功效显著,临证可据证适当加减。

◎病案一:阳黄(湿热蕴蒸,以热偏重)

张×,男,14 岁,1992 年 3 月 23 日初诊。全身发黄,胁痛 1 周来诊。自诉 1 周前面目、皮肤发黄,伴右胁下胀痛,呕恶厌油,体温 38 ℃左右,发热,口干而苦,小便短少,黄如浓茶,大便干燥。巩膜、皮肤发黄,黄色鲜明,肝胁下 2 cm 质尚软,边钝,压痛,脾未扪及。舌红,苔黄微腻,脉滑数有力。肝功能检查示:谷丙转氨酶(SGPT) 180 U, II 20 U, TTT 16 U, TFT(+ +);乙型肝炎表面抗原(HBsAg)(-)。

本例右胁胀痛,目肤发黄,黄色鲜明,呕恶为湿热熏蒸肝胆、胆汁泛溢所致;发热、口苦而干、小便短赤、大便干燥、脉滑数为湿轻热重之象。此为黄疸[阳黄(湿热蕴蒸,以热偏重)],西医诊为急性黄疸型甲型肝炎。治以清热泻火、利湿退黄,方用栀子柏皮汤加味。

栀子 10 g	黄柏 10 g	茵陈 10 g	板蓝根 20 g
鲜天青地白 30 g	鲜车前草 30 g	生谷芽 10 g	生麦芽 10 g
生甘草 5 g	酢浆草 20 g		

5 剂后黄疸减退,胁痛解除,小便量多,饮食大增。肝肋下刚可扪及,边钝质软,无压痛。舌淡红,苔黄薄腻,脉细缓。拟疏肝健脾,用四逆散合君子汤化裁。

柴胡 10 g	枳实 5 g	赤芍 10 g	白芍 10 g
党参 15 g	白术 12 g	茯苓 10 g	茵陈 10 g
板蓝根 10 g	焦三仙各10 g	炙甘草 5 g	

5 剂后黄疸退尽,肝脾未扪及,脉舌正常,上方加减,继服 15 剂。贵州省人民医院化验结果:SGPT 30 U,II 4 U,TTT 6 U,TFT(-)。

体会:本例为湿热郁蒸、热邪偏重型之黄疸,以仲景《伤寒论》栀子柏皮汤合退黄三草汤加减,清热利湿退黄,效果良好。急性黄疸型肝炎的治疗,李老喜用草药鲜品,其解毒效果优于干品。

◎病案二:阴黄(湿重型)

李×,8 岁,1991 年 9 月 23 日来诊。10 天前发现右胁下胀痛不适,伴饮食不振,恶心欲吐,3 天后见目肤发黄,小便黄少,大便溏泻,精神不振,疲困思睡。见其皮肤、巩膜黄染,色泽鲜明,腹平软,肝于肋下 1.5 cm 扪及,质软,压痛,脾未扪及,舌质淡,边有齿痕,苔微黄而腻,脉濡细,两关弦。肝功能检查示:SGPT 160 U,II18 U,TTT 10 U,TFT(+ +),HBsAg(+),证属阴黄(湿重型),西医诊断为急性黄疸型乙型肝炎。治宜利湿清热、醒脾疏肝,用茵陈五苓散加味。

茵陈 15 g	泽泻 10 g	苍术 6 g	白术 6 g
茯苓 6 g	猪苓 6 g	桂枝 4 g	佩兰 6 g后下
厚朴 6 g	陈皮 6 g	生山楂 12 g	谷芽 10 g
麦芽 10 g	炙甘草 4 g		

5 剂后黄疸减退,小便通畅,胁痛呕恶已除,饮食增加,肝大已消。舌淡苔腻,脉细缓。予香砂六君子汤加味以益气健脾、解毒疏肝。

党参 12 g	白术 8 g	茯苓 8 g	法半夏 6 g
陈皮 6 g	广木香 6 g	砂仁 4 g后下	茵陈 6 g
板蓝根 6 g	川楝子 6 g	炙甘草 4 g	

方进 15 剂后，黄疸退尽，精神、饮食复常，肝功能正常，HBsAg 转阴。

体会：本例因湿热中阻，湿邪偏盛，致肝失疏泄，肝气郁滞，胆汁不循常道，泛溢肌肤则黄疸由生。湿重热轻，郁阻中焦，阻碍气机升降，运化失健，故脘痞泛恶，食少便溏诸症使然。治当以利湿为主，清热为辅，故用茵陈五苓散加术朴藿佩之属芳化醒脾，利湿清热，使湿热之邪从小便而除，脾之运化复常，15 剂后，肝功能复常，HBsAg 由阳转阴，效果良好。

此外，李老运用五苓散时很重视桂枝的化气作用，五苓散用桂枝则化气利水的效果显著，治肝炎时，不可因湿热为患而不敢运用。因湿为阴邪，得热则化，遇寒则凝，桂枝的通阳化气有助于除湿，关键是桂枝的用量不大，李老遵《伤寒论》五苓散配伍原则，常按泽泻：(白术、茯苓、猪苓)：桂枝之量 5∶3∶2 的比例运用，收效甚捷。若虑其桂枝下咽、阳盛则毙之说，舍之不用，则化气利水之效必受影响。

◎病案三

周×，女，38 岁。面目鲜黄、右胁胀痛 5 天，伴身热烦躁，口苦咽干，腹胀便秘，闻食则欲呕，小便黄少。SGPT380 U，II 32 U，TTT 20 U，TFT(＋＋＋)，HBsAg(－)。诊见舌质红，苔黄腻少津，脉弦数，尤以两关为盛。肝肋下 3 cm，质中、边钝，压痛明显。脾未扪及。证属湿热交蒸、肝胆失疏，予茵陈蒿汤加味。

茵陈 30 g	鲜车前草 30 g	鲜酢浆草 30 g	鲜天青地白 30 g
栀子 10 g	大黄 10 g 后下	柴胡 10 g	枳实 10 g
竹茹 10 g	郁金 12 g	滑石 18 g 先煎	生甘草 3 g

进 3 剂后而大便通调，小便量多，黄疸渐退，胁痛、腹胀、呕恶减轻，饮食增加。上方大黄、枳实减半，加白术、茯苓各 10 g，再进 10 g 而黄疸退尽，诸症皆除，肝大平复。唯有 SGPT 120 U，II8 U，TTT 10 U，TFT(＋＋)。改以四逆散合四君子汤加虎杖 20 g，茵陈、板蓝根各 15 g，生山楂 20 g，生谷芽、生麦芽各 12 g，连服 10 剂后复查，肝功能各项检验结果正常。随访 5 年，未见复发。

(2)急性无黄疸型肝炎：本型多属急性乙型肝炎，临床表现常不够明显，或仅为乙型肝炎病毒携带者，往往在健康检查时才被发现。因目肤不黄，往往易被忽视，一般病程较长，治愈较慢，临证多见肝胆郁热型和肝郁脾虚型两种类型。

肝胆郁热型：证见胸胁闷痛，腹胀不适，发热呕吐，心烦易怒，口苦咽干，尿黄便秘，舌质稍红，苔黄少津，脉弦或滑，尤以左手关脉或两手关脉为著。多因肝胆疏泄失司，气郁化热所致，治宜和解少阳，解郁泄热，拟用小柴胡汤和白花蛇舌草、板蓝根、大青叶。本型辨证要点在脉弦，胸胁闷痛，口苦咽干，呕而发热，或往来寒热。

《伤寒论》所云"有柴胡证,但见一证便是,不必悉具",即指此主脉主证而言。方中柴胡用量宜重,否则影响疗效。

◎病案一

张×,男,28岁。胁痛1月伴发热,呕恶腹胀,饮食不化,口苦咽干,心烦失眠。SGPT 200 U,II5 U,HBsAg、乙型肝炎e抗原(HBeAg)、乙型肝炎病毒核心IgM抗体(抗-HBc-IgM)均为阳性。诊见舌质稍红,苔左半侧黄燥稍厚而右半侧淡黄稀薄,脉两关弦劲而左寸不足,肝肋下1.5 cm,质中,边稍钝,压痛明显,脾未扪及,证属肝胆郁热,予小柴胡汤加味。

柴胡 15 g	黄芩 10 g	白花蛇舌草 20 g	板蓝根 15 g
大青叶 15 g	法半夏 10 g	党参 15 g	丹参 20 g
郁金 15 g	生山楂 20 g	生麦芽 15 g	生姜 10 g
大枣 5 枚	炙甘草 5 g		

连服15剂而诸症尽除,肝脾均未能扪及,肝功能、两对半检查均正常,追访1年,未见复发。

肝郁脾虚型:证见胁腹胀满,郁闷心烦,呕恶厌食,便溏不爽。舌胖淡或有齿痕、脉左关弦盛而右关不足。多因气郁不疏、肝木乘脾所致。治宜疏肝解郁、健脾和胃,拟四逆散或柴胡疏肝散与四君子汤合方,再加板蓝根、山豆根。本型辨证要点在左关弦盛而右关不足或弦细,胁腹胀满,郁闷心烦,便溏不爽,方中柴胡、枳实、白芍、炙甘草用量大致相当。若便溏而无下重坠胀,则枳实减半且用麸炒,或换用麸炒枳壳。

◎病案二

吴×,女,32岁,1991年10月24日初诊。20天前感右胁下疼痛,胀满不适,伴纳谷不馨,烦闷太息,大便秘浊,泻下不爽,化验肝功能:SGPT 150 U,II8 U,HBsAg(+),HBeAg(+),HBcAb(+),诊为急性乙型肝炎,住某院治疗,无明显好转而来诊。诊见患者营养尚可,精神不振,面色苍白,舌质胖淡,苔腻,左手关脉弦动,右手寸脉、关脉细弱,腹平软,肝脾均未扪及。本证胁痛伴胀满不适,烦闷太息,乃肝郁气滞之征;纳谷不佳,大便秘浊不爽,左手关脉弦劲而右手关脉细弱,为脾受肝乘之象。证属肝郁脾虚型急性无黄疸型乙型肝炎,治宜疏肝解郁、健脾和胃、活血解毒,方用四逆散合四君子汤加味。

柴胡 10 g	炒枳实 5 g	赤芍、白芍_各10 g	郁金 15 g
丹参 20 g	党参 20 g	白术 12 g	茯苓 10 g
板蓝根 12 g	山豆根 10 g	谷芽、麦芽_各12 g	炙甘草 5 g

服药 20 多剂,治疗 1 月,肝功能及 HBVM 检查均属正常,诸症痊愈,随访至今健康如常。

体会:本例以胁痛、胀闷不适为主,兼见饮食不佳等症,是肝郁为主,肝木横行,进犯脾土,脾虚为次,如《金匮要略》所言"见肝之病,知肝传脾",《素问·五运行大论》谓之"气有余,则制已所胜而侮所不胜"。本例是以肝郁为主要矛盾,而脾虚为次。治以疏肝解郁为主,兼以健脾和胃、活血解毒。用四逆散条达肝气,辅以四君子汤健脾益气。板蓝根、山豆根清热解毒;丹参、郁金、芍药养血活血;谷芽、麦芽鼓舞胃气,兼可疏肝。主次兼顾,标本分明,治疗较为及时,故经治 1 月获得良效。由此可见,急性乙型肝炎及时治疗,趁病毒邪气未深入顽固之时,逐除病邪,调整脏腑功能,多数能痊愈,取得较好疗效。

2) 慢性肝炎

本病临床表现不一,复杂多变。现代医学主要分为慢性迁延性肝炎和慢性活动性肝炎两类,两者的相互鉴别,以及它们与早期肝硬化的相互鉴别,临床上有时相当困难,常须根据肝穿刺活体组织检查才能确诊。中医临证常见如下类型。

瘀热留滞型:证见胁痛较重,持续不止,心烦失眠,口苦咽干,时有衄血,或长期低热,或身热夜甚,舌尖红赤,苔黄少津,脉弦细数。多因正虚邪恋、瘀热留滞所致。治宜清热解毒、凉血育阴,用黄连阿胶汤或青蒿鳖甲汤加青蒿、板蓝根、大青叶。

本型多见于慢性活动性肝炎患者,病持久不愈或反复发作。其辨证要点在于热象明显,心烦失眠,舌红苔黄,脉弦细。黄连阿胶汤乃仲景专为少阴病阴虚火旺证而设,吴鞠通《温病条辨》谓之"真阴欲竭,壮火复炽",可见仍以瘀热内盛为主,正虚阴伤为次,凡邪少虚多者不宜采用。

◎病案一

黄×,男,32 岁。胁痛时轻时重 3 年,心烦易怒,辗转难眠,口苦咽干,刷牙则齿衄,SGPT 250 U,II12 U,TTT 18 U,TFT(++++),硫酸锌浊度试验(ZnTT)20 U,HBsAg、HBeAg、抗 HBc 三项阳性。诊见舌尖红,舌底周边绛、红丝明显,苔黄少,两手寸脉细滑,两手关脉、两手尺脉弦细滑,肝肋下 1.5 cm,质中,边尚锐,有压痛,脾未扪及。证属瘀热伤肝、心肾不交,予黄连阿胶汤加味。

黄连 5 g	阿胶 10 g[烊化]	黄芩 10 g	赤芍 12 g
白芍 12 g	鸡子黄 1 枚[冲服]	青蒿 20 g	板蓝根 20 g
大青叶 20 g	郁金 20 g	丹参 30 g	丹皮 10 g

服 5 剂后胁痛、心烦缓解,夜能安睡,咽干口苦减轻,齿衄停止。上方去鸡子黄,加生三七粉吞服,每日 5 g,连进 15 剂后复查,SGPT 60 U,II5 U,TTT 6 U,TFT(+),ZnTT 12 U,HBeAg 转阴而抗 HBe 出现,HBsAg、抗 HBc 仍为阳性,肝、脾未扪及,后仍继续服药治疗。

肝郁气滞型:证见精神抑郁易怒,倦怠乏力,左胁胀痛或窜痛,纳呆食少,脘腹胀痛,口苦咽干,便秘或便溏,溲黄,月经超前,舌红,苔薄白,脉弦数。治宜疏肝理气,方选四逆散合逍遥散加减(当归、茯苓、杭芍药、柴胡、白术、陈皮、香附、丹参、郁金、九香虫、茵陈、焦栀、大青叶)。

脾湿肝郁型:证见头重身困,渴不欲饮,胸闷不舒,嗳气吞酸,肝区隐痛,溲黄,大便不实,月事不调,白带兼黄秽臭,舌质淡,苔白腻,脉弦滑。治宜燥湿醒脾,方用平陈汤加减(苍术、厚朴、陈皮、茯苓、法半夏、砂仁、茵陈、藿香、佩兰、元胡、郁金、车前仁、山栀、黄柏)。

脾虚湿滞型:证见少气懒言,倦怠乏力,胃纳呆滞,食谷不化,口淡不渴,肝区隐痛,腹胀按之濡,溲清便溏,月经延期,带下清稀,舌质淡、边有齿痕,苔白嫩,脉沉缓。治宜健脾化湿,方用香砂六君子汤加减(党参、白术、茯苓、甘草、广木香、砂仁、当归、白芍、茵陈、郁金)。

脾虚肝乘型:证见胁痛不甚,或仅胀闷不舒,倦怠乏力,食少便溏,泛吐清涎,口淡不渴。舌胖淡有齿痕,苔薄腻,脉左关弦细而右关细弱无力,或两关均弦细。多因脾失健运,土虚木乘所致。正如《素问·五运行大论》所谓"其不及,则以所不胜侮而乘之",其病机重点在脾虚。治宜温中健脾、培土抑木,用理中汤与四逆散合方化裁。方中柴胡配枳实,疏肝理脾,升清降浊,但枳实沉降破气,不利脾虚之本,故当以麸炒枳壳 5 g 代之,方中加生三仙(生麦芽、生神曲、生山楂),既可健脾开胃,又能疏肝行气。

本型与前述肝郁脾虚型同属肝脾不和,临床表现亦颇类似,但因果相反,病机重点不同,故治疗侧重点也不一样。肝郁脾虚是因肝气郁滞,横逆犯脾,即《金匮要略》中所谓"见肝之病,知肝传脾",肝郁是因,脾虚是果,多为新病,多属实证,治宜疏肝解郁佐以健脾;脾虚肝乘是因脾气本虚,肝气相对偏旺而乘脾,脾虚是因,肝乘是果,多为久病,多属虚证,治宜健脾益气佐以疏肝。其辨证要点在胁痛不甚,食少便溏、泛吐清涎、口淡不渴,舌胖淡、苔薄腻,脉左关弦细而右关细弱。方中柴胡配枳实,疏肝理脾,升清降浊,若有黄疸,可加茵陈;若水谷不化,可加生三仙,健脾开胃,疏肝行气。

寒热错杂型:证见胃脘痞满连胁,口苦心烦,呕逆食少,甚则食入即吐,肠鸣腹泻,或腹泻与便秘交替。舌质稍红,苔黄白相兼,脉滑数。多因脾胃素虚,邪陷于中,寒热错杂,升降失常所致。治宜辛开苦降,拟用半夏泻心汤类方加减。

本型多以长期消化道功能紊乱为共同表现,其中以脘胁胀满、呕逆肠鸣症状为主者,可用半夏泻心汤化裁;以食入即吐、泻利不爽为主者,可用干姜芩连人参汤化裁。依其寒热虚实之轻重,定其温清补泻之主次,才能随机应变,施治得宜。

气血瘀阻型:证见肝区刺痛,痛有定处,拒按,肢体枯削,蛛纹赤缕,口干,小便自利,大便黑,肝脾肿大,月经不调,舌质紫暗,旁存瘀紫,或舌下红丝,脉迟涩。多因久病入络,气血瘀滞所致。治宜运行气血,疏通经络。

本型辨证要点在胁痛不移,夜间加重,病程较长,舌有红丝或瘀斑,脉细涩。治疗关键在理气行血。

同属气血瘀阻,其因气滞而血凝者,多伴胀闷,时作太息,宜行气活血,用四逆散与桃红四物汤合方化裁,或血府逐瘀汤、膈下逐瘀汤加减(生地、当归、川芎、赤芍、红花、泽兰、元胡、山楂、莪术、九香虫、三七、柴胡、枳实);其因气虚而血停者,多伴倦怠乏力,少气懒言,宜补气行血,用旋覆花汤与当归补血方化裁;其因血虚寒凝而致瘀者,多伴手足不温,脉细欲绝,宜养血温经,用当归四逆汤化裁。

肝肾亏虚型:证见劳累后肝区隐痛,头晕目眩,口干目涩,视物不清,心悸心烦,耳鸣易怒,少寐多梦,五心烦热,盗汗遗精,月事不调,溲赤便秘,舌红少苔,脉沉细数。本型因邪留不去,久稽肝肾两伤所致。治宜滋肾养肝,方用一贯煎或归芍地黄丸加味(沙参、麦冬、生地、当归、枸杞、川楝、元胡、丹参、麦芽、杭芍药、九香虫、远志、枣仁)。

本型辨证要点在胁痛虽轻,但绵绵不休,头目眩晕。若潮热盗汗,口燥咽干,舌红或光红无苔,脉细数者,熟地改用生地,并加旱莲草、女贞子;若阴虚火旺,证见烦热不寐、舌红绛苔黄燥者,弦细数者,前述瘀热留滞型以黄连阿胶汤化裁治之。尚须注意的是,方中柴胡性升散,须防其有碍肝阴;枳实性峻猛,拟改用麸炒枳壳,此两味只可轻用,皆以不超过 10 g 为宜,芍药宜赤、白并用,既可养血柔肝,又能行血止痛。

脾肾阳虚型:证见胁痛隐隐,喜温喜按,形寒肢冷,倦怠乏力,泛恶少食,腹胀便溏,或五更泄泻,小便清长,舌胖淡或淡紫,苔白腻,脉沉细缓,多因病久不愈,穷必归肾,釜底无薪,阴寒内盛所致。治宜扶阳抑阴、温肾健脾,用附子理中汤化裁。

若阳虚不能温化,寒湿中阻而发黄者,其黄晦暗如烟熏(阴黄),苔厚腻或水滑,脉沉迟或濡缓,则当温阳化湿退黄。其中,脾肾皆虚而以脾阳虚为主者,用茵陈附子理中汤(即理中汤加茵陈、附子);以肾阳虚为主者,用茵陈术附汤(即四逆汤加茵陈、白术、肉桂)。

本型辨证要点在胁痛喜温喜按,形寒肢冷,泛恶少食,便溏尿清,舌胖淡,苔白腻,脉沉细缓。

◎病案二

谢×,女,26岁。胁痛、发黄1年,伴纳谷不香,腹胀便溏,萎靡嗜睡,畏寒肢冷,腰膝酸软,小便清长,夜尿多。继发性甲状旁腺功能亢进(SHPT)280 U,II30 U,TTT 20 U,TFT(++++),ZnTT 32 U,ALB2.8 g/L,GLB 5.2 g/L,A/G倒置,HBsAg、HBeAg、抗HBc三项阳性。诊见面色晦暗污黄,舌淡紫暗,苔厚腻灰黄,脉沉细缓弱,右关尺尤为无力。证属脾肾阳虚,寒湿发黄,予茵陈附子理中汤加味。

茵陈20 g	党参20 g	茯苓20 g	制附片10 g先煎
干姜10 g	乌药10 g	苍术12 g	白术12 g
陈皮12 g	香橼片12 g	佛手12 g	郁金12 g
炙甘草5 g			

服10剂后,黄疸减退,胁痛、腹胀缓解,精神、食欲渐好,四肢转温,夜尿减少。上方加丹参、五味子、益智仁、虎杖、生三仙,和蜜为丸,继服1月后复查,气色颇佳,精神饱满,食欲旺盛,二便正常,各项检验结果无异常,追访2年,未见复发。

慢性肝炎由于病毒久羁,病毒类型不同,强弱有别、体质差异,对机体的脏腑、气血、阴阳损伤、功能失调均有差别,分型仅大略而言,各种病机间错夹杂,或兼外感、内伤,使病情复杂而多变,又当因人、因地、因时,据证而辨,方可奏效。

◎病案三

申×,男,42岁。1993年2月24日初诊。半月前体检发现患有乙型肝炎,精神饮食均可,肝区亦不觉疼痛,二便如常。曾经西药及干扰素治疗未效,慕名请李老诊治。诊见面色红润,腹平软,肝于右肋下1 cm处扪及,质软,光滑,边钝,无压痛,脾未扪及,舌质稍红,瘀滞,苔黄,脉沉细。肝功能各项正常,总蛋白(TP)87.1 g/L,ALB 43.8 g/L,GLB 43.3 g/L,HBsAg(+),HBeAb(+),HBcAb(+)。本例由乙型肝炎病毒侵袭,损伤人体正气所致,由于患者体质较好,尚无临床症状,但毒邪留滞,致肝郁气滞,气血流行障碍,气滞血瘀而使肝脏肿大,形成积块,久而影响脾胃之气,正虚邪留,难以痊愈,为脾虚肝郁,毒瘀交阻之证。李老以益气健脾、疏肝解郁、清热解毒、活血化瘀为法,用五味异功散加味。

太子参20 g	焦白术10 g	茯苓10 g	陈皮10 g
炙甘草6 g	柴胡20 g	枳实10 g	丹参20 g
郁金15 g	蚤休20 g	蒲公英20 g	白花蛇舌草20 g
地丁15 g	水蛭6 g^{打、吞服}	蜈蚣3条^{打、吞服}	三七粉8 g^{吞服}

在此方基础上,每周一诊,服药6剂,口干苦时去焦白术,加胆草;脘腹胀满,大便溏泻脾湿肝郁,又主以柴平汤加味;精神不佳,疲乏无力,以四君子汤为主。方中始终选用数味清热解毒之品,亦选用丹参、郁金、莪术、虫类药物活瘀通络,软坚散结。服药3个月后,复查肝功能正常,TP 79.4 g/L, ALB 48.8 g/L, GLB 30.6 g/L。服药7个月后,HBeAb由+转-,HBsAg及HBcAb两项仍为+,肝功能正常,肝触诊已不大,精神、饮食均可。

体会:本例为患者体检发现患有慢性迁延性乙型肝炎,HBVM为HBsAg(+),HBeAb(+),HBcAb(+),肝大,A/G比例已接近,临床无症状。李老从病机入手,认为从HBVM结果看,患乙型肝炎已在3个月至半年,由于毒邪久羁,损伤正气,尤其阻碍肝脾的正常功能,脾虚失运,肝失疏泄,兼之气血阻滞,难以克敌制胜,毒瘀交阻而致肝脏肿大,痞块形成。主以健脾疏肝、清热解毒、活血化瘀之法,经治疗7个月,使肝大恢复正常,A/G比例接近为正常,HBeAb由+转-。尤其是在健脾疏肝的基础上,大量运用活瘀通络、软坚散结与清热解毒之法,使经络中毒瘀得以搜剔,故使肝大回缩,获得了显著疗效。

◎病案四

刘×,女,53岁。1992年9月28日初诊。因眩晕欲呕,手麻1周来诊。1周往来寒热,头胀闷痛,心烦欲呕,口干而苦,眠差梦多,昨晚觉血液上涌,突然晕倒,恶心欲吐,两手发麻,当即检查高血压为160~170 mmHg,过去有高血压、腰、颈椎骨质增生病史。患者体态肥胖,颜面发红,颈部活动正常,舌质红,苔黄,脉浮数。血压170/100 mmHg,X光颈椎片示3~5颈椎骨质增生。HBVM结果:HBsAg(+),HBeAg(+)。本例患者患有多种疾病,近来因外感,邪郁少阳,故见往来寒热,头痛诸症;外邪引动肝风上旋,故眩晕;肝风挟热上冲,而血上涌而晕倒,邪郁少阳,胆胃气逆,则恶心欲吐。证属邪郁少阳,挟肝风上扰,治当和解少阳,凉肝熄风。予小柴胡汤加钩藤、菊花、薄荷、白花蛇舌草、丹参、郁金、茯苓、花粉、葛根、夏枯草、淮牛膝、磁石。服3剂,寒热止,头晕减轻,精神好转,尚觉头晕口干,失眠手麻,腹胀,舌嫩红少苔,舌边有瘀滞,脉细数。证属肝肾阴虚,瘀血阻滞,治宜滋养肝肾,活瘀通络,清热解毒,用一贯煎加味。

北沙参20 g	麦冬20 g	石斛20 g	枸杞20 g
当归6 g	白芍40 g	川楝10 g	丹参20 g
郁金10 g	白花蛇舌草20 g	蜈蚣3 条^{打、吞服}	全蝎6 g^{打、吞服}
伸筋草15 g	木瓜15 g	砂仁6 g^{后下}	炙甘草10 g

6剂,水煎服,此后基本在上方基础上加减,心悸,加龙骨、牡蛎、五味子;肩颈不适,加葛根;腰痛加桑寄生;胁痛,加佛手、元胡,坚持每日服药1剂,3月后,HBeAg 由阳转阴,HBsAg 及 HBeAb 两项阳性,头晕等症多有减轻,血压正常(140/90 mmHg)。后又服药5个月,肝功能正常,HBAg(+),HBeAb(+),HBeAg(-)。HBeAg 曾有1次反复,出现阳性。

体会:本例为肝肾阴虚型慢性迁延性乙型肝炎,宜滋肾养肝,清热解毒,活血化瘀,经用滋肾养肝、活瘀解毒法治疗10个月,症状减轻明显,HBeAg 转阴,余 HBsAg、HBeAb、HBcAb 三项仍为阳性,说明乙型肝炎一旦迁延为慢性,HBVM 各项转阴是较困难的,持续时间很长,但 HBeAg 转阴,说明乙型肝炎病毒在体内繁殖减少,且肝功能正常,症状减轻,均说明乙型肝炎病毒在体内大量繁殖得到控制。乙型肝炎小三阳的消退,是十分困难的,且易复发,服药当坚持较长时间。

◎**病案五**

谢×,女,26岁。1992年7月22日初诊,因胁痛、发黄1年来诊。1年前感右胁下胀痛,进而发现目肤发黄,黄色鲜明如橘色,伴小便黄少,食少呕恶,肝功能异常,HBsAg(+)。诊为乙型肝炎,服灭奥灵、肝泰乐(葡醛内酯)及中药,1个月后黄疸稍退,胁痛缓解,饮食稍有增加,自行终止治疗。月余后,黄疸又复加深,晦暗不鲜,一直退之不尽,时轻时重,纳谷不香,腹胀便溏,倦怠思睡,形寒肢冷,腰膝酸软,小便清长,夜尿多;精神萎靡不振,面色萎黄晦暗,巩膜黄染,色晦不鲜,舌淡紫黯,苔厚腻灰黄,脉沉细缓弱,肝脾均未扪及。肝功能检查示:SGPT 280 U,II 30 U,TTT 20 U,TFT(+++),ZnTT 32 U,ALB 38 g/L,GLB 25 g/L,A/G 倒置,HBsAg(+),HBeAg(+),抗 HBe(+)。

本例纳谷不香,腹胀便溏,形寒肢冷,腰膝酸软,小便清长,夜尿多等为脾肾阳亏,温化固摄无权;胁痛,黄疸色晦,舌淡紫黯,苔厚腻灰黄,脉沉细缓弱,是脾肾阳虚,寒湿中阻,肝胆疏泄失司所致。证属阴黄,西医诊为慢性活动性肝炎,李老治以温肾健脾,化温退黄,主予茵陈附子理中汤加味。

茵陈 20 g	制附片 12 g^{先煎}	干姜 10 g	党参 20 g
苍术 12 g	白术 12 g	茯苓 20 g	陈皮 12 g
乌药 10 g	香橼片 12 g	佛手 12 g	郁金 12 g
炙甘草 5 g			

5 剂后,胁痛腹胀缓解,饮食有所增加,黄疸稍退。上方继进 10 剂,黄疸、胁痛、腹胀明显减轻,精神渐好,四肢转温,大便转实,夜尿减少,后以上方加入丹参、五味子、益智仁、虎杖、生三仙,和蜜为丸,服药 1 月余,饮食、精神好转,二便正常,各项化验正常。

体会:本例初起为阳黄,但因治之无效和失治,湿热久稽,困伤脾阳,久则脾虚及肾,终致脾肾阳虚,寒湿不化,衍变为阴黄证,阴黄之治,如《伤寒论》中所述"于寒湿中求之"之法,当以温化寒湿、利湿退黄为主,因寒湿阴邪,非温不化,予茵陈附子理中汤加味进治,温补脾肾之阳,利湿退黄,而收满意疗效。

3. 乙型肝炎治法介绍

1)乙型肝炎治疗三步法

上述分型论治,主要介绍肝炎在某一时期的横向辨治。李老还从病的纵向发展入手,拟定了乙型肝炎三步法治疗原则。

初期:主要表现为湿热内蕴或肝胆郁热,治疗以清热解毒为主,可于前述辨证中选用白花蛇舌草、半枝莲、板蓝根、大青叶、虎杖、丹皮、苦参、碧玉散等清热利湿解毒之品。据报道,这些药物有抑制乙型肝炎病毒的作用,丹皮与苦参联用有利于乙型肝炎表面抗原转阴。

中期:主要表现是脾虚肝郁,治疗以健脾疏肝为主,据证选用四逆散与香砂六君子汤合方以及柴平汤、柴胡疏肝散等方剂和黄芪、淮山药、山楂肉、香附、青皮、九香虫等健脾疏肝理气之品。

后期:主要表现是瘀血内停,治疗以活血化瘀为主。据证选用血府逐瘀汤、桃红四物汤等方剂和丹参、郁金、蜈蚣、蜂房、三七、姜黄、益母草等活血化瘀之品,后期亦当酌情增入温补脾肾或滋养肝肾之品。

三法并非固定不变,据证可二法甚至三法同用。不少乙型肝炎患者无任何症状,在体检时才发现 HBVM 阳性,可参照上述原则,据证运用。

2)自拟强力肝得宁胶囊治乙型肝炎

李老认为邪正斗争贯穿于乙型肝炎的始终,乙型肝炎病毒、湿热痰瘀等邪毒相兼为患,肝脾肾损伤,气血阴阳不足,邪实正虚是乙型肝炎的两个主要方面,只是不同时期、不同情况下侧重不同,祛邪扶正为总的治疗大法。但由于乙型肝炎病程長,尤其是慢性者,为便于长期服药,李老以清热解毒化湿、行气活血祛瘀、调肝实脾固肾为基本治则,拟制强力肝得宁胶囊。

强力肝得宁胶囊由胡黄连、蚤休、急性子、猪胆、丹参、郁金、三七、水蛭、虻虫、炙黄芪、红参、白术、当归、冬虫夏草、女贞子、柴胡、枳实等药组成。每粒胶囊含生药 0.4 g。每次服 5 粒(儿童酌减),每日 3 次,饭后服用。2 个月为 1 个疗程。服药期间忌食羊肉、狗肉、公鸡肉,鱼虾海鲜类,忌饮酒。

方中胡黄连、蚤休、急性子、猪胆清热解毒,利湿化痰;丹参、郁金、三七、水蛭、虻虫活血化瘀,通络搜邪;炙黄芪、红参、白术、当归安中健脾,益气养血;冬虫夏草、女贞子滋养肝肾,培补精气;柴胡、枳实升清降浊,调畅气机。诸药合用,既清利湿热解毒、祛除痰气瘀血以治其标,又疏肝理脾补肾、益气养血填精以固其本,祛邪而不伤正,扶正而不留邪,使邪去正安,脏腑健旺,阴阳协调,气血流畅,故能取得良好的治疗效果。

通过大量的临床实践表明,本方对发热,消化道症状,黄疸的改善较快,对肝功能 ALT、T-Bil 改善较快,TTT、GLB 较慢。乙型肝炎病毒血清学指标中 HBeAb-IgM(+)、HBeAg(+)转阴较快,HBeAb(+)、HBcAb(+)、HBsAg(+)转阴较慢。HBsAg(+)的阴转率"大三阳"较"小三阳"为高,黄疸型较无黄疸型为高,有症状者较无症状者为高,儿童患者较成人患者为高。乙型肝炎病毒免疫学检查阴转后复发似与过早停药及食羊肉、狗肉、带鱼有关。复发后的治疗一般较初发者困难。长期服用,未发现毒副作用。几年用药观察中,未发现有转变为肝硬化、肝癌者,提示本药有防止肝的纤维化和肝癌、肝硬化的发病作用,但还待进一步观察与研究。

根据现代药理研究:以上药物协同作用的结果,能够双向调节人体免疫机能,终止乙型肝炎病毒的持续复制,清除乙型肝炎病毒及其免疫复合物增生,改善肝脏微循环和门静脉血流,促进炎症消散,加强肝细胞再生和病灶的有序性修复,从而达到抗病康复的目的。

[病案举隅]

李×,男,30 岁。1993 年 2 月 10 日初诊。因便溏、乏力、腰酸半年来诊。患者 11 个月前体检发现患乙型肝炎,服市售成药如乙肝灵等无效。半年来乏力足软,食后腹胀,腰酸,大便稀溏,日行二三次,小便如常,精神尚可,面色微黄,腹平软,肝脾未扪及,舌淡瘀滞,苔白腻,脉沉细。肝功能 TTT 8.3 U,余项正常。HBVM 检查:HBsAg(+),HBeAb(+),HBcAb(+)。患者病延日久,脾肾两伤,证见脾虚湿盛之象。日久累及肾,故见脉沉细。治以健脾补肾,活瘀解毒,用六君子汤加味,人参、白术、茯苓、甘草、陈皮、法半夏加巴戟、淫羊藿以补脾肾；丹参、郁金、三七、蜈蚣活血通络；白花蛇舌草、地丁清热解毒。此方略有进退，服药2月后，加入李老所制强力肝得宁片，每次5片，每日3次，服药7月，HBsAg由阳转阴，HBeAb、HBcAb两项仍为阳性，症状改善明显。

体会：此例为慢性迁延性肝炎患者，病程长，按乙型肝炎三步治疗，后期以健脾益肾、活血化瘀为主治疗，且加服了强力肝得宁片，扶正祛邪，较长时期服药，HBsAg由阳转阴，是好转佳兆。

3. 急性、慢性传染性肝炎治疗经验与体会

1）疫毒、湿热是肝炎的主要病理因素

传染性肝炎，中医认为是湿热或疫毒之邪侵犯人体所致，强调邪气在发病中的重要性。然正虚亦不可忽视，因"邪之所凑，其气必虚"。本病初起，由于疫毒，湿热侵犯肝脏，内蕴脾胃，造成湿热内蕴之证。初病，即急性期，一般正气虚损不突出，主要以邪为主，故治疗以清热解毒为主，急性者，多数通过4～6周治疗可痊愈。若正气不能达邪，或失治、误治，可致疾病迁延不愈，转为慢性。湿热毒邪的稽留，可致肝脏损害，肝之疏泄失常，进而犯胃克脾，出现肝胃、肝脾不和之证；邪气久郁，化火伤阴，又致肝肾受损，因肝肾同源，终致肝肾阴虚，甚而化火生风，湿热毒邪亦可损伤脾胃，致脾虚湿盛，久之导致脾肾阳虚，寒湿郁阻中焦，肝胆疏泄失常，可发为阴黄。这些损害肝胆脾肾的主要病因，当责之于湿热毒邪。由于邪气滞留，正气不足，又可致气血流行障碍，而瘀血由生，瘀血一旦形成，瘀与邪结，胶凝难解，故急性肝炎一旦转化为慢性，则迁延难愈。毒瘀交结，正气不足，肝之疏泄障碍，久之，致肝脾肿大，或症积、痞块形成，可转为肝硬化或肝癌。所以，慢性肝炎病理变化中，疫毒湿热之邪是重要的因素，故清利湿热、清热解毒之法始终贯串其中。祛邪、扶正是治疗的两个主要方面，当根据病程的长短、正邪盛衰情况，治疗择重有所不同。

2）急性传染性肝炎应重视清化湿热、清热解毒法的运用

肝炎初起，正气虚之不甚，邪实为主，当及时祛邪，根据湿热孰多孰少，分别运用清热利湿之剂和重用清热解毒药，制止病毒在肝内复制，务使邪祛正安，以免病邪留滞，酿成慢性之患。临床观察急性黄疸型甲型肝炎、乙型肝炎均较易痊愈，而无黄疸型急性肝炎，常被忽视、误诊，或治疗不彻底，易迁延而成慢性肝炎，当提高警惕。

3）慢性乙型肝炎治疗三要点

西医学认为，甲型肝炎多在急性期痊愈，而迁延成慢性者，多为乙型肝炎，急性无黄疸型乙型肝炎迁延不愈，或无症状型乙型肝炎体检发现者均不少，跟师临证中

所遇最多,近年来,发病趋势有增无减,治疗棘手,使其抗原转阴尚属国家攻关项目。其临床表现多不显著,但对肝脏的损害缓慢地进行着,当掌握其发病特点与治疗重点。

(1)慢性乙型肝炎的发病特点:慢性乙型肝炎又分慢性活动性乙型肝炎与慢性迁延性乙型肝炎,主要有如下证候特点。

病程长,起病隐匿缓慢。一般来说病程超过3个月,不少病例有既往打针、输液或手术史,值得注意的是,有经常在外饮食的经历,这揭示乙型肝炎除血源、亲密接触传染外,尚有饮食、接触传染的可能,此当继续观察与研究。本病可持续几年、十几年,甚至几十年,乙型肝炎小三阳不转阴,肝功能损害多不大。

病情较轻。本病临床症状不明显,不少病人毫无症状,肝功能多数正常,SG-PT多正常,较少的病人有 TTT 稍高(8.9 U 以内),TFT(＋～＋＋),A/G 多数正常,少数 GLB 稍高。病程虽长,但病情较稳定。

临床主要见肝脏受损、肝脾不和、肝胃不和的症状。因乙型肝炎病毒选择性侵犯肝脏,使肝之疏泄脾胃功能失常,常出现肝脾、肝胃不和之症状,如胁痛、乏力、食欲欠佳、腹胀、呃逆、反酸、便溏等。

湿热蕴结之症状。乙型肝炎病毒侵犯机体临床亦见湿热内蕴之表现,如头昏乏力,脘胁闷胀,恶心欲吐,口干口苦,腹胀,大便溏垢不爽,小便黄,舌稍红,苔淡黄而腻,脉弦数或濡。

病久者可因肝脏损害涉及脾、肾而出现肝肾阴虚或脾肾阳虚之证。肝肾阴虚者,常见右胁隐痛,或有灼热,头晕目眩,心悸失眠,腰酸耳鸣,五心烦热,食少口渴,饮水不多,溲黄便干,舌红少苔,脉细数等。脾肾阳虚者,可见畏寒肢冷,肝区隐痛,神疲食少,腹胀便溏,腰酸心悸,舌淡苔白水滑,脉沉迟无力等。

瘀血阻滞之症状。由于病程长,日久不愈,正气受损,气虚推动无力,或气滞行血不利,或阴亏血少,血行不畅,又因乙型肝炎病毒内侵,湿热,毒邪内阻,阻碍气血运行,均可致瘀血阻滞发生,尤其是病久者,每多见瘀血阻滞之象。

肝功能检查多数正常,乙型肝炎系列检查多见 HBsAg（＋）、HBeAb（＋）、HBcAb（＋）,或 HBsAg（＋）、HBcAb（＋）,持续时间久而顽固。肝功能检查正常者,并不能说明肝脏无损害,一旦出现肝功能不正常,其细胞损伤多已超过半。

(2)慢性乙型肝炎的治疗要点:重视调整脏腑气血阴阳平衡,助正以祛邪。注意调整肝脾肾之功能,其中以扶脾为重要。重视祛邪,注重清利湿热、清热解毒药物的运用,重视活血化瘀法的运用,这对畅旺血行、祛除邪气、提高肌体免疫功能、修复病损均具有积极作用。

4.急黄治疗简介

急黄,可见于爆发性传染性肝炎,亦有散发者。其来势急骤,病情险恶,骤然发黄,朝发夕死,命在旦夕,故名急黄,传染迅速,又称"疫黄""瘟黄"。多由六淫所伤,饮食不节,情感因素,肝肾阴虚,热盛生火,火盛生风,阴液耗损,热扰神明而成危笃重证。证候始见恶寒发热,类似疫行热病,继则一二日指甲、齿垢、全身发黄,其色如金,小便短少,色如柏汁;甚则涕、泪、汗、唾液均黄,剧烈呕吐,心中烦热,皮肤瘙痒,鼻衄、便结、便血、尿闭,脉洪数,舌红无津,苔黄糙而起芒刺,此为热入血分。

治法:凉血解毒,方用犀角地黄汤加味(犀角、生地、丹皮、白芍、小蓟、茅根、茵陈、黄连、竹茹、大青叶、虎杖)。若再见全身金黄加剧,呕吐恶臭,烦躁不安,神昏谵语,手足躁动,循衣摸床,高热不解,腹胀满,小便不利,大便黑,舌质绛,苔焦黄或黑,脉弦数。此为热入营分,热扰心包。急以清营凉血,清心开窍之法,方用清营汤加减(犀角、生地、元参、麦冬、银花、丹参、连翘、竹叶心、黄连),并配合安宫牛黄丸、至宝丹、紫雪丹交替使用,并给予西药抢救。

[病案举隅]

贾×,男,29岁。因高热汗出,目肤发黄,其色鲜明如金色,恶心呕吐,西医诊为"亚急性黄色肝萎缩"而入院。会诊时证见目肤全身发黄,其色如金,面蒙油垢,神志模糊而时有谵语,高热(体温40.8 ℃),烦躁、鼻衄、齿衄、腹部膨胀、恶心呕吐,不能食、便秘,尿少而黄如浓茶汁。舌红,苔黄燥,脉弦数。体检:肝浊音界缩小,腹水症(＋＋),肝脾未扪及。肝功能:II150 U,SGPT 270 U,血浆白蛋白及总胆固醇降低,血氨升高,尿检见蛋白及管型,乙型肝炎表面抗原(＋),诊断为"急黄",乃热毒炽盛,伤害营血,湿热内蒸,胆汁外溢而致。治以清热解毒、凉血化瘀为主,投茵陈蒿汤加味。

茵陈 30 g	栀子 10 g	大黄 10 g^{后下}	大青叶 10 g
鲜车前草 10 g	丹皮 10 g	滑石 20 g^{先煎}	板蓝根 20 g
泽泻 10 g	田基黄 20 g	龙胆草 10 g	山楂肉 20 g
犀角粉 1 g^{吞服}			

3剂。

再诊:药后高热已除(体温36~37 ℃),神志已清,尿多,色深黄(2000 mL/日),腹水消失,唯黄疸不退。上方去大黄加金钱草30 g、海金沙20 g、丹参20 g、姜黄、桃仁、白矾各10 g,青黛3 g,继服3剂后,已无自觉症状,但舌质红,苔黄腻,此为湿热未尽,余毒残存。治以芳香化湿、疏肝和胃为主,调理月余,3次复查肝功能,体检均属正常而出院。

从李老治疗此案例,体会到如下四个要领:

(1)清热解毒:本病是湿热疫毒内侵肝胆,热蕴于内,不得外散,故以清热解毒之品捣其根,折其势,当选用清热解毒兼能利湿的药物,如金钱草、茵陈、栀子、车前草等品为佳。

(2)利湿通腑,前后分消:《金匮要略》指出"诸病黄家,当利其小便"。黄疸腹满,小便不利而赤,自汗出,此为表和里实,当下之。故利湿通腑,前后分消,可使湿热疫毒速从二便出,选茵陈蒿汤和小承气汤加味,或茵陈蒿汤合大柴胡汤随证加减。但利湿应注意湿去阴伤,应据证扶阴。

(3)活血化瘀:本病内侵肝胆,致疏泄失常而瘀血内停,病越深瘀越重,当注意选用活血化瘀的丹参、姜黄、三七等品。

(4)凉血开窍:若见邪伤营血,内陷心包证候,当急投安宫牛黄丸、紫雪丹之类以凉血解毒,清心开窍。

(二)肝硬化治验

1.明析病机,辨其虚实

肝硬化腹水,多因湿热黄疸,七情内伤,六淫外袭,疫毒水邪所害,或饮食不节,酒色过度,导致肝脾肾功能失调,肝脏受损,疏泄失职,则气滞血瘀;脾脏受损,健运失职,则水湿内停。转输之官失职,气血不和,清浊相混,隧道壅塞,形成气滞、血瘀、水停的复杂证候。日积月累,则腹胀如鼓,腹壁青筋显露而成臌胀,肝脾肾功能失调为本,气血水停为标。若病情进一步累及肾脏,肾虚气化失职,尿浊不能从膀胱而泄,则使病情更加严重。最后由肾及心,则出现昏迷之危候。必须强调的是:三脏功能失职,导致气滞、血瘀、水停,反之气滞、血瘀、水停又可损害三脏,阻碍三脏功能。古人虽有气臌、血臌、水臌之分,而本病实际只有偏气、偏血、偏水的不同。然邪气久羁,戕贼脏器,正虚邪实,功补两难,治疗十分棘手。李老指出治疗本病当树立信心,明辨虚实,针对病机,攻补适时,缓急分明,方可取得较好疗效。

肝硬化腹水病深日久,累及多脏功能,气血失调,又成水裹气结血凝之复杂证候,由于病机不同,体质差别,所现证候各异,临证阴阳虚实不可不辨。大抵而言,实证者,多热,其面红气粗,腹胀而坚,按之则痛,小便黄赤,大便秘结,脉滑有力。虚证者,可为气虚、血虚,其色悴气短,腹胀而软,按之不痛,小便清白,大便溏泻,脉弦细涩。实者,可泻之于内;虚者,当理虚扶正。一般说来,治实易而理虚难。临证每多虚实夹杂,寒热并见,当量其偏盛,权宜缓急,而补泻兼施,虚实并调。审证疏为重要,犹如丹波元坚所曰:"为医之要,不过辨病之虚实也已。虚实不明,妄下汤药,则冰炭相反,坐误性命。是以临处之际,不毫有率略矣。"

2. 分型论治,消补兼施

由于体质不同,邪气轻重各异,根据邪正偏盛偏衰大致可分为虚实两大类。

1)实证

实证,祛邪为主,治标为先,兼顾正气。本类证型多出现在腹水的早期阶段,邪气盛,但正气不甚虚。其辨证要点:体质较好,精神尚佳,语言响亮,伸舌有力,舌上有苔。其治疗原则应以祛邪为主,治标为先。临床常见的证型主要有气滞湿阻型、湿热蕴结型、瘀血阻滞型。

(1)气滞湿阻型:

主证:胁肋胀痛或窜痛,纳呆食少,食后腹胀,胃气上逆,疲乏无力,小便短少,大便溏薄,腹胀按之坚,胁下痞块,苔白腻,脉弦缓。

治法:疏肝理气,清热利湿。

方药:柴胡疏肝散合胃苓汤加减。腹胀、尿少,加广木香、莱菔子、沉香、枳实、前仁、通草,减炙甘草。肤黄、腹硬满、口干、便秘,加栀子、茵陈、大黄、大青叶、金钱草。胁胀痛甚,加青皮、佛手、香橼。胁下刺痛,加丹参、姜黄、三七及金铃子散。

(2)湿热蕴结型:

主证:腹大坚满,脘腹撑胀,烦热口渴,目肤发黄,小便黄赤短少,大便秘结,不欲食,嗜卧,舌红苔黄腻,脉弦数。

治法:清热泻腑,佐以攻下逐水。

方药:茵陈蒿汤合四苓散加减,并配用臌胀消水丹。热毒炽盛,加大青叶、板蓝根、虎杖、蒲公英、车前草,减白术。大腹撑胀,加枳实、沉香、莱菔子。小便不利,加玉米须、白商陆、陈葫芦、蟋蟀粉。神志模糊者,汤剂改为清营汤,加安宫牛黄丸。

(3)瘀血阻滞型:

主证:面色熏黑或唇色青紫,可见蜘蛛痣、肝掌,腹大坚满,腹壁青筋暴露,胁下痛,便血衄血,小便不利,舌紫红、有瘀斑,脉细涩。

治法:活血化瘀,行气逐水。

方药:桃红四物汤煎服,臌胀消水丹吞服。胁下症块、刺痛,加丹参、姜黄、莪术、甲珠、三七、土鳖。小便不利,加猪苓、泽泻、商陆。形体消瘦、短气乏力,加太子参、黄芪、焦术、苁蓉。若吐血、便血,上方暂停,改用凉血止血方,诸如仙鹤草、地榆炭、紫珠草、茜根、小蓟炭、三七、蒲黄等可选用;若病势加剧,吐血、下血不止,神志昏迷,则应中西医结合抢救。

2)虚证

虚证,扶正气为主,治本为要,兼顾祛邪。本类证型多属患者体质素虚或腹水晚期,正气极虚而邪气尚存,其辨证要点是体质较差、精神委顿、语声低微、脉象细微。常见的证型主要有脾肾阳虚型和肝肾阴虚型。

(1)脾肾阳虚型:

主证:腹大胀满,纳呆食少,精神疲乏,面色萎黄不泽,形寒肢冷,小便清而短少,舌质淡紫,脉沉细。

治法:健脾温肾,佐以化气行水。

方药:附子理中汤合五苓散加减或茵陈术附汤加味。以脾虚为主者,可用茵陈理中汤加味,温中扶阳;以肾阳虚为主者,用济生肾气丸,必要时与附子理中汤交替使用或金匮肾气丸加牛膝、车前子。

(2)肝肾阴虚:

主证:面色晦暗,口唇青紫,肌肤不泽,腹大胀满,胁肋刺痛,心烦口干,齿衄,小便短少,大便秘结,舌质红绛、少苔,脉弦细而数。

治法:滋肾养肝,佐以活血化瘀。

方药:一贯煎加减,或归芍地黄汤加活血化瘀之品。若兼见邪蒙心包,神昏谵语,配安宫牛黄丸清热开窍;若病情突变,大量吐血下血,可选用犀角地黄汤加味治之;若肝风内动四肢抽搐,用大定风珠汤治之;若气随血脱,汗出肢冷者,急用独参汤扶元救脱,中西医结合大力抢救。

3.软肝化症汤的运用

肝硬化为难重之证,病程长,并发症多,病变不仅损伤气分,且多入血分,本虚标实,虚实互见,病变主要在肝脾肾三脏受损与气血水相互搏结。肾为先天之本,脾为后天之本,肝为藏血之脏,故李老以补脾益肾,以固其本,养血疏肝,以通脉络,活血化瘀,行气逐水,疏通经络,调理气机以改善肝脏代谢,攻补兼施,损其有余,补其不足,拟自制软肝化症汤。

当归 10 g	党参 10 g	黄芪 10 g	白术 10 g
泽泻 10 g	鸡内金 10 g	白芍 20 g	淮山药 20 g
丹参 20 g	姜黄 20 g	茵陈 20 g	板蓝根 20 g
茯苓 15 g	三七 6 g		

水煎,分3次服用。

方中以茯苓、淮山药、鸡内金酌加党参、黄芪、白术益气健脾,利水治本;当归、白芍补血,滋补肝肾;佐以三七、丹参、姜黄活血化瘀;茵陈、板蓝根、泽泻利水。主治肝硬化腹水,对纠正蛋白倒置、肝脾肿大有较好的效果。在本方的基础上,据证加减,可适于各型的治疗。若脾肾阳虚,加太子参、干姜、河车粉;湿热蕴结去白芍,加焦山栀、碧玉散、田基黄、大黄、金钱草,黑丑、白丑(二丑);肝郁气滞加柴胡、青皮、枳实、川楝子、元胡;瘀血阻滞加川芎、甲珠、鳖甲、黑丑、白丑、猪苓、泽兰;寒湿困脾加制附片、干姜、厚朴、苍术;肝肾阴虚加生地、女贞子、麦冬、楂肉;若见便黑、衄血,加地榆炭、丹皮、犀角粉;黄疸者加田基黄、金钱草;神志昏迷加安宫牛黄丸。

本方为肝硬化本虚标实、虚实夹杂而设。若腹水严重,小便不利者,当佐以臌胀消水丹,并随时注意肝功能及电解质、血氨等情况。腹水消退后,宜在本方基础上重点转入扶正固本之法,兼以祛邪,图治其本,以免复发。

[病案举隅]

刘×,女,47岁。1991年12月14日初诊。患者1991年9月确诊肝硬化腹水,住院治疗2月无效。证见腹胀食少,右胁作痛,倦怠乏力,溲黄便溏,舌质淡红瘀紫,苔薄黄,脉沉而缓;神清,面色晦暗,腹部臌隆,腹围90 cm,巩膜、皮肤无黄染,颈部见蜘蛛痣2颗,腹壁青筋显露,肝脾肿大,均在肋下2 cm处扪及,移动性浊音叩出,下肢浮肿。肝功能检查:SGPT 68 U,TFT 6 U,TTT(+ +),II 6 U,蛋白倒置,A/G为2.7/4.4;B超:腹水(+ +)。证属脾肾阳虚,瘀水内停型臌胀,治宜补脾益肾,活血化瘀,行气逐水,用李老拟制软肝化症汤加味。

当归10 g	泽泻10 g	鸡内金10 g	白芍20 g
淮山药20 g	丹参20 g	姜黄20 g	茵陈20 g
板蓝根20 g	茯苓15 g	太子参16 g	焦术16 g
黑丑10 g	白丑10 g	鹿角胶20 g 烊化	三七6 g 打粉吞服

服方20剂,腹水基本消退,精神食欲好转,腹围78 cm,诸症减轻。上方再服20剂,肝功能基本正常,肝脾恢复正常,白球比已不倒置,另拟益气健脾温肾方善后。

太子参15 g	黄芪20 g	苍术16 g	白术16 g
茯苓10 g	川朴10 g	陈皮10 g	法半夏15 g
淫羊藿10 g	肉苁蓉15 g	补骨脂12 g	益智仁10 g
熟地15 g	泽泻10 g	丹皮10 g	淮山药15 g

常服以巩固疗效。

体会:本例为脾肾阳虚,又见肝郁气滞,瘀水内停之症,治以标本兼顾,予软肝化症汤加人参、苍术、白术、淮山药、鸡内金、鹿角胶温补脾肾,以助运化;当归、白芍、丹参、姜黄、三七行气活血,以消症积;板蓝根清热解毒;茵陈、茯苓、泽泻、黑丑、白丑利水。脾肾功能得振,运化复常,阳复而阴霾自散,再加上活瘀解毒、逐水之法并施,故收效甚佳。

4.逐水法在肝硬化腹水中的运用

腹水,是肝硬化常见而突出之症状,腹水大量出现,不但阻碍气血运行,加重气滞血瘀,更令脏腑功能失调,因而对腹水的治疗是一个十分突出的重要问题,若不攻其水,正气很难恢复。随师临证中亦体会到,随着腹水的消退,他症亦随之可得以缓解。由于腹水的出现,常伴腹胀,大小便不利,故而遵《黄帝内经》关于"先病而后生中满者治其标""小大不利治其标"的原则,在辨证论治的基础上,自拟臌胀消水丹、甘遂粉调蜂蜜外敷法,或用黑丑、白丑、商陆入煎剂,使水从大小便分消,达到治疗腹水的目的。正如《景岳全书》所曰:"诸病皆当治本,而唯中满与大小便不利两证,当治标尔!盖中满上焦不通,大小便不利则下焦不通,此不得不唯治标,以开通道路而为升降之所由。"

1)臌胀消水丹

本方由甘遂粉10 g、琥珀10 g、枳实15 g、沉香10 g、麝香0.15 g组成。

用法:上药共研细末,装入胶囊,每次服4粒,间日1次,于空腹时用大枣煎汤送服。本方以甘遂攻逐腹水而破瘀血为主,辅以枳实破结气而逐停水,沉香降逆气而暖脾肾,佐琥珀利小便而通经络,麝香通诸窍而活血滞。上药装入胶囊,枣汤送服,其旨在顾护脾胃,免伤正气。诸药合用,行气活血逐水,令滞气散则腹水消,脏腑气血可望恢复。各型肝硬化腹水均可酌情运用。

本方攻下逐水,药力峻猛,仅为"急则治标"权宜之法,当遵《黄帝内经》"衰其大半而止"之诫,中病即止。水去其六即改用消补兼施之法,绝不可蛮攻以伤其正气。

2)甘遂外敷逐水法

以甘遂20 g研粉调蜂蜜外敷脐部,每日1次,此法以峻泻之品调蜂蜜而甘缓其性,因脐之脉络通于腹内,收峻药缓攻之效,且药未经胃肠,不伤脾胃之气。此法较上方攻逐之力减,用于体虚或老年不胜峻攻者。

3)二丑与商陆的运用

二丑苦寒,入肺、肾、大肠经,《本草图解》谓"利小便,通大肠,消水肿",《本草正义》曰"此物甚滑,通泄是其专长"。商陆苦寒,入肺、脾经,《日华子本草》谓"通大小肠,泻毒",《本草纲目》谓"其性下行,专于行水"。常选用其中之一味或二味,于各型汤剂中,收泻下逐水之功。量至20 g,未见毒副反应。二药药性不如甘遂峻猛,常用于腹水而不胜甘遂峻攻者。

上述逐水之法常伍行气活血之品,因气行则水行,气滞则水停,此外瘀血阻滞,每阻碍气机,活瘀则使气畅水行。攻逐之剂,尚属峻烈。泄水后,必伤元气,经云"大毒治病,十之其六""当衰其大半而止",故中病即止,腹水去之大半即可,继以扶正或标本兼顾之法,意在顾护正气。

[病案举隅]

◎病案一

王×,男,40岁。1992年10月7日初诊。因腹水5个多月住入某院,西药治疗,腹水反复渐进,病情危笃,遂请李老会诊。5月来疲乏纳差,两胁时有刺痛,腹胀渐渐膨大,口干喜饮,小便黄少,大便干燥,日渐消瘦,肝肋下1.5 cm,脾肋下1 cm,均为中度硬而边锐,光滑,轻度触痛。肝功能检查:SGPT 120 U,II 40 U,TTT 22 U,TFT(++++),TP 7 g/L,ALB 3.2 g/L,GLB 3.8 g/L。西医诊断为坏死后性肝硬化失代偿期。20多年前有急性黄疸型肝炎史,刻诊见患者精神不佳,慢性病容,形体消瘦,面色晦滞,色素斑累累,目肤发黄,腹大如瓮,脐心突起,腹筋怒张,按之坚硬,肝脾触诊不满意,腹围102 cm,颈后及胸前各见蜘蛛痣1颗,肝掌红甚,小便黄如浓茶,每日约250 mL,大便二三日一行,干黑量少,艰涩难下,舌紫舌,舌边有瘀斑,脉细涩。此瘀血阻滞,气结水停之证,拟活血化瘀,行气逐水法,予消水丹,每日早晚吞2粒,并投桃红四物汤合五苓散加减。

当归10 g	川芎15 g	赤芍20 g	红花10 g
桃仁10 g	猪苓10 g	茯苓20 g	泽泻10 g
桂枝8 g	丹参20 g	郁金15 g	莪术10 g
鳖甲10 g	川朴16 g	大腹皮20 g	车前子20 g
茵陈15 g	田基黄20 g		

2剂。

二诊:1992年10月9日。药后腹鸣腹痛,日泻清水6~7次,小便量增,日约1000 mL,腹胀大减,身黄减,极为疲乏,但饮食增加,腹围减至80 cm。邪已顿挫,停服消水丹,方中加入枳实10 g、黑丑10 g,3剂。

三诊:尿量增加,日约1500 mL,腹胀诸症减轻,精神好转,腹围73 cm,饮食增加,大便调畅,方中去黑丑,加太子参20 g、淮山药15 g,6剂。后以活血化瘀、疏肝健脾法调治2月余,服方67剂,肝功能各项检查正常,追访至今,未再复发,已投入正常工作。

体会:本例瘀血阻滞脉络,气机壅遏,致气滞水停,腹水盛大,幸年壮,正气尚旺,标证危急,故急以逐水活血为治。待水消至大半,则停用攻逐,转用调理肝脾、活血行气利水之法,效果极著。王肯堂曰:"气血不通,则水亦不通而尿少,尿少则腹中水积而为胀。"此例先事逐邪,意在使邪去,气机流畅,升降复常,后再以补泻兼施,渐消缓削而效。

◎病案二

徐×,女,58岁。1993年1月13日初诊。20年前曾患急性无黄疸型肝炎,以后肝功能时好时坏。近3月来腹胀食少,食后胀甚,两胁闷胀,小便短少略黄,大便时干时稀。1月来,腹胀加重,渐渐腹大如蛙,神疲乏力,下肢浮肿,嗳气食少,尿少便溏,B超检查示肝脾肿大;肝功能检查:SGPT 80 U,TTT 18 U,TFT(+++),TP 5.2 g/L,ALB 2.3 g/L,GLB 2.9 g/L。面色萎黄而晦,语声低微,腹大膨隆,脐心突起,双下肢凹陷性浮肿,按之如泥,舌胖淡瘀滞,舌边有齿痕,苔白少津,脉沉弱,证属脾虚肝郁,气结水停。治宜健脾疏肝,行气利水,拟茵陈理中汤合逍遥散加减。

茵陈 15 g	干姜 15 g	焦术 10 g	茯苓 20 g
党参 16 g	柴胡 15 g	枳实 10 g	当归 10 g
川朴 10 g	车前子 10 g[包煎]	猪苓 10 g	泽泻 10 g
郁金 10 g	大腹皮 10 g	桂枝 10 g	

3剂。另用甘遂粉20 g调蜂蜜外敷脐部,每日1次。

二诊:1993年1月16日。用药后,日水泻3~4次,小便量增,腹胀明显减轻,口干食差,疲倦乏力,上方加太子参20 g,4剂。外敷药续用。

三诊:日下稀便2~3次,尿多,精神好转,已思饮食,下肢肿消退,腹胀大减,舌淡苔白,脉沉细,停用甘遂外敷,汤剂中加入黑丑10 g、砂仁10 g、焦三仙各20 g,6剂后以健脾和肝,行气利水,佐活血消症法,续调2月,肝功能基本恢复正常,TP 7 g/L,ALB 3.4 g/L,GLB 3.6 g/L,腹水全消,精神、饮食良好,嘱继续治疗与观察。

体会:本例由急性无黄疸型肝炎迁延而来,脾虚肝郁,气滞水停,腹水较甚,但体虚难胜峻逐,故以甘遂调蜂蜜外敷,峻药缓用泻其水,同时温补脾阳,行气利水,助其运化,水消至半后,改补脾和肝,行气利水,软坚消症,攻补有序,收效显著。本例初期腹胀甚时,断不可因虚而径用壅补,滞气碍邪,不可不防。补泻兼施,权宜而行,助正克邪,渐进缓图,如恃峻药猛克,欲速不达,反伤正气。

5.随师临证体会

肝硬化虽可大致分为虚实两大类和5个证型,但在临床上,虚实之间、证型之间不断转化,两个或几个证型可兼夹出现,临证时知常达变,随时注意邪正的消长和盛衰,既要抓主要矛盾,又要适当照顾兼证,切不可刻舟求剑,见症治症。

肝硬化有偏气、偏血、偏水的不同,但总以正气虚弱,气血水内停,并互为因果为基本病理,故无论何型,都当酌情施以行气、逐瘀、利水之法。另外,本病多为湿热郁滞肝胆所致,且湿邪久郁势必化热,故在辨证论治时还当注意湿热兼顾的情况。

此证体虚标实,胶固难治,当早期发现尽早治疗。惜病形未见之时,常被忽之,一旦形现,脏腑已败,不可图恃利药,求快一时,否则腹水消得一时,复而又来,反复渐进,病邪愈胜,反徒伤正气。故而立足治本,标本兼顾,急则治标,谨守病机,无失其宜,疏为重要。

治病求本,治本当重调理肝、脾、肾三脏的气血阴阳之平衡。其中,调理肝脾,复其升降,为本中之本,最为重要。标本兼顾,补泻兼施为本病治疗之常法。肝硬化腹水,本虚标实,攻之伤正,补之碍邪,补泻掣肘,实为棘手。故标本兼顾,补泻兼施,是李老常用的两全之法,可先攻后补或消补兼施,均随其缓急,量其轻重,权宜而取。一般病之早期,邪实,正不甚衰,或腹水较多时,可先逐水,后再进补,或攻补兼施以攻邪为主。晚期,正气已衰,则又以扶正为主,兼与祛邪,正虚与邪实的多寡决定了补消的权衡,是补三分,攻七分,还是补七分,攻三分,全在于据证而辨,务使攻之适时,补之得宜。总而言之,当攻邪不忘正,补虚不忘邪。

急则治标,在肝硬化腹水的治疗中占有重要地位,气滞、水停、血瘀为肝硬化标实之候。因有些标症急迫,如不急治,可导致严重后果,甚而顷刻有毙命之危。如气血水结致盛大腹水,腹胀至急,大小便不利;或热迫血溢,暴吐狂血(食道或胃底静脉曲张破裂出血);或湿热蒙蔽心包之神昏(肝昏迷),均为标急之症,当急以治标,或峻下逐水,或凉血止血,或凉开宣窍(药用安宫牛黄丸、至宝丹),尤以暴吐狂血、肝昏迷两者最为急迫,当中西医结合及时抢救。

内外合治、峻药缓攻为逐水的可取方法,大有发展前途。

本证病根深固,其来也渐,冰冻三尺,非一日之寒,治之甚难,当鼓励患者树立战胜疾病的信心,坚持治疗,慎食善养,抑怒畅志,才能有助于疾病的治疗与身体的康复。

(三)肝癌治疗探索

肝癌属祖国医学症积范畴,西医分为原发性与继发性两种,前者可在肝硬化、慢性肝炎的基础上转化而来,多因热毒蕴结,气滞血瘀,致肝脾受损,气血日耗,虚实夹杂而成。临床表现主要以肝脏呈进行性肿大,坚硬,表现凹凸不平,或摸到多数结节或大块肿物,初起可见食欲不振或右胁不适,渐至肝区疼痛,脘闷腹胀,或不规则的发热汗出,消瘦贫血,晚期可见黄疸、腹水,甚至出现肝昏迷,借助西医理化检查可协助其诊断。本病为恶性病变,死亡率甚高,难以治疗。李老治疗本病量其虚实,采用扶正祛邪之法。曾治一女性患者郁×,52 岁。1992 年 12 月 26 日初诊,诉其肝脏进行性肿大、疼痛消瘦 2 个月。过去曾患慢性活动性乙型肝炎多年,2 个月前肝区疼痛加重,刺痛,并伴腹胀纳呆,日渐消瘦,肝脏进行性肿大。肝功能正常,HBVM:HBsAg(+),HBeAg(+),TFP 500 U,CT、B 超及同位素扫描检查,意见均为肝脏占位性病变,经贵阳医学院及北京协和医院专家诊断为巨块型肝癌,建议患者到北京行手术治疗,患者拒绝而寄望于中医中药,故请李老治疗。刻下症见:右胁下刺痛难忍,腹胀不舒,不思饮食,口干喜饮,心慌心悸,头昏失眠,小便短少,大便数日未下,形体消瘦,精神萎靡,面色㿠白,少气懒言,语声低微,上腹膨隆,肝于肋下6 cm处扪及,质硬,凹凸不平,压痛明显,因疼而扪之触诊不满意,腹胀满,无移动性浊音,未见腹壁静脉怒张、蜘蛛痣及肝掌,下肢无浮肿,舌质淡,苔薄白,脉细数,三五不调。证属症积,气阴两虚夹瘀血阻滞型(巨块型肝癌),治以益气养阴为主,佐以活血化瘀,用生脉饮和二至丸加味。

西洋参6 g	生麦冬20 g	北五味6 g	炒枣仁20 g
远志10 g	女贞子20 g	旱莲草20 g	枸杞20 g
枣皮10 g	生龙骨20 g^{先煎}	生牡蛎20 g^{先煎}	丹参20 g
郁金10 g	郁李仁20 g	枳壳10 g	泽泻10 g
白花蛇舌草20 g	七叶一枝花20 g	元胡10 g	

另用蜈蚣 6 条、守宫 10 条、全蝎 10 g、三七 10 g,共研细末,每次吞服 0.5 g,每日 3 次,长期服用。

另用蜈蚣 10 条,水蛭、虻虫、土鳖、甲珠各 10 g 共研细末,调蜜外敷肝区,每日一换,长期外用。

1993 年 1 月 10 日复诊,述药后大便得下,精神好转,饮食增加,睡眠尚可,肝区疼痛减轻,肝大缩小 1 cm,效不更方,再服 6 剂。以后患者每 2 周复诊 1 次,基本在上方基础上出入,内服、外敷并用,每 2 个月西医复查 1 次,均有显著进步。至 1994 年 6 月,肝区疼痛已止,包块明显缩小。原因肝脏肿块之碍,而弯腰困难,现已能弯腰,双手触地,精神、饮食、体力明显好转,不仅能亲自来诊,且能胜任家务,如照顾 86 岁老父的饮食起居。本例疗效堪著,病情好转,肿块明显缩小。从而笔者体会到治疗肝癌当重视如下几点。

(1)邪正兼顾,攻补兼施。本病多发生于中老年,本身气血脏腑功能已虚,肿瘤所致的气滞、血瘀、毒邪、痰凝等均可损伤人体正气,一旦肿瘤形成,则正虚邪实之局面已成,只不过随病之早晚正虚、邪实有主次多寡之别。治疗中扶正与祛邪自当有先后之异,正如李中梓《医宗必读》所云:"初者,病邪初起,正气尚强,邪气尚浅,则任受攻。中者,受病渐久,邪气较深,正气较弱,任且攻且补。末者,病魔侵竣,正气消残,则任受补。"故攻补兼施应重视病程长短,动态观察,灵活运用。扶正,当视肿瘤所伤害人体的阴、阳、气、血及脏、腑功能不同施以相应之法,或补阴,或扶阳,或益气,或补血,燮理脏腑功能,务使其平衡。如本例病程较久,邪毒久羁,气阴两伤,肝肾不足,故扶正以生脉饮、二至丸加枸杞、枣皮以益气养阴,滋养肝肾。本例扶正还当重视调护脾胃,因肝癌可致肝之疏泄脾胃功能障碍,《金匮要略》曰"见肝之病,当先实脾",且脾胃为后天之本,得谷者昌,失谷者亡,药物的服用、吸收,均赖脾胃功能正常运行,故扶正要重视脾胃功能的调治。本例腹胀、大便1周未行,李老以益气养阴加郁李仁、枳壳行气使大便得下,腑气得通,胃肠功能得以恢复,故饮食增加,药食得进,精神得以恢复。本例扶正还当重视补养肝肾,因肝癌之气滞血瘀,邪毒久羁,必致耗伤肝血,损及肝肾之阴,故养血柔肝,滋养肝肾,使肝之疏泄复常,有助于气畅血行及情志舒达。从西医学角度来看,扶正可增进机体免疫功能,从而抑制或消灭肿瘤细胞,古人云"养正积自消",正是此理。祛邪,要重视行气活血、解毒软坚或化痰通络等消积之法。肿瘤属中医之瘤、岩、症积、积聚、肠覃、舌菌多种范畴,总与气、血、痰、瘀、毒有关,《黄帝内经》云"坚者削之,结者散之,血实者决之,中满者泻之",故祛邪中要辨证运用行气、活血、解毒、软坚、通络等法,以消除肿块。如本例就用丹参、郁金、三七、元胡、枳壳以行气活血;蜈蚣、全蝎、水蛭、虻虫、守宫等动物及虫类药物通络活瘀,搜剔毒邪;七叶一枝花、白花蛇舌草以解毒抗癌;牡蛎以养阴软坚。攻邪还应根据病情的虚实,量其轻重而施,活血通络,虫类及动物药物,入络搜剔解毒功能强,当宜选用。现代药理研究表明,具有抗肿瘤功效的药物亦据证选用,草药的运用也应重视。攻邪时,应注意顾护脾胃之气,因消削解毒之品伤正气,方中可加用健胃之药。总之,攻邪不忘扶正,扶正亦不忘攻邪,攻补兼施为基本之法。

(2)采用多种疗法。如中西结合、内服外敷、汤散并用等,古今为用,力克难症,为医道之务。

(3)重视精神因素在治病中的积极作用。医、患两方树立战胜疾病的信心,坚持长期治疗,是克敌制胜的基本保证。

上述体会,对其他肿瘤病人亦可据证参酌,变通运用。

(四)胆囊炎与肝胆结石的治验

急性、慢性胆囊炎及肝胆结石亦为多发病,李老认为本病主要因饮食不节、情志不畅,或湿热内蕴导致肝胆气郁,疏泄失常,通降失调,则产生了"不通则痛"的主要临床表现。其症状表现主要有四大特点:①发热或往来寒热,②上腹或胆囊区急迫疼痛或胀闷不适,③呕吐或嗳气,④大便多秘结或溏垢。治疗常用《伤寒论》中的大柴胡汤、承气汤,《金匮要略》中的硝石矾石散等加减论治,疗效甚捷,李老论治中有如下要领:

(1)通腑泄热为要。六腑以通为用,各种因素致胆之疏泄失常,郁而化火,炼灼胆汁,化为砂石,则以大柴胡汤合大承气汤加减,使腑气一通则胆之疏泄复常,疼痛、呕吐、发热诸症迅速缓解,方中应有大黄,且后下,以增强其荡涤实热之效。

(2)重用利胆清热之品。胆火上炎或湿热内蕴,常是造成胆囊炎或结石的主要病因,故方中当选用利胆清热解毒之品,如茵陈、金钱草、郁金、柴胡、枳实、栀子、黄芩、大黄、木香、蒲公英、地丁、败酱草等。西医学认为,胆汁排泄畅利,胆道内冲洗作用增强,有利于炎症的消退,这类药物大都具有较强的杀菌、抑菌作用和增加胆汁分泌与松弛奥狄括约肌作用,有利于通腑泄热,促进胆的疏泄功能复常。

(3)治疗结石的常用药物。金钱草、海金沙、鸡内金、白矾、芒硝等,应用时应注意配伍行气、利胆之品。其中,《本草纲目》谓白矾能"燥湿解毒""治痼疾,通大小便",李老常以6~10 g入煎剂,芒硝散结通便,均利于结石排除。

(4)胆囊炎多见慢性而急性发作,肝胆结石,其来也渐,久病入络,气滞,湿热内阻,气病及血可致瘀血形成,常见上腹或偏右疼痛。痛处不移、舌质瘀滞等象,瘀血阻滞,是一个不可忽视的病理因素,治当增入活血化瘀之品。李老喜用甲珠8 g,研粉,分3次吞服。《本草从新》谓其"善窜,专能行散,通经络达痛所",有利于消炎与排石。

[病案举隅]

◎病案

刘×,男,52岁。患慢性胆囊炎1年余,反复发作,近10日右上腹痛又发作,痛如针刺,固定不移,且疼痛向右肩胛区放射,纳差失眠,恶心呕吐,口干而苦,大便3日未行,小便黄少,神疲,面黄消瘦,痛苦病容,右上腹压痛,肝、脾未扪及,墨菲征

（+），舌暗红，苔黄，脉弦细。B超示胆囊炎。证属胆经郁热，瘀血阻滞，李老以利胆清热、活血化瘀为法，用大柴胡汤合桃红四物汤加减。

金钱草30 g	柴胡20 g	黄芩10 g	桃仁10 g
红花10 g	川芎10 g	赤芍10 g	白芍10 g
丹参20 g	郁金10 g	川楝15 g	元胡16 g
木香10 g	枳实10 g	茵陈15 g	鸡内金10 g
大黄10 g^{后下}			

5剂而痛止。

（5）慢性胆囊炎伴肝胆结石。主要表现为肝胃气滞与湿热内蕴，治以疏肝理气为主，兼以清化湿热，李老常用大柴胡汤、四逆散或柴胡疏肝散加味。湿重苔白腻，脘痞闷胀，口中黏腻或伴恶心者，加藿香、佩兰、白豆蔻、法半夏、川朴等；热重，咽干口苦，大便秘结，苔黄腻者，可选加茵陈、大黄、焦山栀；肝胃不和，嗳气吐酸，可加左金丸；气滞血瘀，胆囊区刺痛不移，舌质瘀滞者，可选丹参、郁金、红花、桃仁等；若并结石，可用金钱草、海金沙、鸡内金、郁金、金铃子散消石；气虚可入太子参。

（五）肝病治疗中难治症状及检验指标与预后判断

1.胁痛、腹胀与食少

肝区痛主要在右胁部，轻者局限于右胁下，重者可牵引右腰、右胸胁部或胃脘部。无论黄疸型或无黄疸型，也无论是急性或慢性期，或肝硬化，均可出现这一症状，此症常很顽固，有时治疗很难见效，亦有肝炎愈后胁痛仍经久不愈者。胁痛的原因常见如下三种：

（1）肝气郁结，郁怒伤肝，肝失条达，气血流行不畅。一般以两胁胀痛或窜痛为著，多见于久治不愈的肝炎患者，治宜疏肝解郁。

（2）湿热入于肝络，以致血络瘀阻，气滞血瘀，不通则痛。急性、慢性肝炎均常见，以急性者为多，其痛势较剧，手不可触，治宜清热利湿，解毒活瘀。

（3）营血不足，肝络失养，多见于肝炎迁延、日久不愈的患者。此因脾胃功能减弱，水谷精微化生营血不足，肝失濡养，多隐隐作痛，常伴失眠、消瘦、五心烦热等症，治宜益气补血，滋肾养肝。

上述三种因素往往相互影响，同时并存，如肝硬化者之肝区痛，既有气滞，又有气滞血瘀，络脉瘀阻，复有肝血不足，络脉失养。在病因上既要考虑情志不畅，亦要考虑湿热及瘀血等邪气。

恶心厌油、食少倦怠、腹胀便溏是肝病中常见的消化系症状,多见于急性黄疸型肝炎或急性无黄疸型肝炎,或慢性肝炎活动期、肝硬化、肝癌。肝炎早期,多为阳明湿热,胃失和降,脾失健运,表现为肝胃不和,脾胃不和;慢性及晚期,多脾胃虚弱,甚或脾肾阳虚。经治后,急性肝炎较易消除;慢性肝炎或肝硬化消化道症状好转,常为病情好转的佳兆;若消化道症状复而再现,伴见黄疸、腹水、肝功能损害是病情加重或恶化之兆,须当重视,提高警惕。

肝炎的胁痛、腹胀、纳差三症,系病及肝脾所致。三症临床上屡见不鲜,比较顽固,难以消失,若胁痛与腹胀同时并见者,则以疏肝为主,理脾为辅,因疏肝则使肝气条达,脾得健运,即疏肝可以扶脾之意;若腹胀、食差,同时并见者,则健脾为主,调胃为辅。因脾得健运,腹胀可消,胃纳转佳,若胁痛、腹胀、食差三症同时并见者,应以疏肝理脾为主,行气活血为辅。慢性阶段,处方用药不宜变更太大,药味不宜过多,剂量不宜过大,必须耐心调理,方可收效。此外,若胁痛突然加剧,可针刺合谷、列缺、足三里、阳陵泉等穴,多数可使胁痛顿除;腹胀者,可灸上脘、中脘、足三里等穴,往往有肠鸣矢气,而腹胀即可缓解;对食差者,肝功能趋于正常,肝脾肿大基本消失,一般情况尚差者,可指导患者行简易太极拳,缓缓锻炼,循序渐进,可有一定的效果。

2. 黄疸

急性黄疸型甲型肝炎、乙型肝炎,多数经治疗黄疸可消退,但有部分患者可出现黄疸迁延,日久不退,或消退缓慢,肝功能检查:II(>27 U),TBIL > 17 μmol/L,常伴见 SGPT 增高,TTT、TFT 增高,多因湿热壅盛,或脾胃虚弱,或长期嗜酒所致。亦有阳黄迁延日久热去湿存,损伤脾胃,转为阴黄者。临床常多见阳黄,阴黄较少。阳黄多以清热利为主,阴黄则应健脾温中化湿。若黄疸进行性加深,居高不下,伴见发热、恶心、呕吐、腹胀、尿少,则属危候。黄疸并见肝硬化腹水、肝癌,则难治。此外,黄疸亦可见于胆石症、胰腺炎、肝硬化、肝肿瘤、溶血性黄疸……当据证而辨治。

黄疸持续不退,每与瘀血阻滞有关,不论邪阻,还是正虚,一旦阻碍气血运行,形成瘀血,就可使邪气胶凝,难以解除,反之,又致血循障碍,使正气愈虚,故病邪缠绵,黄疸难以消退,辨治中加入活血化瘀之品,可促进黄疸消退。如 1994 年 5 月李老治疗王×,女,23 岁,患急性甲型肝炎入某院,治疗 2 月余,肝功能各项指标下降,但黄疸居高不退,李老诊之为湿偏重型阳黄,予茵陈五苓散加活血化瘀药,经治3 周,黄疸消退,肝功能复常。

3. 发热

肝胆疾病,发热为常见症状。急性传染性肝炎发热多在初期,无论服药与否,多在 1 周左右消退,发热同时常伴见明显的胃脘不适,恶心呕吐,或轻度腹泻,疲倦厌油,溲黄,苔黄腻,脉弦数。但亦有不发热,或发热轻微者。湿热内蕴一般以身热不扬为其特点;急黄的发热,则为高热,神昏,谵语,目肤深黄如金,多因湿热入于阳明而致,表里证候并现;慢性肝炎或肝硬化、肝癌的发热,一般热度不高,体温多在38 ℃左右,多因脾胃虚弱,水谷精微不化,生化不足,营血虚少,导致阴虚内热,常见午后潮热,偶有盗汗、五心烦热,但无咳嗽、胸痛、颧红,单用清热化湿之品,效果不佳,李老常用滋阴清热法,如秦艽、鳖甲之类,效果较好。

4.腹水

腹水是肝硬化、肝癌常见的症状之一。腹水在中医学上症状有水臌、血臌、气臌之分,证有虚实寒热之别,大体说来有脾胃虚弱,不能散精四布,土不制水,水饮停聚之机,而脾虚失运可因肝之疏泄失常,或肝脾肿大,痞块形成,或湿热毒邪之阻滞,均能阻碍气血运行,亦可因脾肾阳虚,不能制水,而形成腹水。腹水一旦形成,又可阻碍气血运行,反害脾的运化,互为因果,而加重病情。一般用健脾利水、温肾制水、行气活血、攻逐水饮等法,多可获效,但如见下列两种情况,则腹水就较难治。其一是腹水伴见黄疸,或先后出现,称"黄疸型水臌",多预后不佳,死亡率较高,当中西医结合,有助于缓解症状及延长寿命。其二是顽固性水臌,无论逐水,行气,活瘀,健脾,温肾,利尿,都不能使尿量增加,症状改善,其特点是腹部胀大,腹壁坚硬,食差消瘦。难治而预后多属不良。

上述两种难治性腹水,疗效不佳的原因,李老认为主要是日久病根深固,脾胃之气极度损伤,难以恢复,且药物的吸收、功用均难以发挥,正虚邪陷,故而难治。

治疗上,消除腹水是改善其他症状的关键。李老指出,按"急则治其标"的原则,只要体质尚可,无特殊衰弱表现,就可先事攻逐,待腹水消退到一定程度,再据证情或补,或攻补兼施。且腹水的消退与症状的改善呈正相关,腹水消退快,其他症状的改善也快。腹水消退的快慢与体质、年龄关系较大,年龄大、体质差者,治疗困难,且疗效不甚理想。一般在腹水消退后,肝脾肿大的情况变化不大。肝功能虽有好转,但完全恢复正常者少,应坚持继续治疗,长期追踪观察,不可掉以轻心。若腹水消退后,不再复发者,预后多良。如王×,1968 年患肝硬化腹水,经李老治疗,腹水消退,追访至今,已 20 余年未再复发,并能坚持正常上班。反之,若腹水消退后,再度复发,或腹水伴见高热、黄疸持续不退,或肝功能损害严重,SGPT 升高不降者,预后多差。如孙×,腹水消退后 6 年,其后腹水再现,转为肝癌而亡。

5.蜘蛛痣、肝掌与色素斑

蜘蛛痣与肝掌见于肝硬化患者,与毛细血管的扩张有关。中医典籍有类似蜘蛛痣的记载,《千金方·酒疸》有"面发赤斑",《丹溪心法》《医学入门》亦有"赤斑"的记载,《张氏医通》论血臌"蓄血成胀,腹上青筋见,或手臂有红缕赤痕"。红斑、红缕、赤痕似蜘蛛痣。肝掌,正常人偶亦可见,但红色较浅,色泽较为鲜明。肝病患者则颜色较深,色泽较晦暗,以大小鱼际肌处及指腹斑点状发红为特征。肝掌和蜘蛛痣与瘀血阻滞或邪入血分有关,治以清热活血化瘀通络之法。病情发展时,可见其色鲜红,病情好转时其色转淡,但少有消失者。在肝硬化进程中可陆续发现,对诊断肝硬化有一定意义。

面部色素斑的形成,慢性肝炎、肝硬化中常可见到,一般与气血不足、瘀血阻滞有关,治以益气养血、活血化瘀为主,随着病情的好转色素斑色泽可退浅,要消除则较为困难。

6. 肝脾肿大

肝脾肿大,亦称痞块,可因湿热、瘀血、痰凝、毒邪入络,致脉络瘀滞或气血不足、气不行血、瘀血内结而成。初病者,如急性肝炎的肝肿大,不甚严重,可通过祛邪、活瘀等法得以治疗。随着肝炎的控制,肝功能恢复,而肝肿大回缩复常。但病程长久者,运用消瘀、破血、通络、软坚等法,仅能使之变软、缩小而已,难回复原状。故肝脾肿大的时间愈短,消除的可能性愈大;质地愈硬,愈难消除;肝脾同时肿大,较单纯肝大更难消除。肝脾肿大常是腹水的根源,《医门法律》言"凡是症瘕积块、痞块,即是胀痛之根",此与肝硬化腹水颇相吻合。若是肝大,质硬,表面凹凸不平,多为肝癌之证,其证险恶。

肝脾肿大的治疗,一般以扶正攻邪并举,肝之疏泄失常,脾胃不足,邪气郁阻,是肝脾肿大发病机制的主要环节,对久治不愈的肝脾肿大,扶正当重视培补脾胃,益气养血,使肝气调畅,疏泄复常,此即"养正积自除"之理。祛邪则重视行气活血、通络逐邪、软坚消症之法,通络常用虫蚁之类药物,搜剔力峻,可有一定效果。

7. 消化道出血

肝硬化有食道静脉曲张者,极易导致上消化道出血,大量呕血,色鲜红、暗红,或紫黑,常伴便血,色黑,往往早有肝脾肿大。一般说来,黑便的病例呕血可有可无,但呕血的病人必有黑便。有呕吐者比单纯黑便者出血量大。大便次数增多且黑便稀溏者,出血较多,便次正常,黑粪成形者,出血较少。血出而伴目眩、晕厥、尿少者,示出血严重,休克之兆,当中西医结合进行抢救。

吐血、便血的病机,乃因肝脾二经瘀血阻碍经络,引起胃部血脉不畅,致血不循经,上逆而吐血,下溢而便血。大量失血,气亦不足,当有气虚不摄之因素,补中益气加止血之品可以用之。

此外,饮食不节、起居不适、情志不畅常常是上消化道出血的诱因。因此,情志舒畅,生活、饮食注意调摄,尤其是食道、胃底静脉曲张者,更当重视吃易消化的食品,对防止发生上消化道大出血具重要意义。一旦大出血发生,当及时行中西医结合救治。现对此症,已有手术疗法,可行考虑。

8.肝功能指标异常的治疗

SGPT 增高,说明肝功能损害,居高不下为瘀血阻滞,反复升高,当警惕病变反复。治宜清热解毒,活血化瘀。急性肝炎,李老常用大青叶、板蓝根、车前草合用,有显著降酶效果。长时间 SGPT 不恢复正常,可于辨证中加入活血化瘀之品,如丹参、郁金、益母草、三七粉吞服,可使 SGPT 下降。TTT、TPT 增高,多为虚实夹杂,脾虚肝郁,瘀血阻滞,辨治中加活血化瘀药,可促进下降。

TP 低,A/G 倒置,反映了慢性肝炎,尤其是肝硬化的病变程度。病人有不同程度的气血亏虚、气滞血瘀的表现,李老治气虚者,常用黄芪、当归、鸡血藤益气养血。现代药理研究认为,黄芪有增加肝糖原、提高血清蛋白、保护肝脏的作用;鸡血藤有活血化瘀、改善肝脏微循环、增加吞噬细胞能力、改善结缔组织及变性作用。偏阴虚者,常用一贯煎加二至丸、白芍、鸡血藤,每可收到较好疗效。

HBsAg(＋)是乙型肝炎病毒感染的标志,不少为乙型肝炎病毒携带者,可于辨证加入丹皮、苦参,二药可促进 HBsAg 由阳转阴。葛根亦有抑制 HBeAb 的作用。

HBsAg、HBeAb、HBcAb 三项阳性,俗称小三阳,治以清热解毒为主,用四逆散加清热解毒之品,可抑制乙型肝炎病毒,提高机体免疫力,促进转阴;无症状型,迁延时间较长者,可温补脾肾,活血化瘀,清热解毒。

HBsAg、HBeAg、HBcAb 三项阳性,俗称大三阳,为乙型肝炎急性期,或慢性活动型乙型肝炎,是体内乙型肝炎病毒大量繁殖的表现,在辨证的基础上加用清热解毒法;顽固者,加用活血化瘀法,可促进 HBsAg、HBeAg 由阳转阴,HBeAb 和 HBsAg 阳性,则较顽固。

二、肝胆病治疗体会

(一)整体辨证,阴阳虚实审分明

1.全面分析,四诊合参

肝胆疾病辨证论治当重视整体观念,疾病的产生是正邪斗争的整体性、综合性的复杂过程。由于人的体质老幼强弱有别，所处环境季节有异，情志苦乐、外感内伤均有不同，这些因素在辨证时均当考虑，如脾胃不足者或脾虚湿热的病人，时处长夏，暑湿较重，就当重视用香薷、藿香、佩兰之类芳香化浊、祛湿之品保护脾胃功能。四诊合参、综合辨证十分重要，如肝炎的治疗一味清热解毒、利胆退黄未必能使黄退，若为湿热内蕴或寒湿阻滞于中焦所致的发黄，治当清热利湿或温化寒湿，独恃清热解毒，毒邪未必能祛，反可损伤脾胃阳气，致病迁延难愈。笔者在跟李老临证中常遇到一些急性肝炎患者，经服市售清热解毒乙型肝炎冲剂 1～2 月，黄疸及SGPT、TTT、TFT 不降，肝区疼痛，食欲不振。四诊合参，见其黄疸不甚鲜明，脘痞泛恶，食欲不振，腹胀，苔白厚腻，濡缓，全面分析，当属湿偏重型阳黄，治以柴平汤合茵陈五苓散加味，2 周黄疸退净，食欲、精神大为好转。

2. 辨病分期，论治各异

整体辨证在肝胆病的诊治中要求我们应用动态的观点去认识疾病，因为任何疾病都有其发生发展的特殊规律。其邪正斗争，阴阳消长不同，治疗原则亦异。如前述乙型肝炎治疗三步法，就是早、中、晚不同时期的治疗侧重不同。又如肝硬化腹水，正气尚可，可以攻为主，兼顾正气；晚期，正气已衰，治当攻补兼施，以补为主。了解疾病的全局及发展变化，对指导治疗、防患于未然尤其有意义。

辨证论治，包括的内容甚多，全面诚属不易，但对一些重点问题，当辨证清晰，如李中梓《医宗必读·辨治大法论》所云："病不辨则无以治，治不辨则无以痊。"辨治之法，阴阳、寒热、脏腑、气血、表里、标本先后、虚实缓急七者而已。李老在肝胆病的治疗中明辨上述情况，从而确认病机，针对病机，施之以法，故收到很好的疗效。

（二）论治肝胆，复其疏泄最为要

李老治疗肝胆病很重视调理肝胆之气机，务令舒畅条达，其根本是在于恢复肝胆的疏泄功能，因肝胆的疏泄功能对人体气机调畅、升降出入的正常进行均具重要作用。气机，众所周知是指气的运动，具体是以脏腑、经络、组织器官的功能为其表现的，升、降、出、入即是其表现形式，是相互对立而协调的，如果致病因素破坏了气机的协调，致气机障碍，则疾病由生。《素问·六微子大论》曰："故无不出入，无不升降。化有大小，期有远近，四者之守，而贵常守，反常则灾害至矣。"而肝胆对人体气机调畅起着很重要的调节作用。肝居胁下，主疏泄，主藏血。肝属木，主升、主动，对人体气机的疏通、畅达、升发具有重要的调节作用。肝的疏泄功能正常，则脾胃的升清降浊方可正常进行,《血证论》说:"木之性主疏泄,食气入胃,全赖肝木之气以疏泄之,而水谷乃化,设肝之清阳不升,则不能疏泄水谷,渗泄中满之证,在所不免。"此外,肝的疏泄功能,还能调畅情志,使气机畅利、气血和调,所以情绪健朗,不易致病,故《黄帝内经》云"心藏神""肝藏魂",精神因素对疾病的发生发展具有重要意义,故而肝脏疏泄情志的功能,在肝胆病的治疗中亦为重要。胆附于肝,为中精之腑,"肝之余气,溢于胆,聚而为精汁",精汁即胆汁,泄于小肠,以助食物的消化,胆的疏泄功能,是脾胃腐熟运化水谷功能的重要条件之一。胆汁的分泌、排泄又仰赖肝之疏泄正常,才能得以畅利。肝胆相连,经脉相通,互为表里,同主疏泄功能,对情志、全体气机流畅,尤其是脾胃的升降出入起着重要的调节作用,如周学海言:"凡脏腑十二经之气化,皆必借肝胆之气以鼓舞之,始能调畅而不病。"

　　肝胆的疏泄功能失调,可由很多原因引起,不论是外感六淫,或内伤七情,脏腑、阴阳、气血失和,均可导致肝的阴阳、气血失调,或由于其他脏腑的阴阳偏盛,功能盛衰,亦可影响肝的功能,而发生疏泄失常的病理表现。如肝气郁结,可致肝郁气滞,从而可出现木横侮土之象;肝体阴而用阳,肝血不足,亦可致肝的疏泄功能障碍;脾虚,生化不足,可导致肝血不足;肾阴虚,乙癸同源,水不滋木,亦可见肝阴不足,这些都可致肝的疏泄失调,故而调理脏腑阴阳气血的偏盛偏衰,是从扶正的角度去恢复肝胆的疏泄功能。如临证中,肝血虚者,李老常用四物汤、归芍地黄汤养肝之血;培养脾胃,以资生化之源;滋肾养肝,以补肝阴之不足,对恢复肝的疏泄功能均具有积极作用。而气、血、痰、火、邪毒、水停等邪气郁阻肝胆,亦为致气机障碍、疏泄失常的重要因素,故李老论治中又以行气、活瘀、消痰、清火、解毒、逐水诸法,逐除邪气,使气机流畅,复其疏泄之能。论治中据证常虚实兼顾,或攻,或补,总以扶助正气,协调阴阳气血之平衡,祛除病邪,调畅气机,恢复肝胆的疏泄功能为首要治则。

(三)重视肝胆与其他脏腑之间的关系

　　人的脏腑之间,有十二经脉相互联系,其经气相通,有着密切的生理、病理联系。肝胆亦是如此,《临证指南医案》说:"肝为风木之脏,因有相火内寄,体阴而用阳,其性刚,主升主动,全赖肾水以涵之,血液以濡之,肺金清肃下降之令以平之,中宫敦阜之土气以培之,则刚劲之质,得以柔和之体,遂其条达畅茂之性。"说明肝脏须得其他脏器的滋养、调节,遂能正常地行使藏血、疏泄等功能。反之,肝的功能失调,亦必影响其他脏腑功能。如肝脾之间的木能疏土,土能培木,相互协同的关系;

肝肾同源,精血相生的子母关系;肝与心的母子关系,肝藏血,心行之,相互协同以完成血液的正常输布与运行;肝与肺的相克关系,相互制约,又相互平衡,肺主肃降,肝主升发,升降和谐,使人体气化升降有序。这些生理上的相互关系,说明在病理上亦可相互影响,治疗中应重视。李老在肝胆病治疗中常用的疏肝健脾、调和肝胃、滋肾养肝、温补脾胃诸法,都重视了肝与他脏的相互协调关系,从而促使肝胆功能恢复正常。

值得提出的是,应重视肝胆疏泄脾胃的功能,因肝胆与脾胃之间的生理关系十分密切。中焦脾胃的升清降浊有赖于肝胆之疏泄才能正常进行,《读医随笔》云:"脾主中央湿土,其体淖泽,其性镇静……静则易郁,必借木气此疏之。"胃虽为阳土,亦须肝气之疏泄,此即"土得木而达"之义。胆主通泄,可助胃之和降,胆气下降则胃气降,《读医随笔》云:"六腑无此胆汁则六腑失其传化之能。"古人亦云:"胆和则脾胃无贼邪之患。"临床上胆囊炎、胆石症,常由于湿热内蕴,郁阻气机,胆之疏泄失职,而见胃肠传导失调,胃气上逆则吐,肠腑不通则便秘。各种病因,可导致肝胆之疏泄失职,肝气郁结,木横侮土之证。《血证论》云:"木之性主于疏泄,食气入胃,全赖肝木之气以疏泄之,而水谷乃化,设肝之清阳不升,则不能疏泄水谷,渗泄中满之证,在所不免。"此即肝木乘脾土的主要表现,亦称之为肝气犯脾,若肝气横逆犯胃,影响了胃的降浊功能,胃气上逆则呕逆嗳气,在中则脘腹胀满疼痛,在下则为便秘,称之为肝气犯胃。若胆腑遭受邪犯,胆疏泄不利,胆胃不和,则常见脘胁疼痛,呕恶口苦证,甚则胆汁不循常道,泛溢肌肤,发为黄疸。反之,若脾虚湿阻中焦,亦可反侮肝木,使肝之疏泄不利,此又称"土反侮木",如临床常见的脾湿肝郁之证。上述情况在肝胆病的临床上经常可见,当细为分别。肝气犯脾者,当疏肝实脾,李老常用逍遥散加减;肝胃不和者,当疏肝和胃,如四逆散加减;脾湿肝郁者,又当燥湿健脾,疏肝理气,柴平汤加减。此外,李老还在治肝胆病时,常加入健脾益胃之品,寓"见肝之病,知肝传脾,当先实脾"之意,以免肝病传脾。顾护脾胃,在肝胆病治疗中有既病防变、防微杜渐的作用。

(四)重视湿邪的治疗

湿邪为患,在肝胆病中所见甚广,如肝炎中的湿热内蕴,脾湿肝郁,黄疸、胆囊炎、胆石症的肝胆湿热,肝硬化、肝癌中的腹水,种种均是湿邪为患之征象,急性、慢性传染性肝炎,胆囊炎不少亦属湿温范畴,故而治湿之法就为肝胆病治疗中的一个重要部分。肝胆病中常见之湿证主要表现于肝胆及中焦,如脘胁胀闷,疼痛不适,脘痞泛恶，不思饮食，厌油疲乏，目肤发黄，身热不扬，小便不利，腹水，苔腻脉濡之证。其治不外按湿热、寒湿两大类分而论治。《临证指南医案》曰："湿阻上焦者，用开肺气，佐淡渗，通膀胱，是即启上闸，开支河，导水势下行之理也……湿滞中焦者，用术朴姜半之属，以温运之，以苓泽腹皮滑石等渗泄之……用药总以苦辛寒治湿热，苦辛温治寒湿，概以淡渗佐之，或再加风药。甘酸腻浊，在所不用。总之肾阳充旺，脾土健运，自无寒湿诸症，肺金清肃之气下降，膀胱之气化通调，自无湿火湿热暑湿诸症。"故李老治湿热，常用芳香化浊、清热利湿之法，又分湿与热的偏盛不同而化湿、清热有其侧重，如前述急性黄疸型肝炎，分热偏重、湿偏重、湿热并重型，分别运用栀子柏皮汤、茵陈五苓散、胃苓汤、茵陈蒿汤、甘露消毒丹等，即是其例。治疗寒湿郁阻之证，则以温阳化湿为主，如治阴黄之茵陈术附汤、茵陈理中汤。不论湿温、寒湿，治疗时均加以淡渗利湿之品，茯苓、车前子之类，因为从治湿的发汗、利尿、逐水等法看，利小便毕竟是湿邪的主要出路之一。就黄疸而言，《金匮要略·黄疸》指出"黄家所得，从湿得之""诸病黄家，但利其小便"，故利小便为治疗肝胆病中湿邪内阻的主要方法之一，正是"治湿不利小便，非其治也"之义，临证我们可见随着湿浊的芳化、清利或温化，小便通利，湿邪之证得以解除，黄疸随之消退。

湿为阴邪，重浊黏滞，易伤人阳气，尤其是湿与热合，如油入面，交结难解，既阻碍气机的运行，又阻遏阳气，尤其是阻遏脾阳，致脾主运化水谷的功能障碍，故脘痞泛恶，气滞腹胀，小便不利，大便稀溏之证每每可见，《黄帝内经》云："诸湿肿满，皆属于脾。"要使脾阳运化水湿的功能复健，寒湿者，可用生姜、附子之辛热，扶阳温中，散寒除湿，然在湿温则不可用，要振奋阳气，祛除湿邪，犹如叶天士在《温热论》中指出："通阳不在温，而在利小便。"使湿去热无所附，湿热之邪，得以分消，阳郁得伸，运化功能自可得复。所以，李老治疗湿热内蕴之肝胆疾患中，每常用藿香、佩兰、白蔻、杏仁以辛香开上畅中，配伍淡渗利湿之茯苓、泽泻之属，苍术、厚朴等健脾燥湿，黄连、焦栀等清热燥湿之味，融芳化、燥湿、利湿为一方，分消湿热，使肝胆脾胃功能复常。

在治湿中，湿邪还易与气滞、血瘀等因素相结，又当于祛湿中加行气或活血之品，因气行则湿化，血行则水消，故李老在治疗中多用行气、活瘀等法，每于祛湿方剂中运用，可收较好疗效。如治久顽之黄疸、腹水，在方中增入行气活血化瘀之品，可促进黄退与水消。

湿邪有内湿、外湿之分，在肝胆病中，湿邪为患多见，直接感受湿热、寒湿者有之，外湿引动内湿亦属常见，如慢性肝炎、胆囊炎、肝硬化，每于外感长夏之湿而致湿盛阳微之证明显加重，所以李老在长夏治肝胆湿热之证常加用芳香辛散湿邪之品,以杜其内、外合邪,以免加重病情。

湿之与水,异名同类,湿为水之渐,水为湿之积,对积水之证,李老又据证采用不同的逐水之法,如肝硬化腹水的治疗,或先攻后补,或攻补兼施,均为治湿之法,在肝硬化一节中已述,此不再赘述。

综上所述,祛湿之法,在肝胆病治疗中很重要,或清热利湿,或温化寒湿,或芳香辛开,或辛苦并用,由于病情缠绵,久之当虑其有可能造成伤阴损阳之证,在祛湿之中又当据证选用滋阴或温阳之品。

(五)重视活血化瘀法的运用

活血化瘀法在肝胆病中有着广阔的前景,肝主藏血、主疏泄的功能,王冰在《素问》释文中注:"肝藏血,心行之,人动则血动于诸经,人静则血归于肝脏。"可见血液的运行与调节和肝有密切的关系,而血的运行,又与心脉的载动关系甚切。气为血帅,肝的疏泄正常,可使气机宣通,这些都是保证血液运行的因素,由于肝与其他脏腑的功能失调,或因气、湿、痰、火、寒、病毒等多种致病因素障碍气机,阻碍血循,造成血流不畅,则瘀血产生。反之,瘀血的产生,又可阻碍肝脏功能的正常行使,互为因果,可加重血瘀之证。李东垣在《医学发明》中指出:"血者皆肝之所主,恶血必归于肝,不论何经之伤,必留胁下,盖主血故也。"所以,肝的功能失调与瘀血的产生有着密切关系,故而在肝胆病中,瘀血阻滞之症常常可见,且瘀血的形成,可与邪气相结,胶凝难解,加之正气不足,致疾病缠绵难愈。所以,在肝胆病的治疗中,对顽疾痼症,尤其是病情缠绵者,李老很重视运用活血化瘀法,甚者用虫类通络。在各型肝胆病中,尤其是一些顽固黄疸、腹水、胁痛等可得以消退或缓解,居高不下的SGPT、TTT、TFT可下降。现代药理研究亦证实,活血化瘀药物多有扩张微血管,促进血液运行,改善血循环,增加器官的血液灌注量的作用,从而使器官的血流畅旺,有助于组织和器官的功能恢复,促进肝细胞再生,增强了肝脏的修复能力。亦有报道认为活血化瘀药物能增强人体免疫机能,增强白细胞的吞噬能力而吞噬病毒;血循环的畅旺,有助于邪气的排出和坏死细胞及细胞代谢产物的清除,有助于肝脾肿大的回缩,促进症块的减小。所以,不论从正气方面还是邪气方面,均有利于疾病的治疗与组织器官的修复。这是目前活血化瘀药物使用及研究极为广泛的原因。

第四章　医话与名案

一、漫话《伤寒论》方的临证应用

《伤寒论》素称"众法之宗,群方之祖",其立方法度严谨,配伍精当,临证应用得法,每可应手而愈,效如桴鼓。根据李老50余年的临床体会,诊治中要用准、用活《伤寒论》方,关键在于据证而辨,把握病机。

人体患病,无非是正邪双方相互作用,导致机体阴阳失调所致。然邪气有六淫、七情、饮食、劳逸、外伤诸般不同,正气有男女老幼、脏腑强弱、气血多少、阴阳所偏种种差异,加之季节气候、地域环境的影响,疾病的发生发展必然有千差万别、错综复杂的表现。此时若不从证候入手仔细辨析病机,抓住疾病的本质进行治疗,则必定茫然失措,陷入"盲人骑瞎马,夜半临深池"的困境。

疾病证候虽多,但有主证、兼证,然证之别,能够反映病机、体现疾病的性质和发展趋向的只有主证,因此抓住主证是辨析病机、用准《伤寒论》方的关键所在。李老常提起1936年3月曾随师诊治的一中年患者,下利数年不愈,后下利虽止而厥冷、晕眩,持脉未毕而突见烦躁不安,面紫唇青,汗出如珠,心慌气短,目不识人,脉微欲绝。李老的老师曰,此阴竭阳亡之证,正合《伤寒论》第297条"少阴病,下利止而头眩,时时自冒",急投四逆加参汤以扶阳救阴,竟获起死回生之效。此乃从主证入手,单刀直入地抓住病机,不致为枝节问题掣肘,也不被假象所蒙蔽。

李老曾治一泄泻15年久治不愈患者,其形体尚可,食欲不减,舌苔老黄,脉沉实有力,故不囿于"久泻必虚"之说,断为积热胶固之阳明腑实证,遂以大承气汤泄热通腑,加干姜、黄连、广木香以辛开苦降,仅服4剂而愈。

李老常指出《伤寒论》方用量多有严格的比例,具体运用时必须予以重视。例如桂枝汤中桂枝、芍药等量,桂枝加桂汤重用桂枝,桂枝加芍药汤倍用芍药,药味虽同,剂量有别,方名和功效因之而异。又如五苓散中泽泻:(白术、茯苓、猪苓):桂枝的用量比为 5:3:2;麻杏石甘汤中石膏 2 倍于麻黄;小柴胡汤除柴胡重用外,余药等量;旋覆代赭汤重用生姜而轻用代赭石等,若非病情确实需要,不宜轻易改动,否则虽辨证无误,用之亦如隔靴搔痒,奏效甚微。

此外,《伤寒论》方的煎服方法与疗效成败亦有很大关系。如桂枝汤之啜热稀粥,温服取微汗;五苓散之以白饮和服,多饮暖水;小柴胡汤、半夏泻心汤、旋覆代赭汤等和剂之去滓再煎;大黄黄连泻心汤之以麻沸汤渍服;大承气汤之先煎枳壳、厚朴,后纳芒硝、大黄;桂枝人参汤之先煎理中、后下桂枝等,皆有法度,若漫不经心,亦难获效。

二、肝硬化腹水验案

肝硬化腹水是西医病名,属祖国医学的"臌胀""单腹胀""水臌""气臌""血臌"等范畴。多因七情内伤,六淫外袭,疫毒水邪所害,或饮食不节,酒色过度,导致肝脾肾功能失调,转输之官失职,气血不和,清浊相混,隧道壅塞,形成气滞、血瘀、水停的复杂证候。该病本虚而标实,腹水一旦大量出现,其病根深固,已属晚期。腹水作为突出之主证,虽系标证,但其阻碍气血运行,危害脏腑功能,是重要的病理因素。然邪气久羁,戕贼脏器,正虚邪实,攻补两难,治疗十分棘手。古今医家对本病的辨证论治积累了丰富的经验。李老积 50 余年临证经验,明辨虚实,缓急分明,切合病机,攻补适时,治疗多有良效。兹将老师诊治的部分病案及我们跟师学习中的部分病案介绍于下,供同道参论。

◎病案一

钟×,男,52 岁。于 1976 年 4 月发病,于某职工医院诊为"坏死性肝硬化并腹水(晚期)"。1977 年 6 月 14 日邀李老会诊。症见:神志不清,不欲食,目肤身黄如橘色,腹大如瓮,腹皮绷急,脐心凸起,腹水明显(腹围 96 cm),腹壁青筋显露,小便短少如浓茶汁(日量 300 mL),大便秘结,舌质红,苔黄糙,脉弦数。肝功能检查:SGPT 550 U,II 60 U,TFT(++++),TTT 20 U,TP 6 g/L,A/G 为 2.2/3.8。尿三胆:强阳性。西医诊断为肝硬化腹水晚期。中医辨证为湿热蕴结,腑气不通。治宜清热泻腑,逐水化瘀,方用茵陈蒿汤合胃苓汤加减,药用茵陈 20 g、栀子 10 g、大黄 15 g 以清热通腑;川朴、青皮、陈皮、猪苓、泽泻、滑石各 15 g 以行气消胀,化湿利水;

佐以安宫牛黄丸清热宣窍，另用甘遂、沉香、琥珀、枳实各 10 g 共研细末，装入胶囊内，早晚空腹各服 2 粒，上方连服 2 剂。

二诊：1977 年 6 月 18 日。药后腹胀大减，大便泻下如水样，日三四次，腹水减退，神清合作，小便量多至每日 1600 mL，余证明显好转，但病情仍笃。仍照上方减甘遂加白术 10 g、茯苓 15 g 健脾渗湿；大青叶 15 g、板蓝根 20 g、车前草 20 g 清热解毒，连服 6 剂，以观疗效。

三诊：1977 年 6 月 25 日。药后精神渐复，生活能自理，食欲增加，腹水基本消失，目肤黄染退尽。仍有肝区刺痛，尿微黄量少，大便溏，舌质淡，苔薄白，脉弦缓。肝功能检查，SGPT 65 U，II 10 U，TTT 6 U，TFT（ + ），A/G 正常。

证情好转，正气尚未恢复，余邪尚存。改用益气健脾，疏肝理气，佐以活血化瘀之法。方用香砂六君子汤加丹参、郁金、当归、赤芍、鳖甲、莪术及三七等以蜜为丸，缓缓图之，以善其后。

前后共服药 60 余剂，两次复查肝功能基本正常，已恢复工作。随访 4 年，一直从事繁重的工作，未见复发。

按：本例肝硬化腹水，证属湿热内蕴，腑气不通，治以清热泻腑，逐水化瘀，使病情转危为安。张仲景云："阳明居中主土也，万物所归。"王孟英谓："胃为藏垢纳污之所。"在湿热壅盛、腑气不通的情况下，首当通腑泄浊，导湿浊水邪从前后分消，所谓"陈莝去而肠胃洁"。由于本病多为邪实正虚之证，尤当遵《素问·五常政大论》"大毒治病，十去其六……，无使过之，伤其正也"之旨，待腑气一通，即应及时转入调理。本例二诊即去甘遂，加用健脾渗湿之品，以期扶正祛邪。吴鞠通谓："表里经络脏腑三焦均为湿热所困，最畏内闭外脱。"治当急以安宫牛黄丸"宣窍清热而护神明"，继以"利湿分消"。本例访其意，佐以安宫牛黄丸，谨防肝昏迷之变。待病情缓解，又以健脾调肝善其后，故疗效巩固。

◎病案二

林×，男，56 岁。因肝硬化腹水于 1979 年 12 月救治于某医院传染科，病情日趋严重，同年 12 月 19 日邀李老会诊。患者自诉一向身体尚可，1 个月前疲倦乏力，腹胀，肝区痛，不欲食，嗳气不舒，牙衄、鼻衄，小便短少，色如茶汁，大便难；舌尖红，苔黄腻，舌边有瘀紫色，脉弦数。查体：营养中等，慢性病容，神志欠清，面色黧黑，目肤深黄，其色不鲜，颈项部有蜘蛛痣 2 颗，肝掌明显。腹胀如鼓（腹围 90 cm），腹壁青筋暴露，肝脾触诊不满意。

肝功能检查：SGPT 65 U，II 40 U，TTT 24 U，TFT(+ + + +)，TP 5.8 g/L，A/G

为2.8/3.0。西医诊断为"坏死性肝硬化腹水并肝昏迷先兆征"。中医辨证属肝郁化火，瘀血内阻。患者以肝区胀痛，腹胀如鼓，目肤发黄不鲜为主要症状。治以疏肝理脾，清热解毒，化瘀逐水。方用四逆散合胃苓汤加减，药用枳实、赤芍、郁金、青皮、川朴疏肝理气，除胀消满；茵陈、猪苓、泽泻清热利尿；丹参、丹皮、羚羊角、大青叶、板蓝根、车前草清热解毒，凉血化瘀。另用甘遂10 g、沉香10 g、琥珀10 g，共为细末，装入空心胶囊内早晚各服2粒，连服上方3剂。

1979年12月22日复诊，药后大便泻稀水，日三四次，腹胀大减，小便增多，每日约2000 mL，无不良反应。肝区仍有胀、刺痛，精神、食欲均有改善，但正气未复，余邪未尽，仍拟上方加茯苓、白术健脾渗湿，减甘遂，再进6剂。

1980年1月2日三诊，病情大有好转，目肤发黄消失，食欲增加，神志清楚，谈笑如常。腹部B超检查：无腹水，肝肋下2 cm，脾肋下1 cm。肝功能检查：SGPT 180 U，II 12 U，TTT 12 U，TFT（＋＋），TP正常。

再以调理肝脾，佐以活血化瘀，善后调理数月，身体逐渐恢复，3次复查肝功能均属正常，恢复正常工作，随访6年多未见复发。

按：本例肝硬化腹水，证属肝脾不和，气结水裹血凝，重在肝郁气滞，治以疏肝理脾为主。气血水火，在生理上相互倚伏，病理上互为因果。气郁能致血瘀，气郁能致水停，气郁亦能化火。肝硬化腹水的病理演变过程，多先有气滞，继致血瘀，终致水湿停聚，肝硬化腹水以气滞为主的情况下，当以行气为先，气行则血行，气行又可致水行。本例始终以疏肝理脾为主，配合清热活血化瘀逐水散结，使气血水源流俱治，收效甚捷。

◎病案三

袁×，男，48岁。因肝病复发于1977年12月住某医院治疗。自述于1956年患急性黄疸型肝炎，在部队医院住院治疗3个月症状消失出院。近2个月来疲乏无力，纳差，腹部膨胀，齿衄，口干喜饮，小便短少，每日仅300 mL，色如黄柏汁，大便黑，两胁刺痛。舌质瘀紫，脉细涩。查体：患者呈慢性病容，形体消瘦，腹大如瓮，腹筋起，面色晦暗，脐心凸起，有明显腹水征，腹围97 cm，颈部有蜘蛛痣1颗。肝脾肿大，各在肋下二指处扪及，质硬（中等度），光滑。肝功能检查：SGPT 63 U，II 8 U，TTT 20 U，TFT（＋＋＋＋），TP 6.4 g/L，A/G为3.0/3.4。西医诊断为"坏死性肝硬化腹水（晚期）"。因病情危笃，日益加剧，于1977年12月16日邀李老会诊。

患者以食差，腹胀满、按之坚硬，腹壁青筋显露，面色晦暗，肝掌，蜘蛛痣为特征，辨证属瘀血阻滞，水积气结。治以活血化瘀，行气逐水之法，方用桃红四物汤加味。药用当归、川芎、赤芍、桃仁行气活血；姜黄、鳖甲、莪术、三七粉祛瘀止痛；猪苓、泽泻、茯苓、车前仁、桂枝化气行水。此例邪实为主，正不甚虚，故另加行气逐水之品，用甘遂、琥珀、沉香、枳实各10 g，共为细末，装入空心胶囊内早晚空腹各吞服2粒。上方服2剂。

二诊：1977年12月20日。药后肠鸣矢气，日泻清水三四次，腹胀明显减轻，腹水消退，小便量增多，食欲好转。仍拟上方减甘遂，加白术、淮山药、黄芪益气健脾，守方再进6剂。

三诊：1977年12月28日。诸症明显好转，每餐能进食物100 g，腹胀进一步减轻，腹围减至72 cm，面色红润，精神渐佳，小便日量2000 mL，大便正常，能下床活动，生活亦可自理。改用健脾疏肝之法，佐以活血化瘀药物，予逍遥散加味以善其后。服药共80余剂，肝功能恢复正常，并能正常工作。

按：本例肝硬化腹水，证属瘀血阻滞、气结水蓄，治以活血化瘀为主，佐以行气逐水。关于瘀血致胀的病机，王肯堂曾说："气血不通利，则水亦不通利而尿少，尿少则腹中水积而为胀。"血瘀气滞，气滞血瘀，互相影响，致水亦不行，水血之间相互转化，瘀血亦能化为水积，随着瘀血范围的扩大和程度的加重，终可致脏腑功能受到损害。用活血化瘀法治疗肝硬化腹水现已日益受到重视，临床必须据证而辨，须确是血瘀为主者方可用此法，俾"症瘕尽而营卫昌"。因气、血、水互相影响，互为因果，治疗时又当适当配以行气逐水之品，则收效更捷。

◎病案四

王×，男，40岁。1992年10月7日初诊。因腹水5个多月住入某院，西药治疗，腹水反复渐进，病情危笃，遂请李老会诊。5个月来疲乏纳差，两胁时有刺痛，腹胀渐渐膨大，口干喜饮，小便黄少，大便干燥，日渐消瘦。查体：肝肋下1.5 cm处扪及，脾肋下1 cm处扪及，均为中度硬而边锐，光滑，轻度触痛。肝功能检查：SGPT 120 U，II 40 U，TTT 22 U，TFT（＋＋＋＋），TP 7 g/L，A/G为3.2/3.8。西医诊断为"坏死后性肝硬化失代偿期"。

患者20多年前有急性黄疸型肝炎史，刻诊见患者精神不佳，慢性病容，形体消瘦，面色晦暗，色斑累累，目肤发黄，腹大如瓮，脐心凸起，腹筋怒张，按之坚硬，肝脾触诊不满意，腹围102 cm。颈后及胸前各见蜘蛛痣1颗，肝掌，红甚，小便黄如浓茶，每日约250 mL，大便二三日一行，干黑量少，艰涩难下。舌紫边有瘀斑，脉细涩。此瘀血阻滞，气结水停之证。拟活血化瘀，行气逐水法。予消水丹，每日早、晚各2粒，吞服。并投桃红四物汤和五苓散加减，拟方如下：

当归 10 g	川芎 15 g	赤芍 20 g	红花 10 g
桃仁 10 g	猪苓 10 g	茯苓 20 g	泽泻 10 g
桂枝 6 g	丹参 20 g	郁金 15 g	莪术 10 g
鳖甲 10 g	川朴 15 g	大腹皮 20 g	车前仁 20 g^{包煎}
茵陈 15 g	田基黄 20 g		

2 剂,水煎服。

二诊:1992 年 10 月 9 日。药后腹鸣腹痛,日泻清水 6～7 次,小便量增,日约 1000 mL,腹胀明显减轻,身黄减,虽极为疲乏,但饮食增加,腹围减至 80 cm,邪已顿挫,停服消水丹,方中加入枳实 10 g、黑丑 10 g,3 剂,水煎服。

三诊:尿量增加,日约 1500 mL,腹胀诸症减轻,精神好转,腹围 73 cm,饮食增加,大便调畅。方中去黑丑,加太子参 20 g、淮山药 15 g,6 剂。后以活血化瘀、疏肝健脾法调治 2 月余,服方 67 剂,肝功能各项检查正常,随访 3 年未复发,已投入正常工作。

按:本例以瘀血阻滞脉络,气机壅遏,致气滞水停,腹水量大,幸年壮,正气尚旺,标证危急,故急以逐水活血为治。待水消至大半,则停用攻逐之方药,转用调理肝脾,活血行气利水之法,效果极著。王肯堂曰:“气血不通利,则水亦不通利而尿少,尿少则腹中水积而为胀。”此例先事逐邪,意在使邪去,气机流畅,升降复常,后再以补泻兼施,渐消缓削而告愈。

◎病案五

徐×,女,58 岁。1993 年 1 月 13 日初诊。20 年前曾患无黄疸型肝炎,此后肝功能时好时坏。近 3 月来腹胀食少,食后胀甚,两胁闷胀,小便短少略黄,大便时干时稀。近 1 月来,腹胀加重,渐渐腹大如蛙,神疲乏力,下肢浮肿,嗳气食少,尿少便溏。舌淡胖瘀滞,边有齿痕,苔白少津,脉沉弱。查体:面色萎黄而晦,语声低微,腹大膨隆,脐心凸起,双下肢凹陷性浮肿,按之如泥。腹部 B 超检查:肝脾肿大。肝功能检查:SGPT 80 U,TTT 18 U,TFT(＋＋＋),TP 5.2 g/L,A/G 为 2.3/2.9。辨证属脾虚肝郁,气结水停。治宜健脾疏肝,行气利水,予茵陈理中汤合逍遥散加减。

茵陈 15 g	干姜 15 g	焦术 10 g	茯苓 20 g
党参 15 g	柴胡 15 g	枳实 10 g^打	当归 10 g
厚朴 10 g	猪苓 10 g	泽泻 10 g	车前子 10 g^{先煎}
郁金 10 g	大腹皮 10 g	桂枝 10 g	

3 剂,水煎服。

另用甘遂粉 20 g 调蜂蜜外敷脐部,每日 1 次。

二诊:1993 年 1 月 16 日。用药后日水泻 3～4 次,小便量增,腹胀明显减轻,口干食差,疲倦乏力,上方加太子参 20 g,4 剂,水煎服,外用药敷脐续用。

三诊:1993 年 1 月 21 日。日下稀便 2～3 次,尿多,精神好转,已思饮食,下肢浮肿消退,腹胀大减,舌淡苔白,脉沉细。汤剂中增入黑丑 10 g、砂仁 10 g、焦三仙各 20 g,6 剂,水煎服。后以健脾和肝,行气利水,佐活血消症法,续调 2 月余。肝功能基本恢复正常,TP 7 g/L,A/G 为 3.4/3.6,腹水全消,精神饮食良好。

按:本例由无黄疸型肝炎久延而来,脾虚肝郁,气滞水停,腹水较甚,但体虚难胜峻逐,故以甘遂调蜂蜜外敷脐部,峻药缓用泻其水;同时温补脾阳,行气利水,助其运化。水消至半后,改补脾和肝,行气利水,软坚消症,攻补有序,收效显著。本例初期腹胀甚时,断不可因虚而径用壅补,滞气碍邪,不可不防。补泻兼施,权宜而行,助正克邪,渐进缓图,如恃峻药猛克,欲速不达,反伤正气。

李老指出,治疗肝硬化腹水应注意如下两点:

(1)肝硬化腹水多属正虚邪实之证。正虚者重在脾肾之气血阴阳亏损;邪实者,喻嘉言曾概括为"气结水裹血凝"六字。虽曰"虚者补之,实者泻之",但肝硬化腹水患者又多因邪实而不受补,反致"补而增满";而正虚又不堪泻,泻有致阴竭阳脱之虑。因此,明清医家对本病之主攻主补颇多议论。李老认为,本病早期多实,当以攻邪为主,治之得当,预后良好。以上所举 5 例,均获良效。而本病晚期,已是邪实而脾肾两败,酿成不治,因此,争取早期诊断早期治疗是关键。补法多用于缓解期,切忌呆补,又当佐以行气活血淡渗利水之品,常以疏肝理脾收功。

(2)攻邪不外行气、活血、逐水诸法合用,临证需据证分清主次。以腹中积水为主者,古人称之为"水臌",当以逐水为主;如病案一是以气滞为主者,古人称之为"气臌",当以行气为主;如病案二是以血瘀为主者,古人称之为"血臌",当以活血化瘀为主,病案三和病案四亦是。此三种证型又可互相转化。初诊时,多以腹中积水为主要矛盾;水去其六,肝脾气机失调又转化为主要矛盾,须调整气机;最后瘀血蕴结去,又当缓中补虚等。总之要"谨守病机,无失其宜",有是证则用是方,不可拘泥,勿守成方。

三、关格案(慢性肾功能衰竭)

肾功能衰竭是由多种原因导致氮质潴留而产生的全身性综合症候群,急性肾功能衰竭与中医的"癃闭"相似,慢性肾功能衰竭则与"关格"类同。关于关格的病因病机,李老认为脾肾阴阳衰竭是本,浊阴内聚是标,在病理上的表现是正虚邪实,因此,在治疗上重在调燮阴阳。

盛××,男,53 岁。1992 年 4 月 6 日初诊。有慢性肾炎史 6 年,1 个月前因尿少,心悸气馁,眩晕,贫血,呕吐就诊,以"慢性肾功能衰竭"入院治疗,经"血液透析"等治疗后病情有所缓解。刻下症见:少尿(日尿 600 mL 左右),面色苍白,神疲乏力,眩晕,双下肢浮肿,心悸气馁,厌食口臭,便干溲黄,恶心欲呕。舌红苔黄腻,脉沉细。查体:BP 185/115 mmHg,眼睑及双下肢浮肿。血常规:Hb 6.6 g/L。肾功能:尿素氮(BUN)46.9 mmol/L,肌酐(CR)1143.7 μmol/L,二氧化碳结合力(CO_2CP)16 mmol/L。电解质:K^+ 4.3 mmol/L,Na^+ 139 mmol/L,Cl^- 109 mmol/L,Ca^{2+} 2.04 mmol/L。中医诊为关格。辨属阴阳失和,拟酸甘化阴,辛温通阳。拟方如下:

山栀子 10 g	竹茹 10 g	附片 10 g[先煎]	乌梅 10 g
五味子 10 g	甘草 10 g	麦冬 20 g	沙参 20 g
玉竹 20 g	白芍 20 g	酸枣仁 20 g	当归 15 g
生姜 3 片			

水煎服,日 1 剂。

另以黄芪 40 g、大黄 20 g 煎水 200 mL,早晚各服 1 次,每次 100 mL 行保留灌肠。

二诊:1992 年 4 月 16 日。经服上方 10 剂并结合"血液透析"及灌肠后,心悸气馁感明显减轻,纳食增加,无恶心感,大便通畅,下肢浮肿亦减,尿量增加(900 ~ 1100 mL/日),守方继服 15 剂,灌肠减至每日 1 次。

三诊:1992 年 4 月 30 日。患者未再出现心衰之象,眩晕感明显减轻,下肢不肿,尿量增至 1600 mL 以上。故于 1 周前停止"血液透析"治疗。查体:血压 150/195 mmHg。实验室检查:Hb 8.5 g/L,BUN 15 mmol/L,CR 613.4 μmol/L,CO_2CP 18 mmol/L,K^+、Na^+、Cl^-、Ca^{2+} 均在正常范围以内。停用中药灌肠,原方去竹茹、乌梅、酸枣仁,加肉桂 6 g、山萸肉 10 g,车前子及淮牛膝各 15 g,再服 10 剂,以资巩固。

按:本例方药采用酸甘化阴为主、辛温通阳为辅的治疗原则,配合灌肠通腑降浊以扶正祛邪,与一般治疗本病的健脾温中、温肾利水导浊等法迥然有别。有不少学者提出应用酸甘化阴法或阴阳兼顾的法则,从临床报道看,比单纯应用温补肾阳法或单纯应用滋阴补肾法效果较好。

四、消渴案(糖尿病)

糖尿病属新陈代谢类疾病,是由胰岛功能减退而引起的代谢紊乱,主要表现为血糖升高及糖尿,其多饮、多食、多尿与中医所称消渴病的"三多"症状一致。李老认为糖尿病初期多为气分有热,中期以气虚为主,后期气阴两虚,多夹瘀血阻滞,其初期治则为清热生津止渴,方选白虎加人参汤(人参白虎汤);中期应健脾益气、生津止渴,方选七味白术散加味;后期宜滋养肝肾、活血化瘀,用六味地黄汤与血府逐瘀汤合方化裁。

张××,女,65岁。1991年10月17日初诊。患糖尿病3年余,症见:烦渴引饮(4000~5000 mL/日),小便频数量多,饮一溲一,尿色浑黄,耳鸣头昏,腰膝酸软,视物昏蒙,皮肤干燥瘙痒,消谷善饥,体态肥胖。舌质红、淡紫,脉沉细数。辅查:空腹血糖14 mmol/L,尿糖(+++)。诊为消渴,辨属肝肾阴虚兼血瘀为患,拟滋养肝肾,活血化瘀。方用生地黄饮子、桃红四物汤合方加减,拟方如下:

生地20 g	熟地20 g	天冬20 g	麦冬20 g
石斛20 g	郁金20 g	天花粉40 g	生山楂30 g
生石膏15 g	知母15 g	丹参15 g	西洋参5 g
桃仁10 g	红花10 g	赤芍10 g	川芎10 g
甘草10 g			

15剂,水煎服,日1剂。

二诊:1991年11月4日。服药后口渴及善饥症状均有改善,饮水量及尿量均减至3000 mL/日以下。上方去西洋参、石膏、知母、川芎,加太子参、黄芪、蛇床子各15 g,白茅根、旱莲草、女贞子各20 g,继进15剂。

三诊:1991年11月28日。"三多"症状基本消失,饮水量及尿量接近正常,查空腹血糖6.16 mmol/L,尿糖(+)。

按:本例病属消渴后期,故以生地黄饮子滋养肝肾,人参白虎汤降糖蠲饮,桃红四物汤活血化瘀。从本病的生化检查看,除血糖增高外,常伴有血脂增高,有时血糖呈乳浊液改变为高脂血症,血液黏稠度高,这些病理改变使血流缓慢,与祖国医学"血不活,有瘀滞"的瘀血病机相似,为中医采用活血化瘀法治疗本病提供了科学依据。实验证明:桃仁、红花、郁金、山楂有明显的降脂作用;人参、石膏、知母同用降糖作用明显;益气药黄芪和补阴药地黄、天冬、麦冬、石斛、天花粉等均有降糖作用。对本例的治疗还提示,在养阴基础上加用活血药提高疗效,是否说明这两类药有互补作用呢? 当然,活血化瘀法不能作为治疗糖尿病的通治法,仅能作为该病后期气阴两虚夹瘀血阻滞的治疗方法之一。

第五章　验方介绍

一、退黄三草汤

【方药组成】

鲜车前草 10 株、天青地白草 20 g、酸浆草 20 g、绵茵陈 20 g、白花蛇舌草 20 g、大青叶 20 g、板蓝根 20 g、郁金 20 g。

【适应范围】

急性黄疸型肝炎;甲型、乙型慢性迁延性肝炎急性发作。

【方义】

本方以鲜车前草、天青地白草、酸浆草入肝脾,清热利湿凉血为主药;辅以绵茵陈、白花蛇舌草除湿清热退黄;大青叶、板蓝根清热解毒凉血,佐以郁金行气解郁化瘀。诸药合用,以收清热解毒除湿、疏肝利胆除黄之功。

【处方加减】

湿热蕴结者,加滑石 20 g^{先煎}、黄连 9 g、大黄 10 g^{后下}、蒲公英 20 g;肝郁气滞者,加柴胡 15 g、川楝子 10 g、元胡 10 g、青皮 10 g;气滞血瘀者,加桃仁 10 g、红花 10 g、莪术 10 g、没药 6 g;脾气虚者,加太子参 10 g、苍术 10 g、茯苓 10 g、炙甘草 3 g;肝肾阴虚者,加旱莲草 20 g、女贞子 20 g、枸杞子 20 g、麦冬 15 g。

【验案举例】

罗×,男,20 岁。患急性黄疸型肝炎,目珠及全身肌肤发黄,色鲜明,右胁胀痛,纳呆食少,厌油恶心,倦怠乏力,溲赤便秘。舌红,苔黄腻,脉弦数。查体:肝大,肋下 2 cm 处扪及,中等硬度,边缘钝,光滑压痛明显。肝功能检查示:SGPT 200 U,II 30 U,TTT 20 U,TFT(＋＋＋),HBsAg(＋),尿三胆(＋)。中医诊为湿热蕴结型急性肝炎,予退黄三草汤加黄连、大黄、焦山栀、田基黄、金钱草。连服 6 剂后,诸症缓解,饮食增加,小便微黄,大便正常。守方再服 3 剂,诸症明显改善。复查肝功能,除 TTT 10 U,TFT(+)外,余均正常。HBsAg(+),再以退黄三草汤加太子参、苍术、茯苓、玄参,连服半月后复查,肝功能全部正常,HBsAg(-),为巩固疗效,以香砂六君子汤加味调理善后,追访 6 年,未见复发。

【应用体会】

本方专为黄疸证中阳黄而设。所谓"黄疸",即现代医学中巩膜及皮肤黄染的一类疾患。其中呈急性过程者,如急性黄疸型肝炎,甲、乙型慢性迁延性肝炎急性发作等,多属阳黄范畴。其黄疸鲜明如橘色,发热口渴,心烦懊恼,呕恶腹胀,大便不畅,小便黄少,舌红苔黄腻,脉弦数或滑数。

本方宗《金匮要略·黄疸病》中"黄家所得,从湿得之""诸病黄家,但利其小便"之说。以清热除湿利尿为法,对阳黄之证收效颇捷,近来以此方为基础辨证加减,治疗甲、乙型急慢性肝炎 300 多例,初步统计有效率达 85% 以上,治愈率在 65% 以上。

二、强力肝得宁胶囊

【方药组成】

黄连、蚤休、急性子、猪胆、丹参、郁金、三七、水蛭、虻虫、炙黄芪、红参、白术、当归、冬虫夏草、女贞子、柴胡、枳实。

每粒胶囊含生药 0.4 g,每次 5 粒,每日 3 次,饭后服用。2 个月为 1 个疗程。服药期间忌食羊肉、狗肉、公鸡肉及鱼虾海鲜类食物,忌饮酒。儿童用量酌减。

【适应范围】

慢性乙型肝炎。

【方义】

方中黄连、蚤休、急性子、猪胆清热解毒,利湿化痰;丹参、郁金、三七、水蛭、虻虫活血化瘀,通络搜邪;炙黄芪、红参、白术、当归安中健脾,益气养血;冬虫夏草、女贞子滋养肝肾,培补精气;柴胡、枳实升清降浊,调畅气机。全方具清利湿热解毒、祛除痰气瘀血、疏肝理脾补肾、益气养血填精之效。

【验案举例】

李××,女,53 岁。体检时发现患慢性乙型肝炎,于 1994 年 3 月 18 日来诊。

自诉5个多月前单位体检,检出患有乙型肝炎,因工作忙,身体无何不适,未行就诊。近1月来感疲乏,食欲不好,食后上腹闷胀不适,肝区隐隐作痛,大便稀溏,饮食不慎则见腹泻,倦怠乏力,神疲思睡,头昏眼花,动则汗出,小便清利。舌胖稍淡略瘀,色不荣,苔白腻而厚,脉缓弱。查体:腹平软,肝脾未触及肿大。肝功能检查示:TP 65 g/L,ALB 40 g/L,GLB 28 g/L,GPT 105 U,TBIL 15 μmol/L,DBIL 5 μmol/L。乙型肝炎两对半检查示:HBsAg(+),HBsAb(-),HBeAb(+),HBeAg(-),HBcAg(+),HBcAb(+)。辨为脾虚湿盛、土虚木贼之证,治宜温中健脾,培土抑木,用理中汤合四逆散加减,拟方如下:

黄芪20 g	党参10 g	焦术10 g	茯苓15 g
陈皮10 g	法半夏10 g	柴胡10 g	炒枳壳5 g
白花蛇舌草15 g	半枝莲10 g	车前子15 g包煎	
炙甘草10 g	焦三仙各10 g		

15剂,水煎服。

二诊:上方服毕,乏力疲倦、食欲均有好转。大便转干,汗出减少,药见效机,上方加板蓝根20 g,继服半月。

药毕后,诸症均有好转,腻苔退薄。因患者工作繁忙,无法坚持水煎药剂,改用强力肝得宁胶囊,服用3个月。复查肝功能:TP 75 g/L,ALB 48 g/L,GLB 25 g/L,GPT 52 U,TBIL 10.5 μmol/L,DBIL 4.5 μmol/L。乙型肝炎两对半检查示:HBsAg(+),HBsAb(-),HBeAb(-),HBeAg(-),HBcAb(+),HBcAg(+)。精神好转,饮食增加,脘腹闷胀消除,继服强力肝得宁胶囊治疗。此后服药断断续续,追访患者至70多岁,仍是小三阳,但肝功能正常,饮食、精神均可。

【应用体会】

本例在体检中发现患者有慢性活动性乙型肝炎,大三阳,其神疲乏力,食少倦怠,食后脘胀,肝区隐痛,大便稀溏,舌胖大而淡,苔白厚腻,脉缓弱。病机重在脾虚湿盛,土虚反遭木乘,患者年龄已大,日久精气两伤,致正虚而邪气流连。治法以益气健脾为主,佐以疏肝、解毒为辅之方药,用理中汤合四逆散合方,加白花蛇舌草、半枝莲,后用强力肝得宁胶囊长期服用,以益气养血,补中健脾,滋养肝肾,补益精气,疏肝和脾,解毒利湿,通络搜邪之法,务使正气匡复,驱除邪气。因日久病深,年老体虚,故缓缓图治,使脏腑健旺,气血和调,邪祛正安,取得了大三阳转为小三阳、肝功能正常、精气恢复的良好效果。

三、臌胀消水丹

【方药组成】

甘遂10 g、琥珀10 g、枳实16 g、沉香10 g、麝香0.15 g。上药共研细末,装入胶囊。于空腹时用大枣汤送服,每次4粒,间日1次。

【适应范围】

各型肝硬化腹水。

【方义】

肝硬化的病机,主要是肝、脾、肾三脏的损伤和功能失调,导致气滞、血瘀、水停,即《灵枢·百病始生》所谓"湿气不行,凝血蕴裹而不散,津液涩渗,著而不去"。腹水形成是肝硬化进入晚期的标志,是影响气血运行,妨碍脏腑功能的主要因素,本方本着《素问·标本病传论》关于"先病而后生中满者治其标""小便不利治其标"的原则,行气逐水、前后分消,脾水去则经络通、气血行,诸证即可缓解。

本方以甘遂泻腹水而破瘀血为主,辅以枳实破结气而逐停水,沉香降逆气而暖脾肾,佐琥珀利小便而通经络,麝香通诸窍而活血滞。诸药合研细末装入胶囊,大枣汤送服,旨在顾护脾胃,免伤正气。全方有逐水行气、活血之功,使滞气散则腹水消,气血脏腑可望恢复,收邪祛正安之效。使用时要遵循"中病即止"的原则,不可过服久服,以免伤正。

【验案举例】

徐×,男,46岁。患肝硬化腹水,住院治疗5个多月无明显好转。就诊时形体瘦怯,精神萎靡,腹大如鼓,巩膜、皮肤黄染,晦暗不鲜,小便短少,大便稀溏,舌淡苔白,脉沉弱。肝功能检查示:SGPT 480 U,II 40 U,TTT 20 U,TFT(+++),A/G倒置。先投消水丹以折其水。腹水大减后,予茵陈附子理中汤合五苓散以温中健脾、化气行水,服13剂后,腹水全消,黄疸尽退,复查肝功能明显改善。精神、食欲大增,二便正常。调治3个月后复查,肝功能全部恢复正常,体重增加,康复上班,追访8年,未见复发。

王×,男,42岁。患肝硬化5年,腹水2月(腹围86 cm),腹胀胁痛,尿少便秘。舌红苔黄腻,脉弦缓。证属肝郁气滞,瘀水内停。以自制消水丹逐水以治其标,柴胡疏肝散合平胃散疏肝理气而治其本。服药半月后,腹水大去,诸症缓解。停用消水丹,以逍遥散加减调理肝脾,然后以香砂六君丸巩固疗效。随访 20 年,未见复发,至今仍坚持工作。

孙×,男,42 岁。患坏死性肝硬化并腹水 3 月(腹围 96 cm),身目俱黄,其色鲜明,烦躁,食少便秘,小便不利。舌红苔黄燥,脉弦数。证属湿热蕴结肝胆,三焦水道不利。治以消水丹行水消胀,茵陈蒿汤清热解毒。腹水、黄疸消除后,以逍遥散、香砂六君丸合四物汤等巩固疗效。随访 8 年,未见复发。

袁×,男,46 岁。患肝硬化腹水 3 月余(腹围 90 cm),右胁刺痛,四肢瘦削,面色黧黑,肌肤甲错,小便不利,舌紫红有斑,脉细涩。证属肝郁脾虚,血瘀水停。治以消水丹行气逐水,桃红四物汤加味活血化瘀。腹水消退,诸症缓解后,再以养血柔肝、益气健脾善其后。随访 8 年,未见复发,坚持工作。

徐×,男,48 岁。患肝硬化腹水 5 月(腹围 92 cm),形体消瘦,面色黄,精神疲惫,语声低微,食欲不振,四肢不温,尿少便溏。舌淡苔白,脉沉细。证属脾肾阳虚,气化不利。投消水丹以折其水,并以茵陈附子理中汤合五苓散以温阳化气行水。连治 1 月,腹水全消,饮食大增。再以益气健脾温肾等法调治 3 月,体重增加15 kg,面色红润,康复上班。追访 7 年,未见复发。

以上几个案例,定期追访,连年 B 超复查,肝脾不大、肝功能等各项检查均正常。

【应用体会】

本方攻下逐水,药力峻猛,仅为"急则治标"权宜之法,宜谨遵《黄帝内经》"衰其大半而止"之诫,水去其六即换用疏肝健脾、温肾利水等法以巩固疗效,"无使过之,伤其正也"。

四、软肝化症汤

【方药组成】

黄芪 10 g、党参 10 g、白术 10 g、茯苓 15 g、淮山药 20 g、鸡内金 10 g、当归 10 g、生白芍 20 g、丹参 20 g、三七粉 6 g(吞)、姜黄 20 g、茵陈 20 g、板蓝根 20 g、泽泻 10 g。水煎,分 3 次服用。

【适应范围】

中、晚期肝硬化腹水,神疲乏力,食少倦怠,腹大胀满,面色萎黄,肝脾肿大,等等。

【方义】

肝硬化腹水,为难重之证,往往起病与发展进程极为缓慢,病程长,并发症多,主要损伤肝、脾、肾三脏。其来也渐,日积月累,损伤肝、脾、肾之功能。肝为藏血之脏,血行不畅,疏泄失常;脾为后天之本,脾益则运化失职;肾为先天之本,肾亏则水无所主,日久气滞、血瘀、水停,三者互相搏结,结于腹内,则形成臌胀。肝、脾、肾之虚损之本,气滞、血瘀、水停为标;晚期形成本虚标实,虚实互见之证。治疗棘手,补之碍邪,攻之伤正,故采攻补兼施之法,损其有余,补其不足,扶正以补脾益肾,而固其本;养血疏肝,以通其脉;祛邪用活血化瘀,调理气机,行气逐水以逐除气滞、血瘀、水停之留邪,务使正复邪祛,不可蛮攻。方中以党参、黄芪、白术、茯苓、淮山药、鸡内金益气健脾,利水治本;当归、白芍补血以滋养肝肾;佐三七、丹参、姜黄活血化瘀;茵陈、板蓝根、泽泻利水除湿。诸药合用,共奏补益脾肾、养血疏肝、行气活血、通络逐水之效,对恢复肝功能、纠正蛋白倒置、减轻肝脾肿大有较好的效果。

【处方加减】

本方据证加减,可适应各型之治疗。若脾阳虚,可加太子参、生姜、紫河车粉;湿热蕴结,可去白芍,加焦山栀、碧玉散、田基黄、大黄、金钱草、黑丑、白丑;肝郁气滞,加柴胡、青皮、枳实、川楝子、元胡;瘀血阻滞,加川芎、甲珠、鳖甲、黑丑、白丑、猪苓、泽兰;寒湿困脾,可加制附片、干姜、厚朴、苍术;肝肾阴虚,加生地、女贞子、麦冬、山楂肉;黑便、衄血,加地榆炭、丹皮、犀角粉;黄疸者,加田基黄、金钱草;神志昏迷,加安宫牛黄丸;小便不利,腹水严重者,可变通使用臌胀消水丹。腹水消退后,治以扶正为主,兼以祛邪,缓图治本,以免复发。

【验案举例】

牟××,女,59岁。因肝硬化,胁痛、心烦、齿衄来诊,1993年6月18日初诊。自诉患乙型肝炎小三阳多年,因无任何症状,并未行治疗。50岁绝经后,感心烦、潮热、失眠、多梦,肝区不适,隐隐作痛,食欲不好,心烦易怒,渐至腹胀,腹壁青筋显露,大便秘结,干燥难下,小便短少,面黄赤。住入上海某医院,检查肝功能异常,腹水轻度,食道静脉轻度曲张,脾大,建议做脾肾静脉吻合术。1991年4月做了该手术。手术效果良好,腹水消退,未再复发。腹壁青筋已消除。肝功能时好时坏,白球比倒置,免疫检查一直为小三阳,心情不悦,郁闷心烦,易于发火,肝区隐痛,面色暗而颧部血丝缕缕,肌肤干燥,口干唇暗,经常牙龈出血,头闷晕眩,耳鸣眼干,失眠多梦,食少乏力,小便黄少,大便干秘。舌红而干无苔少津,脉弦细数。此为肝肾阴亏为主,兼脾虚肝郁,气阴两虚,用软肝化症汤去党参、黄芪、白术、茯苓、泽泻、丹参,加太子参、生地、丹皮、麦冬、女贞子、旱莲草、白茅根、藕节炭,10剂。齿衄止,去藕节炭,加大青叶,继服。服30余剂后,头晕心烦、肝区隐痛、睡眠等诸症均明显好转。肝功能检查示:ALT 38 U,GLB 30 g/L,ALB 45 g/L,A/G 为 1.5,余各项正常。乙型肝炎两对半示小三阳。嘱上方可常服,病情变化随时到医院诊察。禁食辛辣之品。

【应用体会】

本例为慢性活动性乙型肝炎迁延日久而致。病程绵长,且疏于治疗,日久瘀热毒邪损伤肝肾之阴,脾气不足,精气亦虚,邪气流连,虽做脾肾静脉吻合术,解决了水湿潴留之患,但随病日久,肝肾之阴受损,脾气不足,精气于亏,邪气流连,一派阴亏火旺之象,故用软肝化症汤去甘温,党参、黄芪、白术、茯苓、泽泻之利湿,丹参之活血,加太子参益气生津,生地、麦冬、女贞子、旱莲草养阴益肝肾,生地配丹皮、白茅根、藕节炭凉血止血;大青叶、板蓝根以清热解毒,服药1月多,取得肝功能恢复正常,白球比正常的良好疗效。

本例病程长,肝功能不好,乙型肝炎小三阳示病毒对肝脏仍有损伤,肝肾阴亏,脾气不足,精气两伤,正气亏损已十分明显,虽经脾肾静脉吻合术后,水有出路,水停之证不明显,但瘀热气滞尚存,正虚邪留,治以滋肝补肾、益气健脾为主,清热凉血、活瘀解毒为辅,须坚持长期治疗,据证增减,巩固疗效。本证根治亦十分艰难,应注意情志饮食调摄。

五、消积姜子丸

【方药组成】

干姜30 g、黄连60 g、大黄30 g、巴豆20 g。

将干姜、黄连、大黄用微火炕焦,共研细末。将巴豆去皮碾碎,用多层草纸包裹微炕,压榨去尽油后研细成巴豆霜,再与前三味药末和匀,用米汤调成糊状,制成丸剂,每粒如黄豆大,每次1粒,每日1次。便秘者以热米汤送服,便溏者用冷开水送服。

【适应范围】

小儿食积停滞、消化不良。

【方义】

本方用干姜之辛热入胃脾肾以温里散寒,"开胃,消宿食";用黄连之苦寒入肝胃大肠以清热燥湿,"调胃厚肠",共为主药;辅以大黄"通利水谷,调中化食"而攻积导滞;巴豆"去油用霜,则推陈致新"而导气消积。干姜、黄连、大黄以微火炕焦,干姜守中焦而不走散,黄连清肝胃而不伤正气,大黄下积滞而不峻猛,巴豆虽烈,但"微用亦有调中之妙",且"与大黄同用泻人反缓"。用米汤和丸,有顾护脾胃、调和诸药之功。全方药仅四味,两味辛热,两味苦寒,辛开苦降,相反相成,共奏调和寒热、消食化积之效。

【处方加减】

食滞夹湿,脘腹胀满,呕恶厌食,苔腻者,加平胃散合焦三仙;脾虚食滞,面黄肌瘦,食少便溏,舌胖大边有齿痕者,加香砂六君子汤。

【验案举例】

李×,男,6岁。纳呆食少,嗳腐吞酸,腹大胀满,大便时而秘结难解,时而溏泻臭如败卵。形体渐瘦,倦怠思睡,手心发热,口干喜冷饮,小便不黄,舌红苔黄,脉弦滑。诊为食积中焦,寒热互结,予消积姜子丸合平胃散,连服3剂,诸症悉除,饮食增加,大便正常,遂停服消积姜子丸,以香砂六君子汤善后,6剂而神清气爽,体力恢复。

【应用体会】

正如清代吴鞠通《温病条辨·卷六解儿难》所说,小儿"稚阳未充,稚阴未长",脏腑娇嫩,形气未充,加之饮食不知节制,寒热难以自调,每致脾胃损伤,食滞不化,腹痛胀满,大便失常,伤食日久,脾胃不复,食少形瘦,衍变为积证;积久不消,脾胃虚损,腹大羸瘦,终成疳证。病延至此,治之棘手,古人视为"恶候",列为儿科四大证之一。可见,早期诊断、早期治疗殊为重要。本方宗《素问·阴阳应象大论》"中满者,泻之于内"之法,针对小儿脾常不足而肝常有余,其病往往虚实变易寒热错杂的特点,以干姜温脾肾,黄连清肝胃,寒热并用,辛开苦泄,以调理气机,恢复脾胃功能。用本方加味治疗小儿伤食积滞及脾虚食滞,每可应手而愈。由于姜子丸本为和解、消导之方,终非补益之剂,故中病即止,不可多服、久服。食滞消除后,当根据具体情况,酌以健脾和胃、顺气养血之法调理善后,方为万全之策。

第六章 疑难杂症治验荟萃

一、兼采诸说,扬长避短彰治效

　　李老宗伤寒学派,临证不仅善用仲景方术,且能博学兼采,吸取其他学派的精华,彰其长而避其短,古今为用,很多难治病症,应手而效。如对李杲重视脾胃为元气之本,为中州升降之枢纽,脾胃气虚,升降失调则是内伤疾病的主要病机的脾胃学说,十分推崇。李杲的"内伤脾胃,百病由生"之说,治疗上重视升发脾胃阳气,所制的甘温除热法,补中益气汤使阳气升发,则阴火下降而虚火自平等医学理论,临证亦常常运用。如李老灵活运用补中益气汤加减治疗脾虚阴火内炽之腹内发热、手足心热、气虚头痛、中气下陷之淋证均获显著疗效。如1993年9月29日李老治一万姓老妪,74岁,因小便频数,小腹坠胀1周来诊。1周前感小腹坠胀、隐痛,小便频数,白昼可达七八次,夜五六次,尿少微热,无尿痛感,余沥不尽,急迫难忍,常溺湿衣裤,苦不堪言,神疲纳差,口中不渴,曾服氟哌酸(诺氟沙星)未效。5年前患急性膀胱炎,此后多次复发,精神欠佳,面色不华,舌质淡、苔白厚,脉沉细。尿常规检查示:淡黄微浑,蛋白(+-),红细胞(++),白细胞(+++),脓细胞成堆。本例以小腹坠胀,尿频尿急为主要症状,显系气淋之证。患者年逾七旬,且病延5年,已致脾虚气陷,气化不行,故小便频数而急迫难禁;气虚则神疲纳差,舌质淡,脉沉细;气虚下陷,则小腹坠胀;气虚阴火下僭,故小便微热浑浊,证属中气下陷所致之气淋,西医诊为慢性膀胱炎急性发作。治以益气升举,化气行水法,用补中益气汤加减:

黄芪 20 g　　　　太子参 20 g　　　　焦术 10 g　　　　当归 10 g

陈皮 10 g　　　　砂仁 9 g^{后下}　　　炙柴胡 6 g　　　　炙升麻 6 g

肉桂 6 g^{后下}　　　乌药 10 g

4剂,水煎服。

二诊:尿频、尿急已大为减轻,小便次数减少,白天约5次,夜间2~3次,小腹已不坠胀,但微有隐痛,精神好转,饮食尚差。舌质淡,白苔退薄,脉沉细。尿常规检查示淡黄微浑,红细胞2~3/HP,白细胞5~8/HP,脓细胞消失。宗前法,上方加吴茱萸6 g,继服6剂后,尿频、尿急及小腹隐痛告愈。尿常规检查正常。继以香砂六君子汤加黄芪、苡仁、扁豆、藿香、焦三仙及炙柴胡,6剂,水煎服,益气醒脾,升发清阳善后。

【应用体会】

本例病史较长,反复发作尿频、尿急,小腹坠胀,属五淋中之气淋。淋证当分虚实,一般而言,实证多为病之初起,系湿热蕴结膀胱所致,以溲赤热痛,尿频尿急,小便不利,小腹里急为特征,如《金匮要略》认为热在下焦;《景岳全书》亦指出"淋之初病,则无不由乎热剧";而虚证多为久淋不止,而责之于脾肾的虚损。本例年逾七旬,且久淋5年不愈耗伤气津,脾气不足,神疲食少,面色不华,舌淡脉沉细,便为明证。气虚下陷,失于统摄之权,故尿多频数,小腹坠胀,尿频难禁。东垣谓:"火与元气不两立,一胜则一负",中气一虚,则阴火游行,故小便浑浊,频急而微热。诸症皆因中焦气虚,升清降浊失常,阴火僭游于下之故,正如《脾胃论》曰:"脾胃既为阴火所乘,谷气闭塞而下流,即清气不升,九窍为之不利。"李老用东垣之法,与补中益气汤益气升阳举陷,加肉桂化气行水,温肾助阳,乌药行气,使中气得振,阳气升发,脾肾阳气得复,服4剂大显其效,至6剂而获痊愈。《景岳全书》谓久淋不止之因,"唯中气下陷及命门不固之证也",本例以补脾益气、升阳举陷法治久淋不止之证,正是其例,示学生在治淋证时,当别其阴阳虚实,切不可一味以清利下焦湿热治之,补中益气,升阳举陷,又为治淋证中气下陷之方法。李东垣曰:"内伤脾胃,乃伤其气,外感风寒,乃伤其形。伤其外为有余,有余者泻之,伤其内为不足,不足者补之,内伤不足之病,苟误以为外感有余之病而反泻之,则虚其虚也。"说明辨证不清,虚实不别,实以虚治,均可犯虚虚实实之误。《黄帝内经》云"损者益之",若依化验单而独恃清利之法,违中医辨证论治原则而行,将失之千里,贻害无穷。

此外,李老所善用的活血化瘀法,可以说是在内经、仲景、王清任等的学术思想影响下,重视气血的流行,成瘀之因及补气活瘀,行气活血,温通经脉,清热活瘀,逐除邪气,流通气血,使瘀血得除,新血得生,促进脏腑功能的恢复。对王清任的几个逐瘀汤、补阳还五汤等十分推崇,用之临床轻者当归、川芎、桃仁、红花、丹参、三七、郁金,久瘀重证,虫类攻逐,累用而效。如李老从瘀热入手,论治复发性口疮,中医称之为"口疮",此病以反复发作口腔黏膜局限性溃疡性损害为特点,发病率较高,难以根治,虽以口腔局部的溃烂为突出表现,但与全身的脏腑、气血、阴阳、寒热、虚实有密切关系,是全身疾病的一种局部反映,多因思虑太过,睡眠不好,以致心肾不交,虚火上炎;或因嗜食辛辣厚味,心脾实火上攻;或中气不足,阴火僭上;或脾胃虚弱,湿热上泛,原因诸多。辨证大体分虚火、实火两大类。虚火型,一般治以滋阴降火,如知柏地黄丸加减;脾胃不足,阴火上僭者,可用补中益气汤加减;夹湿兼热者,辅以燥湿清热;心脾两虚,宜补益心脾,予归脾汤加减;实火型,以清泄心脾实火,导赤散加减,治法犹多。李老治疗此病,观察到不少病例发病原因不明,溃疡周边红肿灼痛,肿胀糜烂,假膜覆盖,久溃者周边暗红,瘀滞明显,并伴见心烦、口臭,舌红少苔,脉数。李老认为此是肝郁血瘀,胃肠积热,化火上攻所致,故从瘀热论治,以活血化瘀、疏肝清热为法,用血府逐瘀汤合葛根芩连汤合方加味治疗。方中生地、赤芍、川芎、红花、桃仁活血化瘀,清热凉血;牛膝引瘀热下行;柴胡、枳壳、桔梗,疏肝行气以散结;葛根入脾胃经以清脾胃郁热,《神农本草经》记载"可解诸毒",《本草纲目》曰"散郁火",《药鉴》云"疏散疮疹";黄芩、黄连清泄里热;甘草解毒缓痛。若热毒甚者,可加板蓝根、白花蛇舌草等清热解毒;瘀血且滞重者,可加坤草以活血。全方有活血化瘀、清热解毒、养血疏肝、引瘀热下行之功,故使瘀热祛、郁火散,而气血流畅,促进生肌而修复溃疡。临证运用,每能奏效。李老曾治一例,服本方药数剂后病愈,至今20余年未发。1992年7月,李老治患者黄×,女,50岁,患复发性口腔溃疡(ROV)10多年,不明原因反复发作口腔多处红肿,黏膜破溃,直径0.5~1 cm大小,疼痛难忍,进食亦感困难,口渴思饮,纳差目涩,大小便如常。就诊前口腔溃疡又发,见口腔有直径0.5~0.8 cm大小的多处溃疡,周围红肿,表面浅黄色假膜覆盖,舌红少苔,脉细数。证因肝郁血瘀,胃肠积热,化火上攻所致,治宜活血化瘀,清热解毒,用血府逐瘀汤合葛根芩连汤合方加味,拟方如下:

生地20 g	川芎20 g	红花10 g	桃仁10 g
枳壳10 g	淮牛膝15 g	柴胡15 g	赤芍20 g
桔梗10 g	葛根20 g	黄芩10 g	甘草3 g
黄连9 g	白花蛇舌草20 g		

4剂,水煎服,后病愈,又加板蓝根20 g进服3剂,巩固疗效,观察1年余,口腔溃疡未再复发。这是李老运用王清任活血化瘀法合伤寒方并用,扬其所长,故疗效卓著。

二、不围成法，详审细思辟蹊径

李老治疗疑难杂症，尤其是常法未能奏效者，从不草率而过，总是瞻前所用之法，详察细审现证，不论从辨证、治疗还是方药上探思新途，另辟蹊径，令一些难治、久治不效之疾，收到了可喜的治效。

1994 年 2 月，李老曾治谢×，女，51 岁。患顽固性便秘 9 年不愈，大便每周一行，干结难下，伴左下腹痛，痛甚时常有冷汗，甚而晕厥，数秒钟后可自行缓解，饮食如故，食后脘腹作胀，口干喜热饮，左侧手寒，脐左侧腹痛，触之不硬，按压则舒，小便清利，其人体态偏瘦，面色泛黄。舌质红、苔黄少津，根部厚，脉沉细无力。查体：腹平软，左下腹按之有块，压痛。曾于贵阳医学院附属医院行肠镜检查示：结肠脾曲结肠袋变浅消失。西医诊为"慢性结肠炎"，中西药迭进，毫无寸效，非用开塞露，大便无法解下，斯为痛苦。李老见累用清腑泻热或养阴润肠通便之法未效，细审之，虽腹痛便秘，但无热象，舌质淡，脉沉细无力，是阳虚不运的辨证要点，长期便秘，脾胃升降失职，中阳不振，温运不力，致寒实阻滞胃肠而便秘；阳气失运，寒实障碍气血运行，气机阻滞，遂生腹痛；腑气不通，浊邪上攻，故见晕厥阵作；脾阳不振，生化不足，失其升清降浊之能，津液不能上承口中，故口渴喜热饮；脾不能为胃行其津液，故肠中干燥而大便干结，艰涩难下；脾胃气虚，生化不足，久之胃阴亦不足。综观本证便秘，当属脾虚冷积兼胃阴不足，治以温阳泻实，兼养胃阴之法，一改前用寒下、润下之局面，予千金温脾汤加味，拟方如下：

制附子 10 g^{先煎}	干姜 10 g	炙甘草 6 g	党参 20 g
大黄 10 g^{后下}	玄明粉 10 g^{冲服}	当归 10 g	白芍 20 g
石斛 20 g	麦冬 20 g	枳实 10 g	

3 剂，水煎服。

二诊：言服药 1 剂而大便得通，现感腹已舒畅。改用温补脾肾之方调理。本例治疗以附子、干姜、党参、炙甘草温中扶阳，益气助运，大黄后下，推荡积滞；玄明粉润肠；枳实行气，助大黄荡实；当归、白芍养血润肠；石斛、麦冬益养胃阴，合而温运脾阳，益气助运，导下去实，使 9 年便秘 1 剂而通。从中体会到顽难之症，每每常法未效者，当详察细审，另辟他法，以切机取效，不可围于成法，重蹈覆辙。

李老治刘×重症寒痹，关节游走疼痛，肿胀而活动受限，由家人搀扶而至，生活起居不能自理,痛苦异常,曾服独活寄生汤加减无效。李老用《外科全生集》治疗阴证外疡、阴疽、鹤膝风的阳和汤加味治之,用熟地补血;鹿角胶生精补髓、养血助阳,强筋壮骨;肉桂、炮姜温补脾肾,破阴回阳,通行血脉;麻黄开腠散寒,协姜桂宣通气血;白芥子祛皮里膜外之痰;甘草解毒,协和诸药。在此方基础上选加制二乌,温经散寒;黄芪益气以助正祛邪;防风、苡仁、淮牛膝祛风除湿;川芎、乳香、没药、络石藤、三七、红花活血通络;白花蛇、蜈蚣、地龙、土鳖、蜣螂等动物类药物搜剔经络中之邪气,合而温肾回阳,温经散寒,经络中之风、寒、湿气经麻黄开腠,为之逐除,令阳回而阴霾四散,服方数剂顽痹得除。李老认为顽痹的治疗,当重视养血活血,此为"治风先治血,血行风自灭"之理。寒痹的治疗,要重视温补肾阳,因肾阳乃全身阳气之根本,肾阳一振,则寒凝气散;湿痹的治疗,当重视健脾除湿,因"脾旺能胜湿,气足无顽麻";虫、蛇类药物运用更助搜风除湿。此为李老治顽痹用重药之经验,如用阳和汤加减治疗寒凝乳痞,其义相通。

另外,在治疗方法与用药方面,李老亦采用内外合治、中药灌肠、草药运用等多种方法,收异途同功之效。如治乙型肝炎常用鸡骨草、田基黄、拳参、天青地白草、酸浆草等有清热解毒,利胆退黄的草药,尤以鲜品为佳,入方中以清热解毒;猫爪草配入抗痨之四白散(百部、白及、北沙参、百合)中,对结核有较好的疗效。治法上如治疗肝硬化腹水、肝癌内服攻补兼施之剂,外以逐水或通络软坚药物调蜜外敷脐部或肿块之处;治疗癃闭,以芒硝外敷脐部,治疗关格证之大黄、黄芪煎剂灌肠,内服药、汤、散结合;剂型改造如强力肝得宁胶囊,用于治疗乙型肝炎,有利于患者长服。均是用药及治法上并用其他途径而收异途同功之效的例证。

❈ 三、久病从瘀,穷必归肾疗难症

李老对一些难治之病、久病不愈之症每从活血化瘀或补肾入手进行辨治,某些百药不效之难病痼疾,竟获绝处逢生之妙,跟师中笔者领略到"久病从瘀,穷必归肾"的中医理论,证之临床的疗效显著。说明发扬光大中医基本理论,再与西医学结合,利用现代先进之科学技术,为我中医中药所用,对攻克疑难病症有广阔的前景,将会展示巨大的威力。

新、久,是一个相对概念,新病、久病亦然。笔者跟师中体会到顽症痼疾,长年累月,反复发作,难以治愈的慢性疾患,诚如《金匮要略》所曰"痼疾者,久病也",是以病程长久而言。另外,对一些病程短的疾病,逾期不解,亦可相对视为久病。一般说,外感疾病病程较短,但不同的病,病程长短不同,过期不愈,可作久病视之。如急性黄疸型肝炎,一般而言,黄疸出现 1 周左右当退,如治疗中超过 1 周甚或一二月不退,可视为久病。久病不愈之因,大概总因正气不足,或邪气过盛,或失治误治。病久不愈,伤气伤血,损阳耗阴,必然导致虚损。叶天士曰:"病久气血推行不利,血络之中必有瘀凝……积久伤络,气血皆瘀,则流行失司。"由此可见,气虚失于推行之力,血瘀可成;血虚失于濡润,可以致瘀;阳虚生寒,血则凝泣;阴虚生热,炼灼为瘀,皆因为久病致虚、虚而致瘀之理。如张景岳说:"凡人之气血犹源泉也,盛则流畅,少则壅滞,故气血不虚则不滞,虚者而无有不滞者。"另外,由于久病不解,邪气留滞,与血相结,亦可成瘀。《血证论》曰:"病之所伤者,无非气血。"《温疫论》说:"凡疫邪交卸,近在一七,远在二七,甚至三七,过此不愈者,因非其治,不为坏证即为痼疾也。夫痼疾者,所谓客邪胶固于血脉,主客交浑,最难得解。"叶天士对病气损伤气血的规律,则指出"初病在气,久病入血",说明不论是寒、湿、痰、火、毒邪等,久不解,病可由气及血,层层深入,邪与血结,胶凝为瘀。失治、误治,最终体现于正虚邪陷,如上所述,亦铸成瘀。总之,瘀血一旦形成,障碍气血流行,新血无以得生,脏器失于濡养,又可致虚者更虚,邪瘀胶凝,恋滞难除,故使恙疾缠绵。所以,久病致瘀有其病理基础,治当以活血化瘀之法,推荡瘀血,使瘀血祛,新血得生,元气得复,才是图治之法。久病活瘀,又当辨其寒热虚实,或温,或寒,或补,或泻,审证而施,甚者可予虫蚁之类。

穷必归肾,是指久治难疗不愈之病,发展至后期可损伤人体正气,无论伤及气血,还是脏腑,最终都会造成精气所伤,而肾为"精血之海,五脏之本",精气又是构成人体的基本物质,是人体生长发育及各种功能活动的物质基础,《素问·金匮真言论》则云"夫精者,生之本也"。肾中之精气,包括真阴与真阳,真阴对各脏腑组织起着滋养濡润的作用,真阳则起着温煦推动的作用,两者是脏腑器官阴阳之根本,是生命活动之本,对各脏腑器官的功能活动起着很重要的作用。肾中元阴、元阳是相对平衡的,任何一方偏盛偏衰,均可导致阴阳失其平衡,而发生病态。反之,不论外感,还是内伤,久病导致气血、脏腑的功能失调,亦会影响至肾,损伤肾精,导致肾的阴阳失去平衡而致病。如肝病久延不愈,可致肝血不足,肝血不足,肾阴亦亏,此乙癸同源之理。故在慢性肝炎或肝硬化中,可见肝肾阴虚;又如中焦不足,脾虚失动,久之,化源不足,由脾及肾,又可见脾肾阳虚,由于久病耗伤肾中之阳或阴的情况不同,又可见阴损及阳,或阳损及阴,或阴阳俱损,最终都导致肾的病变,这就是穷必归肾的病理基础。《景岳全书·杂证谟·虚损》指出"虚邪之至,害必归阴;五脏之伤,穷必及肾",即指此而言。

由于疾病的千变万化,亦因久病痼疾之病机复杂,故李老在运用久病从瘀、穷必归肾的原则时尤为重视辨证,针对主要病机的同时运用补肾活瘀之品,活瘀分清虚实寒热,补肾别其阴虚阳虚,如乙型肝炎后期或肝硬化后期用温补脾肾,或滋肾养肝,并用活血化瘀均是其例。兹将李老运用"久病从瘀、穷必归肾"原则治疗顽症痼疾验案一则,介绍于下:

刘×,男,77岁。因神志不清,二便失禁1月余于1992年7月1日来诊。其家属代诉病史。1个月前患者感冒后家人见其神志不清,不言不语,呼之有时应答,有时置若罔闻,二便失禁。食少,头昏乏力,手足不温,大便日二三行,小便频多,溺出自己均不知晓,遂住某院治疗。10年来有高血压史。贵阳医学院附属医院CT检查,明确诊断为脑萎缩。声称此疾为老年性退化性疾病,无法治疗,可发展为老年性痴呆。遂来求治于中医。见患者年老瘦弱,精神呆滞,由家属搀扶,双眼无神,垂头凝视下方,问之,全然不予回答。面色苍白,皮肤萎缩,丧失弹性,舌质胖淡,苔白而腻,脉搏弹性差,两关弦而尺弱。炎炎夏日,却着毛衣,扪之双手冰凉。诊为痴呆(肾阳虚衰,髓海失养),西医诊为脑萎缩。治宜温肾扶阳,用金匮肾气丸加味:

熟地 20 g	淮山药 20 g	茯苓 10 g	枣皮 10 g
枸杞 20 g	丹皮 6 g	肉桂 3 g	附片 6 g[先煎]
丹参 20 g	郁金 10 g	益智仁 20 g	淫羊藿 10 g
菟丝子 20 g			

3剂,水煎服。

二诊:服上方3剂后,语言较前稍清晰,二便有时能自知,目睛转动较前灵活,问话仍不予回答。面色苍白,皮肤弹性差,皱缩,衣着尚多,手足欠温,舌质淡嫩,苔白,两关脉滑,寸脉、尺脉均弱。上方熟地用量加至30 g,再加巴戟天10 g、远志10 g、菖蒲10 g,改用乌附片20 g(先煎),肉桂加至6 g(后下),再进6剂。

三诊:上方共进6剂后,神志清楚自如,大小便已能自理,纳食有所好转,双下肢无力,下蹲后难以起立,面色好转,扪之手足欠温,舌质淡,苔薄白,脉转弦细。药已见效,再以温肾扶阳法调治,上方加覆盆子15 g,巴戟天加至20 g,尖贝6 g(吞服),并嘱用枸杞子蒸羊脑服用。

此后,病情渐至好转,守温补肾阳法,后又加入健脾益气之品及丹参、郁金、地龙等活血化瘀之品,鹿角胶20 g(烊化)填精补髓。历时1月余,进方20余剂,病情大为好转,精神转佳,神清合作,对答自如,语言清晰,不再流涎,二便自能控制,四肢转温,舌质尚淡,边有齿痕,苔白,脉沉细。嘱患者继续调治。追访2年余,神志清楚,大小便自理,对答如常,手足温暖,健康状况尚可。

【应用体会】

脑萎缩一症,是因器质性病变所引起脑组织的弥漫性萎缩与退行性改变,临床可见性格变异、睡眠障碍、记忆障碍、判断力障碍、精神异常,甚者痴呆、大小便失控等表现,老年人常见。西医治疗此疾棘手难行,中医虽无此名,辨证论治,有可图之法。本例沉默呆滞,静而不烦,神志模糊,均为髓海空虚之象;形寒肢冷,食少苍白,头昏乏力,乃肾阳虚,命门火衰,二关不固所致;阳虚失于温煦,故盛夏身着毛衣,四肢不温;阳虚寒湿不化而舌淡苔白腻。肾阳虚衰是本病之关键。选金匮肾气丸加减,再增入补肾填精、活血化瘀、芳香开窍之品,以金匮肾气丸奏温补肾阳之功。因小便失控,去泽泻、枸杞、羊脑、桑寄生,滋补肝肾,填精补髓;菟丝子补肾益精,《药性本草》谓"治男女虚冷,添精益髓";淫羊藿、巴戟天补肾阳;鹿角胶壮肾阳,生精髓;益智仁、桑螵蛸、覆盆子补肾固精,助肾而摄纳大小便;丹参、郁金、地龙活血通络,据报道可改善心、脑、肾血液循环;菖蒲芳香开窍,醒神健脑,《神农本草经》记载"开心窍,补五脏,通九窍,明耳目,出声音……不忘,不迷惑",常配茯苓、远志等用。据证选用,服方20余剂,大见效机。

本例年老肾亏,髓海空虚,病时已久,此非一日之寒,穷必归肾,久病活瘀,温肾健脾,活血通络之法正是合拍,故金匮肾气丸加减治之,大显其效。上述药物运用时,当注意补阳药要配以补阴药同用,正如《景岳全书》所云:"虽补阳者,必阴中求阳,则阳得阴助,而生化无穷;善补阴者,必阳中求阴,阴则得阳生,而泉源不竭。"故方中用桂枝、附子时辅以补阴之熟地、枸杞等,既有益阴助阳、阴生阳长之用,又有刚柔相济之妙。本例年迈,肾气大衰,脾气不足,气血已衰,填精补髓非一时之功,须守方长服,坚持治疗,并重视精神、起居饮食调摄,本例用补肾填精、活血通络之法,正是在"穷必归肾,久病活瘀"法则指导下的具体运用,并获可喜疗效。

第七章　李昌源教授养生方法介绍

李昌源教授年近八十仍健如壮年,神采奕奕,思维敏捷,精力旺盛,齿坚发茂,耳聪目明,声洪息和,动作轻灵。不仅心血管系统、呼吸系统、消化系统等各大系统无任何疾病,而且具有惊人的记忆力,常能一一记得众多患者的姓名、单位、病史、家人。奥妙何在? 原来是养生有方,长寿有道。

李老自幼从叔父学医,后入成都国医学院深造,行医 50 余年,熟读医经,博览儒、释、道众家之说,早年就将读书心得、家学渊薮和自身防病保健经验熔于一炉,形成了独特的养生方法,并持之以恒,数十年而不变。

李老按《素问·上古天真论》"法于阴阳,和于术数,食饮有节,起居有常,不妄作劳""恬淡虚无"的方法来达到"形与神俱"的目的。除了食不过饱、衣不过暖、劳而不倦、乐而不迷、顺逆成败任其自然等一般法则外,李老的养生之法还有以下两法可以借鉴。

一、晨起吐故纳新咽津法

清晨起床后,排空大小便,选择空气清新流通之处,春面东,夏面南,秋面西,冬面北,两脚开立与肩同宽,两掌重叠(左掌在内、右掌在外),掌心向内贴于脐上,全身放松,宁心静气。取鼻吸口呼顺腹式呼吸法,先缓缓吸气令腹中满,然后分别按嘘、呵、呼、呬、吹、嘻六字发声口型呼气(不出声)。一吸一呼为 1 次,共练 24 次,当令字(春"嘘"属肝,夏"呵"属心,秋"呬"属肺,冬"吹"属肾)练 7 次,"呼"字属脾练 5 次,"嘻"字练 3 次。无声读字呼气毕,叩齿 24 次,以舌体沿齿外唇内顺时针、逆时针各搅动 3 次,再以所生津液鼓漱 3 次,闭目咽津,意念当令五行之气(春东方青气,夏南方赤气,秋西方白气,冬北方黑气)将津液缓缓送下丹田(脐与命门穴连线上前 7/10 与后 3/10 交界处),静待片刻,两掌重叠揉脐,顺时针、反时针各揉 3 圈,收功。

本法是顺应四时阴阳消长变化，吸取天地之精气以调养五脏六腑，从而达到扶正祛邪、延年益寿的功法。按照《黄帝内经》四时五脏阴阳理论，"东方青色，入通于肝""南方赤色，入通于心""西方白色，入通于肺""北方黑色，入通于肾"。唐代大医学家、百岁寿星孙思邈将这种天人相应的观点同六字诀结合起来，主张春练嘘、夏练呵、秋练呬、冬练吹，因脾旺于四季，三焦主一身之气化，故呼、嘻两字当四季均练。李老又有所发展，四季六字皆练但有轻重主次之别：练当令字诀7次，以"春夏养阳，秋冬养阴，以从其根"；练呼字诀5次，以培补脾土，"治中央，常以四时长四脏"；练其余字诀各3次，使脏腑协调，"十二官者，不得相失也"。最后，以当令之气将津液送入下丹田，则是以后天养先天，"受五脏六腑之精而藏之"。

二、夜卧调气聚精敛神法

夜晚入睡前，躯干微曲向右侧卧，右肘于身前弯曲，使右掌枕于右耳下，掌心正对耳窍（枕高与一侧肩宽大致相等）。右下肢自然伸直，左膝微曲至右股之上，左足背轻贴右小腿肚。左掌掌心向下置于左股外侧环跳穴处，瞑目宁心，全身放松。

自然呼吸，鼻吸口呼，不快不慢，不涩不滑，默数呼气次数，由1至10，周而复始，渐渐转为腹式呼吸，频率渐慢，幅度渐大，匀细悠长，息息归根；停止数息，忘却口鼻，意念以下丹田为中心呼吸，吸自四面八方归于丹田，呼自丹田布散全身；逐渐忘却呼吸，观想下丹田，似想非想，似见非见，渐至物我两忘，悠然入睡。

本法源于明代《性命圭旨》中的卧蝉法。李老融入中医脏腑经络的内容，使其保精全神、祛病延年的作用更为明显可靠。本法中，掌心劳宫穴为手厥阴心包经荥穴，有清心安神、和胃调营之功能。环跳穴为足少阳胆经与足太阳膀胱经交会穴，有疏通经络、祛风化湿之功能，且对胃分泌功能有良性双相调节作用。手厥阴属心包，历络三焦，为"安身立命之地"，下承于脏腑之根、先天之本的足少阴肾经；足少阳属胆络肝，而"十一脏取决于胆"，上接于主持诸气、决渎行水的手少阳三焦经。手足少阳经皆有分支，"从耳后入耳中，出走耳前"，右掌劳宫枕于右耳下，则手厥阴与手足少阳经相通；左掌劳宫接于左股环跳，则手厥阴与足少阳相通。少阳是表里之枢，厥阴是阴阳之枢。"呼出心与肺，吸入肾与肝"。随着调息、数息，枢机运转，则气血通达，阴平阳秘，五脏六腑和调，四肢百骸无不舒畅。

后 记

　　袁老、李老集五六十载临证经验,在《伤寒论》的理论研究及伤寒方的临床运用方面,在冠心病、脑血管疾病、消化系统疾病及肝病和疑难杂症的治疗方面造诣尤深,颇具建树,疗效十分显著。忆老师,耄耋之年,老骥伏枥,壮心不已,风雨寒暑,仍孜孜以求,诲人不倦,毫不保留地将宝贵经验传授给我们,我们用之于临床,疗效可喜。尤其是对一些顽难病症的治疗,让我们茅塞顿开,长进不少,备感老师的经验之弥足珍贵。目前,还有很多难以治疗的疾病,继续威胁着人类的健康,努力学习,继承祖国医学理论和各位老师前辈的宝贵经验,结合西医学知识,运用现代科学手段与方法,"古为今用,洋为中用",探索新的诊疗方法,研究新的剂型与方法、药物等,均是摆在我们面前的艰巨任务。人类回归自然,给中医中药走向广阔的世界开辟出了一条长远的大道。"路漫漫其修远兮,吾将上下而求索",任重而道远,我们将强学力行,继续努力,为继承光大中国传统医药而奋斗!